百例III期矽肺系列动态胸片

图　谱

乌鲁木齐铁路局疾病预防控制所
新疆医科大学公共卫生学院
合著

图书在版编目（CIP）数据

百例III期矽肺系列动态胸片 / 乌鲁木齐铁路局疾病预防控制所，新疆医科大学公共卫生学院著. -- 北京 : 学苑出版社，2009.11
ISBN 978-7-5077-3290-0

Ⅰ. ①百… Ⅱ. ①乌… ②新… Ⅲ. ①矽肺－图谱 Ⅳ. ①R598.2-64

中国版本图书馆CIP数据核字(2009)第201776号

百例III期矽肺系列动态胸片

主　　编　沙　森
责任编辑　战葆红
出版发行　学苑出版社
地　　址　北京市丰台区南方庄2号院1号楼
邮　　编　100079
印　　刷　北京华艺斋古籍印务有限责任公司
版　　次　2009年十一月第一版·第一次印刷
印　　张　13
印　　数　1500套
定　　价　220元

编 委 会

论系列动态胸片在尘肺诊断中的重要作用

——代前言

尘肺目前仍是我国发病率最高的职业病。尘肺是因在职业活动中长期吸入粉尘所致的一种以肺部纤维化为主的全身疾病。我国法定的尘肺包括矽肺、煤工尘肺、石墨尘肺、炭黑尘肺、石棉肺、焊工尘肺等12种。我国曾于1957年、1964年、1973年进行了三次较大规模的矽肺普查，但均限于县级以上国企的接尘工人。截止2006年，普查出的病例加上历年上报的病例，总数已达616442，给国民经济和人民健康造成了严重的损失。

X线胸片是矽肺诊断的主要依据，而且具有不可替代的作用。早在1923年Witkins-Pitchford就指出："离开X线检查是不可能对矽肺做出正确诊断的[1]"，这一点至今仍为世界各国学者所认同并一直沿用。但不可否认的是X线胸片作为矽肺诊断的主要依据仍达不到无懈可击的境地[2]，首先有几十种疾病的X线影像学表现极易与矽肺阴影，特别是小阴影相混淆，必须认真辨别。另外读片毕竟是肉眼所为，肉眼误差在所难免，即便是熟练的专家也难保证对某一横断面的胸片做出准确的诊断。我国自1958年制定第一部矽肺诊断标准（草案），历经数次修订，直到2002年出台$GBZ_{70\text{-}2002}$尘肺诊断标准，每次修订都使我国的尘肺诊断水平有所提高，特别是1986年、2002年两套标准片的研制成功，使读片的差异从52%降至23%②，与ILO（国际劳工组织）请各国12名专家读100张有不规则小阴影的胸片的准确率相比有较大的提高⑧。2009年11月1日实施的$GBZ_{70\text{-}2009}$中华人民共和国尘肺诊断标准，简化了分级程序，使困扰医生多年的部分Ⅱ$^{+}$可以直接诊断为Ⅲ。这不仅更接近ILO的国际分类标准，也可对患者的诊断更加明确与合理，从而使患者能享受到社会经济发展所带来的实惠。

按标准要求，需诊断的胸片要与两张标准片进行对照比较（$GBZ_{70\text{-}2002}$：附录F_5），但在实践中很难一次选中与需诊断片阴影、密集度、部位、背景相一致的标准片。而且这种肉眼的横向比较，读片者之间很难取得完全一致的意见，所以该标准附录A_5和F_4均提出：尘肺X线影像学改变是一个渐变的过程，有动态系列胸片可为诊断提供更为可靠的依据，仅有一张胸片不宜做出诊断。早在20世纪80年代初，我们就已经意识到动态系列片对尘肺诊断的重要性。这是因为从受检者每1-2年一张的动态系列片中我们可以发现如下纵向的渐变过程：小阴影由小到大，由少到多，由淡到浓；大阴影也在肺部也有一个由小到大，由外向内的收缩过程。通过观察这些动态系列片可以大大提高尘肺诊断的准确性。

笔者所在团队在1976年到1997年共诊断开山工矽肺2296例，其中Ⅲ期146例。国家尘肺流行病学调查组（1988年）、铁道部专家组（1991年）曾对这些诊断病例进行随机抽检，1994年也从中随机抽取32份诊断片向国家尘肺指导组送检，三次抽检与笔者所在团队的诊断结果符合率均在95%以上。

自20世纪80年代后期，我们制备了一套12份的动态系列片，做培训的辅助教材，也做大学授课的教材，均收到良好的效果。

本书共总结100例Ⅲ期矽肺的动态系列胸片，多数有0-Ⅲ期的动态资料，每例5-6张胸片，愿以此尘肺影像学资料与同行探讨。

1 研究对象

1．1 职业人群状况

自1973年全国矽肺普查开始，对某国企从事筑路的“开山工”进行定期的健康监护，至1997年陆续登记共8820人。这批人自1947年至1974年，先后开凿了西北铁路的所有隧道，贯通了陇海铁路、兰新铁路、宝成铁路北段以及西北三线的所有隧道达400多座，大的明山路堑20余个，以及西南的部分隧道。“开山工”为其通称，这批人绝大多数来自农村，进入国企的前三年均为“普通工”亦即“力工”，之后才能定为技术工种，其粉尘暴露程度依次为风钻工＞支撑工＞运渣工＞混凝土工＞辅助工。该人群在登记时仅有不足200人仍在粉尘作业岗位上，绝大多数脱离粉尘作业10-20年，部分人员于1962年返回农村，但通过动态观察证实，许多人仍未能幸免，有2269人陆续被诊断为矽肺，其中146例发展为III期。本书在这批III期矽肺患者中选取了100例有代表性的患者的胸片。

1．2 粉尘暴露状况。

本组职业人群以干式凿岩为主，1949年前为手工（钢钎+手锤）；50年代后以风钻为主，支撑工与风钻手在同一工作面操作属高浓度粉尘作业，据相关资料记载：新建铁路隧道干式机械凿岩粉尘浓度最高达2502mg/m^3，平均300 mg/m^3，游离$SiO_2$10.0-63.3%之间[10]。其接尘工龄为1-22年，平均8.08年。从接尘到发病为16-32年，平均为22.27年。从发病到III期一般为2-13年，平均为11.78年。

2 分析与讨论

2．1 粉尘的职业暴露与发病的关系

除了近几年出现的快进型或急性矽肺，慢性或典型矽肺的发病是在超负荷的吸入SiO_2<30%的粉尘，历经5-10年造成肺组织的损伤，从接尘到影像学诊断需20-45年。[2]曾有记载：进入肺泡及间质清除的粉尘以纯SiO_2计，达到1432㎎即可发生矽肺，每增加300㎎可增加一个X线的密集度。Rivers对45例煤工尘肺尸检测定右肺煤尘含量，并与X线胸片表现对照发现[2]：尘肺小阴影为1者，右肺煤尘量为10.5g。小阴影为2者14.5g，为3者26.7g。按煤尘中SiO_2低于5%计算，两肺的间质和肺泡腔沉积下来难以清除的粉尘量，资料的记载和尸检的调查结果十分相近。说明粉尘的职业暴露量、时间与矽肺的发病及严重程度是密切相关的。本书选出的100例III期矽肺无一例外是1947—1949年间以手锤、钢钎、手工凿岩的开山工，尽管该组人群在1981—1987年间也有矽肺病倒发生，但均为Ⅰ-Ⅱ期，这能否说明当初的手工操作比1949年后的风钻产尘量小的多。另一组是1969年参加西北三线的开山工、隧道工，最早发病为1994年，至今也无一例发展为III期。这组人群还在继续观察中。粉尘暴露量与发病及严重程度是成正比的。

2.2 尘肺发病的流行病学一致性

尽管受检人数为8000余人，但尘肺的发病和升级为III期的都集中在密切接触的3个团队中的约2500人，这3个团队在“大跃进”和“文化大革命中”二次临时组建成“隧道队”突击攻坚，而其他19个团队以开凿明山、路堑和筑路为主。在这三个团队里发病较早又进入III期的，又以班组长、先进生产者占多数。所以，1979年以后定期复查时，这三个团队的职业人群自然成为重

点，在全国尘肺流行病学调查建卡时得到进一步证实。

2.3 X线影像学的进展时序性鲜明

矽肺影像学的特征改变是缓慢渐进的，正如小阴影是一个连续渐变的过程，大阴影不仅有渐变而且有位移过程。

尘肺的小阴影早期往往很难判断是圆形或不规则的，这是因在十几近二十厘米厚的肺上各不同层面上的几个结节正好处于一个轴线上投影到胸片上，可能显示出边缘整齐的密度较高的圆形或椭圆形阴影，这还要在结节病灶周围有轻微气肿的衬托。如果几个不太成熟或含硅量较低的结节灶是处在相应轴线上下参差不齐的排列投影到胸片上，可能出现浓淡不均、边缘不整齐的或呈星芒状的小阴影。假如此时用标准片对照，又不处在相应的部位上，受背景结构的影响很难确定小阴影的性质。如果用该病人的动态系列片进行纵向的先后对比，则比较容易确定。特别是随年限的增长，小阴影的数量、直径、致密度、密集度都有明显的进展。按$GBZ_{188\text{-}2007}$的要求有就业前的胸片和每1-2年一张胸片，大约5-6张胸片即可出现动态的影像学变化，进入发病期时已有10-20张胸片。通过小阴影的确定，尘肺的诊断应该是不困难的。

至于大阴影，只要有动态系列片就更容易辨认。从病理上讲，密集的矽结节与弥漫的肺间质纤维性变融合在一起投影到胸片上是个大阴影。在系列动态片上是与小阴影的发展有明显的时序性的，本组病例中绝大多数小阴影在先少后多、先疏后密的基础上，小阴影聚集成条索、斑块再形成大阴影。大阴影一旦出现，其面积多数每年以几何比例增长并逐渐向肺门收缩，甚至最后淹没在纵膈里[3]。肺门仅留下一个半月型的边。小阴影的聚集在病理上可能已是大块融合灶[4]，有时病理解剖上的典型的尘肺融合病灶，与其本人胸片对照时却找不到大阴影（王炳森、郑志仁等均有相应的报道）。

2．4 系列动态片是鉴别诊断的良好工具

在尘肺的影像学诊断中需要与许多疾病鉴别，在尘肺发展过程中一旦出现合并症，如大的融合灶压迫了胸腔的大血管、食道、迷走神经等，更需要与某些占位性病变相鉴别：临床胸科医生，一旦发现胸片上的大阴影，多数是从发现后做进一步影像学检查，CT、MRI……越发怀疑是恶性病变[5]，但手术结果可能是因纤维化的肺及胸膜难以愈合，形成胸膜支气管漏而导致患者过早的丧生；而职业病医生是在系列动态片中寻找大阴影的发生、发展的过程。胸片上的大阴影已出现了10年，逐渐增大，并向肺门、纵膈方向收缩，D.S.A检查中发现侧枝循环已经形成[3]，符合矽肺及合并症的规律而劝阻未作手术治疗,被劝阻的III期矽肺幸免的有9例，又存活了3.5-16年,有一例现仍存活[6][7]。

3 建议

即便是经验丰富的专家，在读片中，对早期的单一截面胸片也难以保障得出同样结论，ILO曾请12位专家读100张有不规则小阴影的胸片，最多的一位辨认出80张有不规则小阴影，最少的一位只认出18张有不规则小阴影，其余10位意见不集中，而是均匀地分布在18-80张这个大范围之内[8]。即便有标准片对照，差异率也仅从52%降至23%[9]。因为标准片是断面与断面的比对，不像系列动态片在纵向发展中前后比对。系列动态片上小阴影从无到有，从小到大，从少到多，再聚集成大阴影。如果倒过来看，从大阴影到小阴影到起点片上的改变，历历在目。自从有了职业病防治法及其配套法规和标准，职业性健康监护有法可依，有标准可遵循，充分发挥系列动态片在尘肺诊断中的作用将成为现实，用系列动态片结合标准片进行教学，也可以使初学者从感性认识发展成理性认识。

沙 森

参考文献

1. 李德鸿，等.尘肺病的诊断.国家级继续教育之项目教材.2001-0.01:114.

2. 李德鸿，等.尘肺病的诊断.国家级继续教育之项目教材.2001-0.01:54.

3. 沙森,等. Ⅲ期矽肺合并上腔静脉综合征1例报告.中国工业医学:1992.(5).3:189.

4. 中国医学科学院卫生研究所,等.14例可疑矽肺X线与病理对照分析.卫生研究1978:(1):23.

5. 刘培成,等.特殊类型矽肺大阴影先期病变的X线研究.中国卫生医学1994.(8).2:91-93.

6. 沙森,等. 6例酷似恶性肿瘤的Ⅲ期矽肺诊断分析.中国工业医学:1996.(9).2:99-101.

7. 沙森,等. 尘肺融合前的影像分析.铁道劳动安全卫生与环保.1991.(68).(2):13-14.

8. 中国预防医学科学院:尘肺诊断标准学习资料.1986:189.

9. 李德鸿，等.尘肺病的诊断.国家级继续教育之项目教材.2001-0.01:81.

10. 管世民.梁喜文,等编著:铁路隧道工矽肺X线诊断.1页.四川科技出版社,1991年.

序

尘肺是因在职业活动中长期吸入粉尘而致的一种以肺部纤维化为主的全身疾病。我国法定的尘肺包括矽肺、煤工尘肺、石墨尘肺、炭黑尘肺、石棉肺、焊工尘肺等12种。

长期接触职业性粉尘在肺部所产生的间质纤维化、结节、肿块等病理改变，会逐渐地在胸片上反映出来。胸片上的影像学表现往往要比病理变化晚数年。目前尚没有一种成熟的生前就能正确定量被检者肺内粉尘贮留的技术方法，还只能依靠胸部X线表现来估计肺对粉尘的反应。文献记载在1899年，即伦琴氏1895年发现X线4年后，就有法国医生用X线为煤矿工人进行检查，此后逐渐认识到长期接触职业性粉尘在肺部可产生结节、肿块等病变。

这些病变在胸片上都会有所反映。当前有关专家的主流意见都认为：没有一定的胸部X线表现，患者生前就不能被诊断为尘肺（作肺活检者除外）。虽然近年来医学技术迅猛发展使CT、MRI、US、PET/CT等其他成像技术应用于医学，它们无疑在未来将会起到重要作用，但目前常规胸片仍是大多数职业病防治从业人员诊断的主要依据。在国际劳工组织（ILO）2000年尘肺分类和我国2009年尘肺分期中都还仅承认常规高电压胸片是诊断尘肺的手段，所以认识尘肺病的胸部X线表现，对本病的诊断和了解，对预测病程的发展和预后有重要的意义。

尘肺病患者胸片上大阴影的出现对诊断患者的预后有重大影响。流行病学研究曾指出煤工尘肺患者中出现长径5cm以上的大阴影者将有持久的通气功能降低、残气量增加、气体交换障碍、肺顺应性减少及肺动脉高压增多；长径5cm以下大阴影的标化死亡率和非煤工无差异，预期能同享天年，而长径5cm以上的大阴影者则与之有显著差异，这些都说明对尘肺大阴影的研究具有重要的现实意义和价值。有关尘肺大阴影X线表现的专著在国内尚付阙如，在国外也不多见，本书的出版填补了这方面的空白，值得重视。

绝大多数尘肺患者在病理上的发生、发展及其肺部变化在X线上的表现是一种逐渐演变的过程，尘肺大阴影也不例外。如果能够追踪患者的X片，可以看到影像上有一个从无到有、从初始到典型的过程。但在目前有关的教科书和尘肺ILO国际分类及我国分期的标准片上所例示的大阴影，都是单一的典型的表现，对于想从X线表现上全面了解尘肺大阴影的发展过程，特别是有志于从事防止尘肺大阴影形成、发展的读者，很难从中观察到这个过程。这或许是要全面认识这个过程是需要多年，甚至几十年的定期随访、复查才能完成，而一般人常难以坚持完成的缘故。以沙森医师为首的团队几十年来坚持在祖国大西部的铁路建设工地上，定期为接尘工人检查身体、拍照胸片，为防治他们的尘肺病而努力，不但有力地保障了工人们的身体健康，而且积累了大量的、长达几十年的、可用作尘肺病纵向研究的科学资料，非常难能可贵。

本书例示了100例矽肺（尘肺的一种）患者的胸片。这些患者是在1976年至1997年中的定期随访中被诊断为III期矽肺（长径不小于20mm，宽径不小于10mm的大阴影）的146例中的一部分。他们都有明确的职业史、工作场所的粉尘监测资料及长期的定期随访，其诊断是可靠的。在本书中，0期到出现III期矽肺的系列胸片每例多数为6张，这在我国已出版的尘肺专业参考书中是未见到过的。读者从本书中可以充分了解到大阴影的从无到有，从小到大的X线形态学的变化过程。从本书100例出现典型大阴影表现前的X线表现看来，它们大多表现为一个或多个较小的均匀致密影、由许多圆形小阴影构成的密集的不均匀致密影或由线状或条状影聚结而成的不均匀致密影，它们都属于文献上的所谓不典型大阴影，可见大阴影的发生、发展是有一定规律可循的。此外，从本书中还可以了解到大阴影的发生、发展和患者肺内小阴影的形态、大小、密集度和范围的关系，这在如何提出防止大阴影的发生和发展及其治疗的对策上也是非常重要的。可以预期本书的出版将对我国为数最多的职业病——尘肺病的防治起到积极作用。鉴于本书资料宝贵，内容丰富，诚恳地希望作者们能在本书的基础上对矽肺大阴影形成过程中的X线表现，它和小阴影形态、密集度、范围的关系及它和工龄、工种、粉尘监测、肺功能之间的关系加以总结成文发表，则读者幸甚。是为序。

潘纪成

2009年9月于北京

目　录

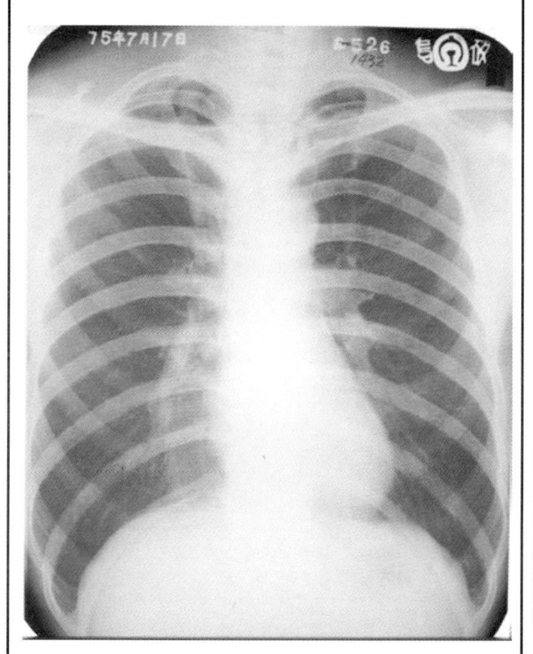

X线片号：1432

生于1929年　1952-1959年接尘（凿岩工）

拍片日期：1975年7月

0/0	0/0
0/0	0/0
0/0	0/0

诊断：0

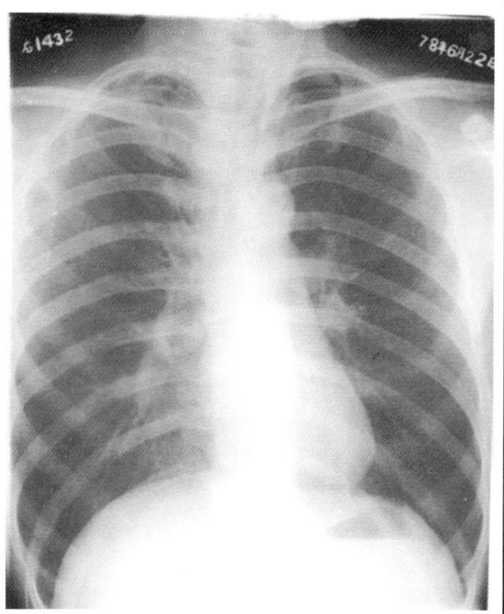

拍片日期：1978年6月

0/1	0/0
0/0	0/0
1/1	1/1

p影　总体密集度Ⅰ级

诊断：Ⅰ

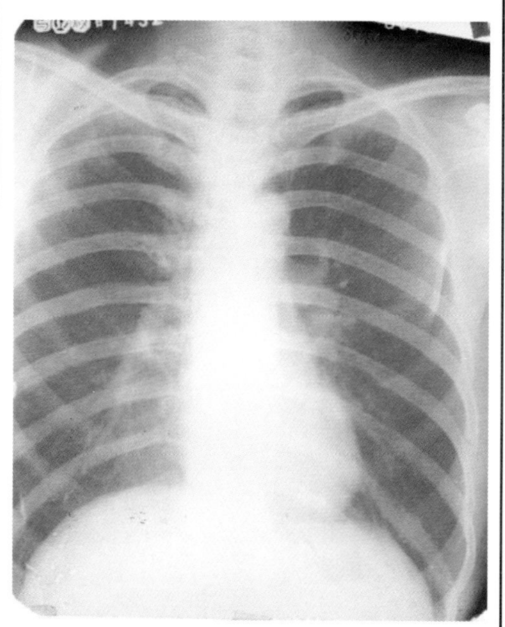

拍片日期：1980年8月

	0/1
1/1	1/1
1/1	1/1

右上外带见与肋骨垂直的11.5×1.5cm的大阴影

诊断：Ⅲ

<table>
<tr><td>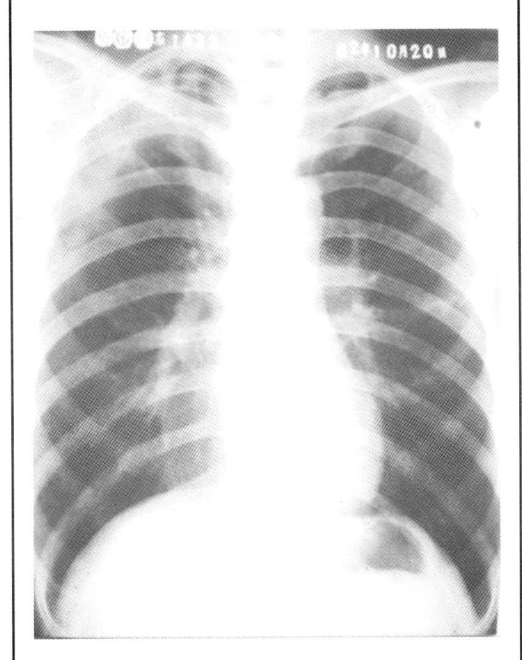</td><td>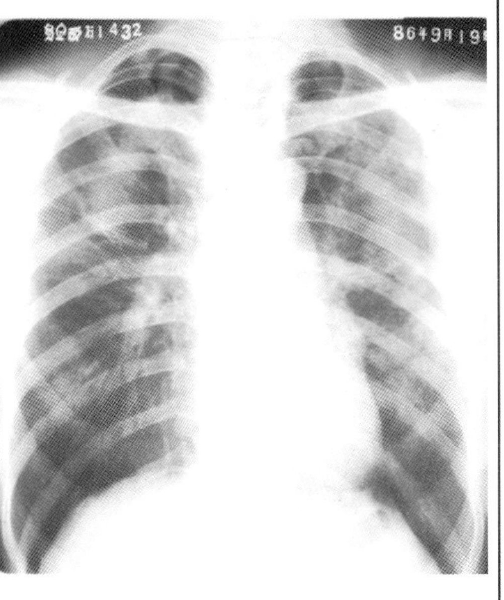</td><td>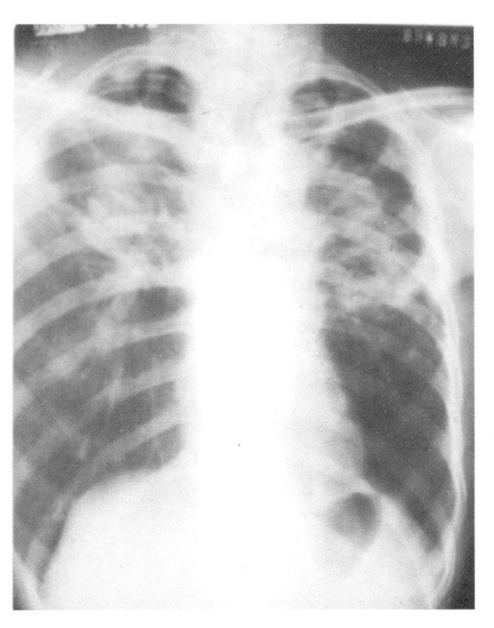</td></tr>
<tr><td>拍片日期：1982年10月
右上肺11.5×1.5cm的大阴影；左上肺出现7.5×1.0cm大阴影；呈典型的“八字”融合。
诊断：III</td><td>拍片日期：1986年9月
右上肺大阴影增大至16×4.8cm的；左上肺大阴影至14.8×2.4cm
诊断：III</td><td>拍片日期：1989年8月
两肺大阴影大于右上肺区；出现“垂柳”样改变。
诊断：III^{+}</td></tr>
</table>

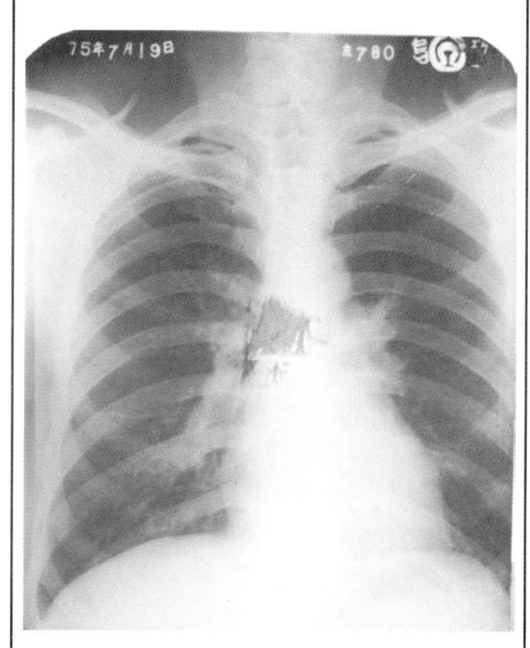

X线片号：780

生于1934年　1952-1960年接尘（凿岩工）

拍片时间：1975年7月

0/0	0/0
0/0	0/0
0/0	0/0

诊断：0

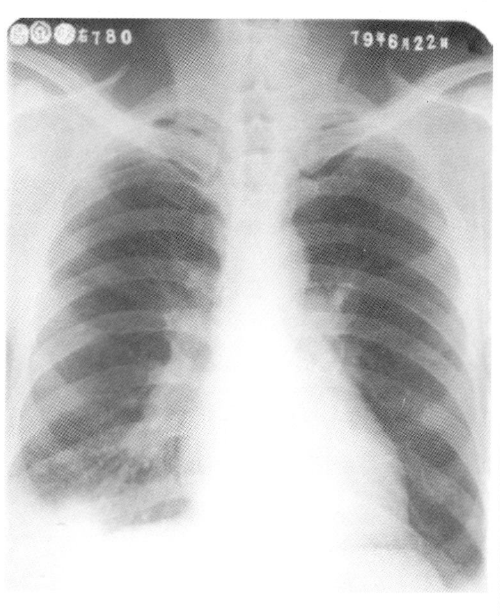

拍片时间：1979年6月

0/1	0/0
1/1	1/1
1/1	1/1

s/t影　总体密集度Ⅰ级；左侧肋膈角消失；右下片絮状状病变

诊断：Ⅰ

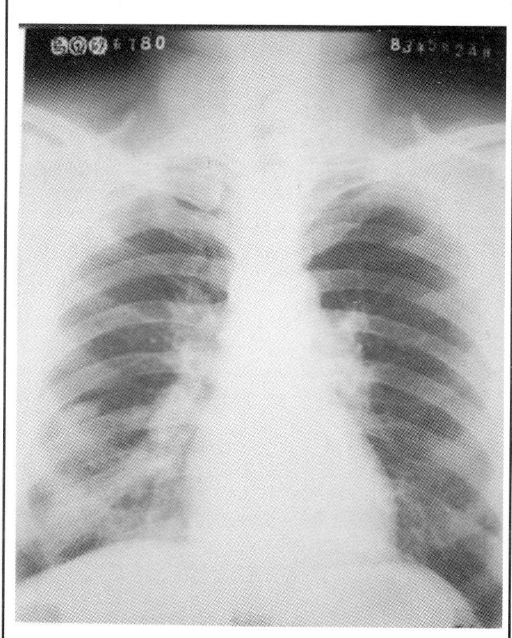

拍片时间：1983年5月

2/2	2/1
2/3	2/3
	2/3

s/t影；右下见4.0×3.0cm和2.5×1.5cm大阴影

诊断：Ⅲ

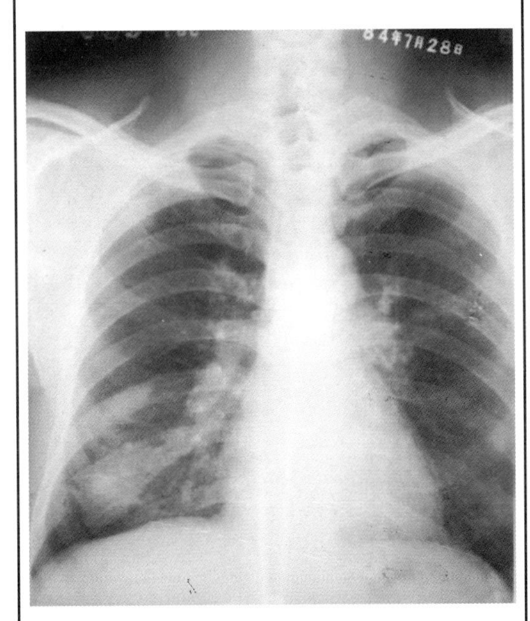

拍片时间：1984年7月

以s/t影；右上出现2.0×1.5cm大阴影；右下大阴影继续扩大。

诊断：III⁺

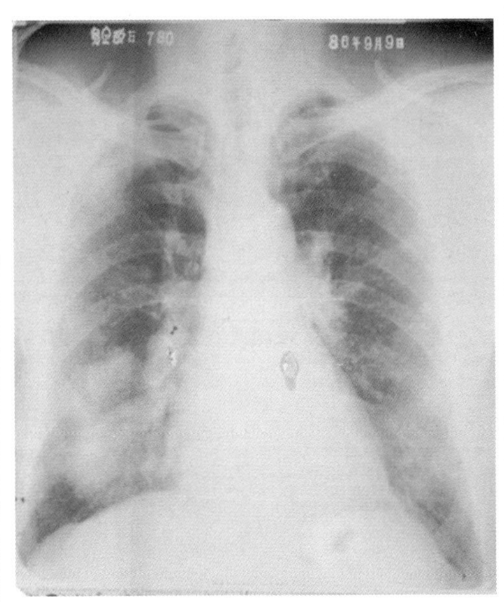

拍片时间：1986年9月

	2/2
2/3	3/3
	3/3

以q/t影；右上、下大阴影大于右上肺

诊断：III⁺

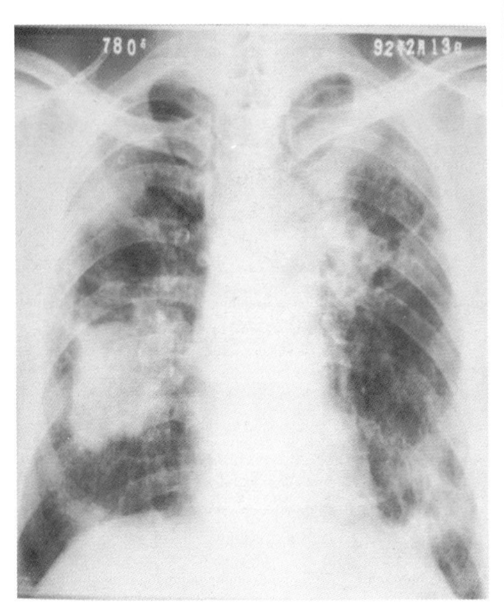

拍片时间：1992年2月

右上有伪足；两肺门及右上肺均有环形钙化，膈面出现天幕状粘连。

诊断：III⁺

<table>
<tr>
<td>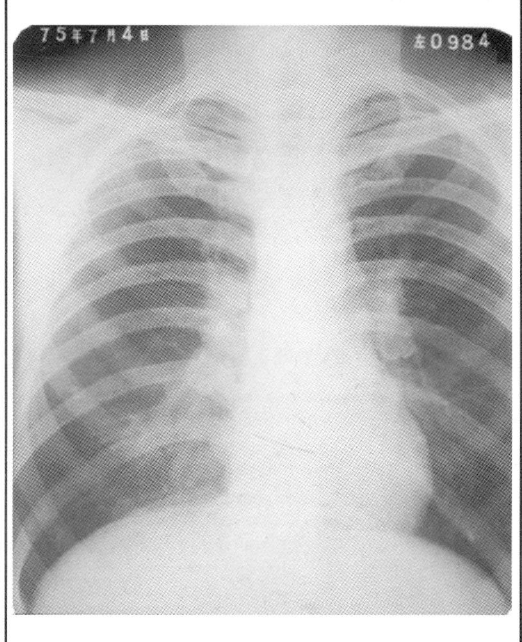</td>
<td>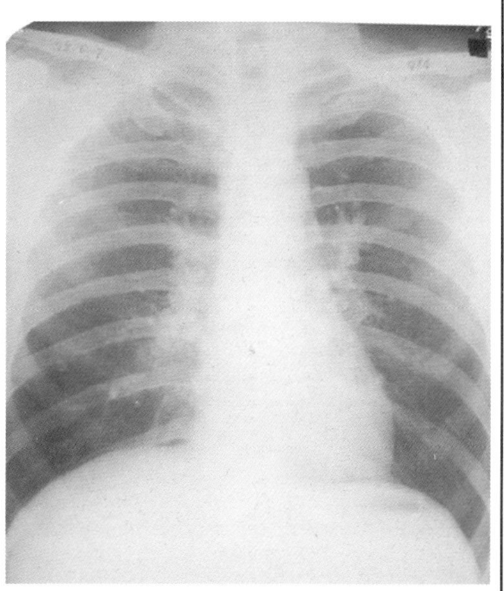</td>
<td>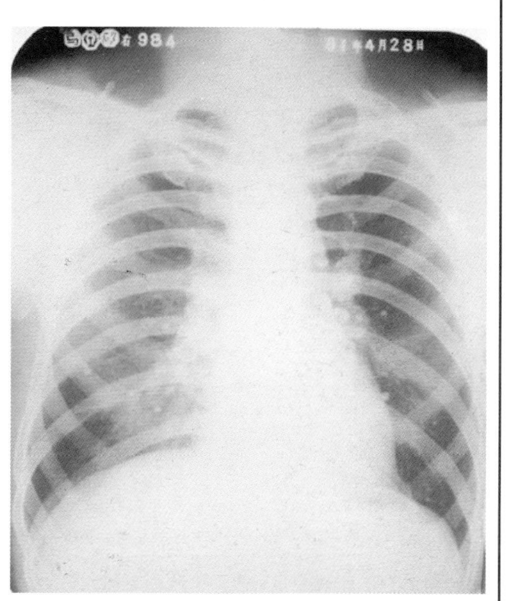</td>
</tr>
<tr>
<td>X线片号984
生于1934年　1952-1961年接尘（凿岩工）
拍片时间：1975年7月
0/0 | 0/0
0/0 | 0/0
0/0 | 0/0
诊断：0</td>
<td>拍片时间：1978年6月
1/1 | 0/1
0/0 | 1/0
1/1 | 1/1
两肺门和右下肺野有蛋壳样钙化
p影　总体密集度Ⅰ级
诊断：Ⅰ</td>
<td>拍片时间：1981年4月
2/1 | 1/1
1/2 | 2/2
2/2 | 2/2
p影　总体密集度Ⅱ级
诊断：Ⅱ</td>
</tr>
</table>

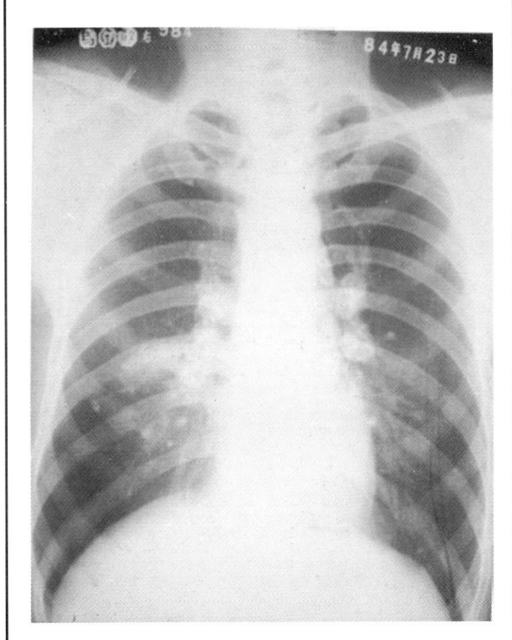	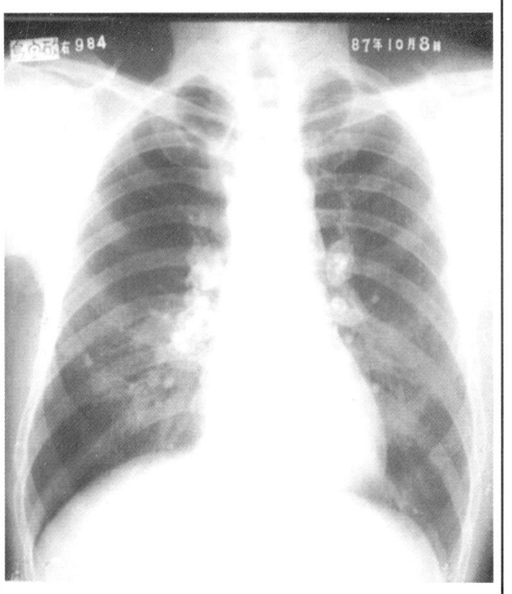	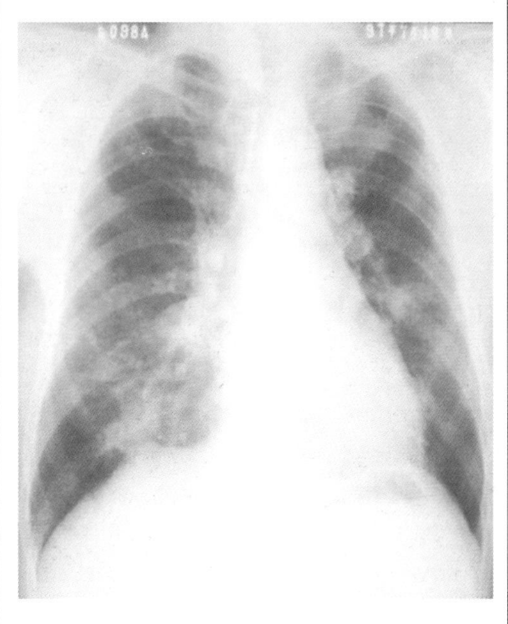
拍片时间：1984年7月 右中下叶交界处出现类菱形的实变区，考虑为右中叶综合症，合并感染，各肺区尘肺变化不大。 诊断：II	拍片时间：1987年10月 右侧实变区变淡、缩小。 诊断：II	拍片时间：1997年7月 右侧实变区继续回缩，右气管旁线明显增宽；两肺小阴影继续增密增大，左上肺出现5.5×3.3cm的大阴影。 诊断：III

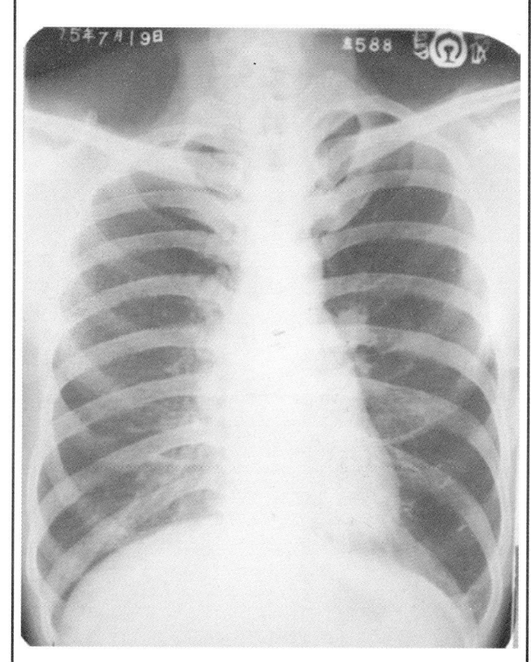	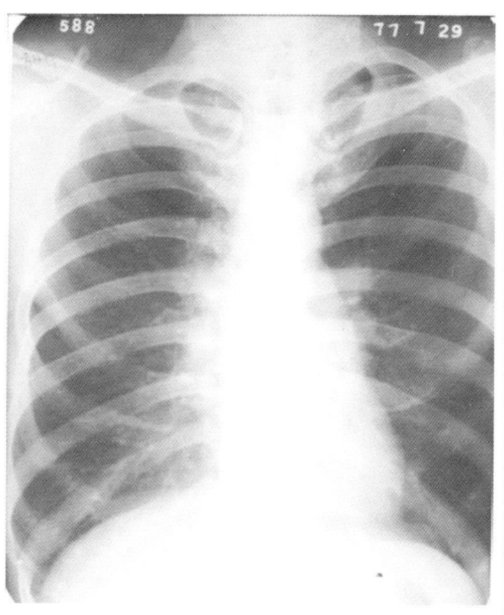	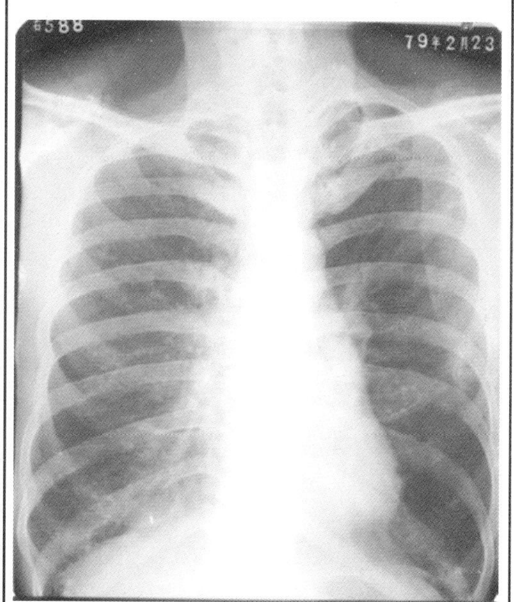
X线片号：588 生于1933年 1953-1966年接尘（凿岩工） 拍片时间：1975年7月 0/0 | 0/0 0/0 | 0/0 0/0 | 0/0 左锁骨下小云絮 诊断：0+T	拍片时间：1977年7月 00 | 0/0 1/1 | 1/0 0/0 | 0/0 p/s影；左锁骨下阴影变淡。 诊断：Ⅰ+T	拍片时间：1979年2月 00 | 3/+ 1/1 | 1/1 1/1 | 0/0 p/s影左上小阴影聚集。锁骨下有小斑片 诊断：$Ⅱ^{+}$+T

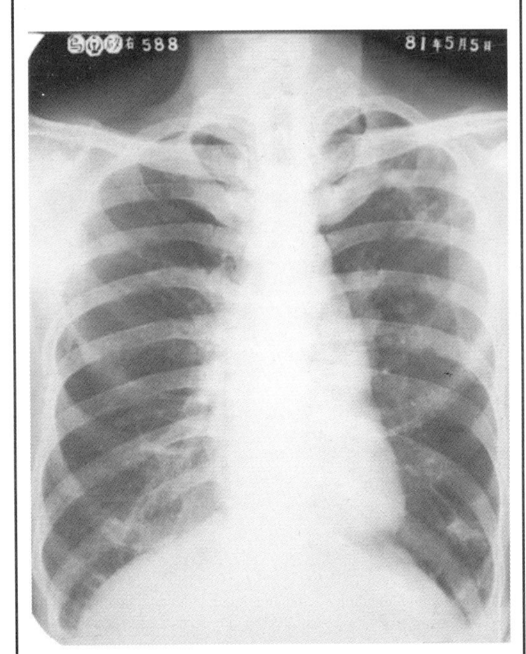	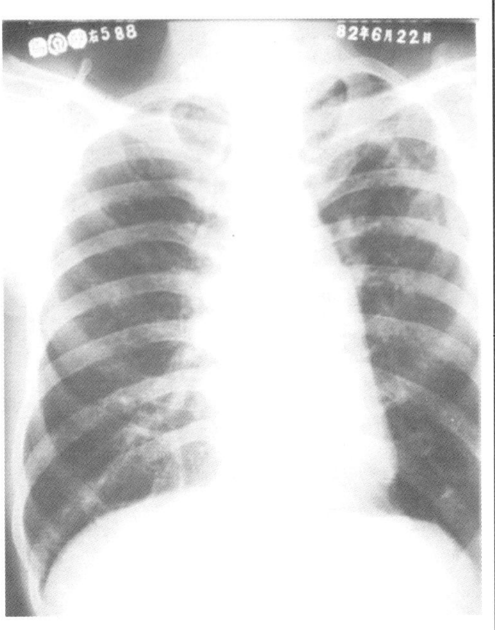	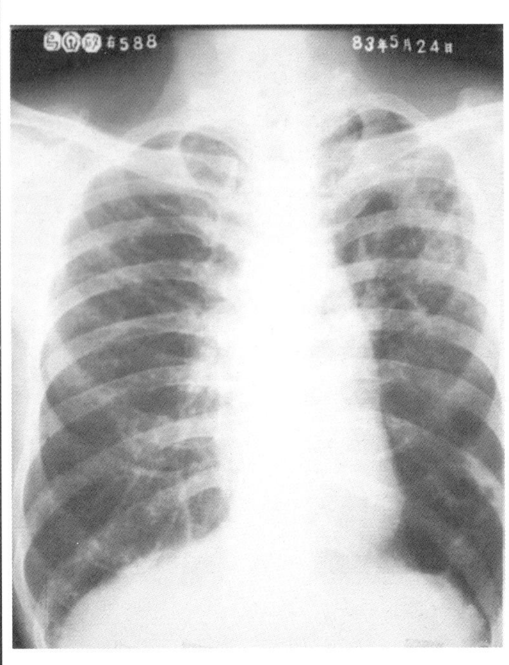
拍片时间：1981年5月 左上1.0×3.0cm大阴影。 诊断：III+T	拍片时间：1982年6月 左上出现1.5×4.5cm大阴影。 诊断：III+T	拍片时间：1983年5月 左上大阴影2.0×7.0cm；右上小阴影聚集。 诊断：III+T

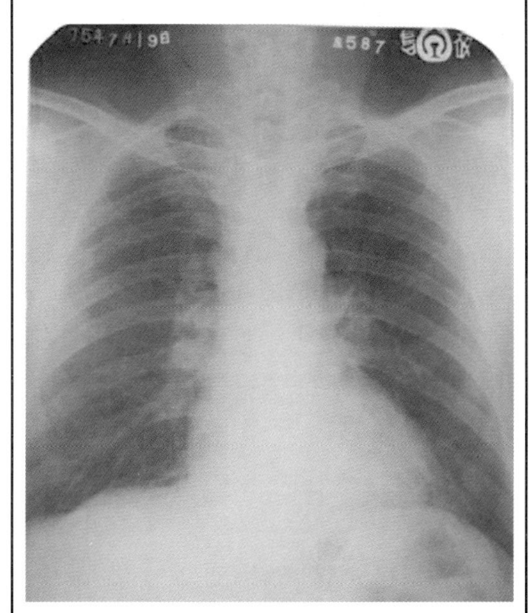

X线片号：587
生于1928年　1950-1959年接尘（支撑工）
拍片时间：1975年7月

1/1	1/1
0/0	0/0
0/0	0/0

p/q影　总体密集度Ⅰ级
诊断：Ⅰ

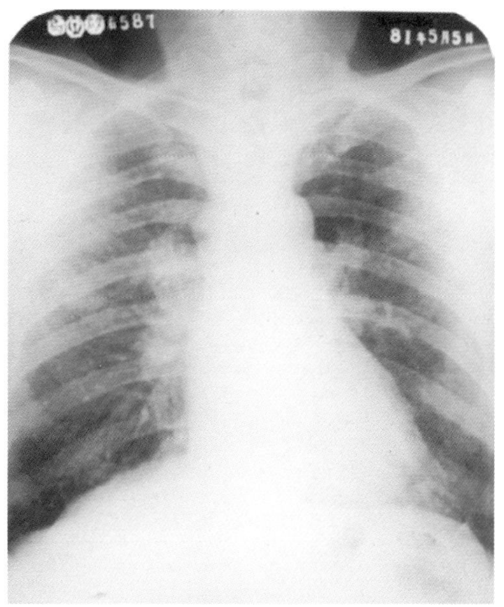

拍片时间：1981年5月

2/2	2/1
2/2	2/2
2/2	2/2

p/q　总体密集度Ⅱ级
诊断：Ⅱ

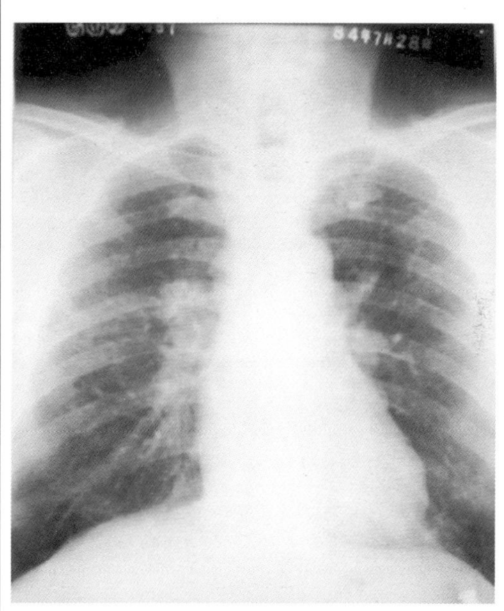

拍片时间：1984年7月

3/+	2/2
2/2	2/2
2/2	2/2

q/r　右外上小阴影聚集
诊断：$Ⅱ^{+}$

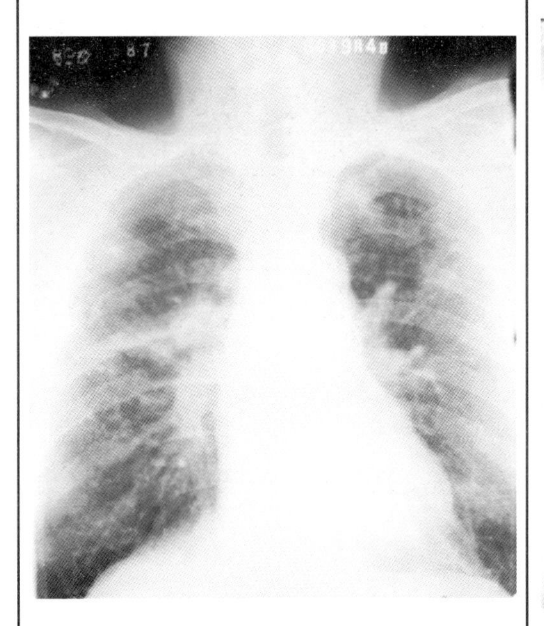

拍片时间：1986年9月

3/+	3/+
2/2	2/2
2/2	2/2

q/r　两上小阴影聚集

诊断：II^{+}

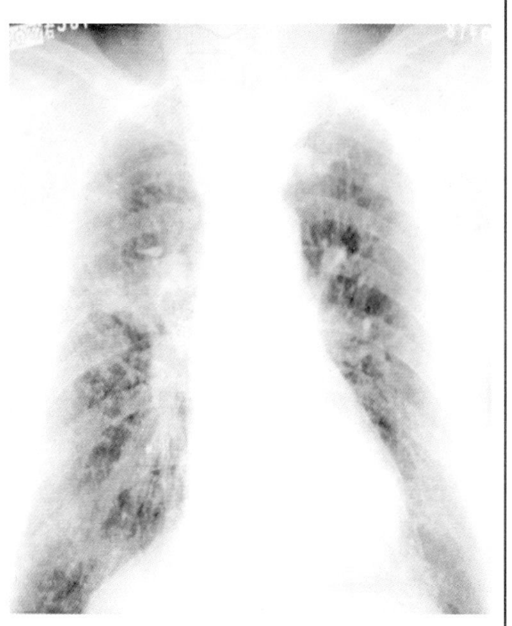

拍片时间：1987年9月

2/2	2/2
2/2	2/2
2/2	2/2

以q/t影；右上外带2.0×1cm、中内带3.5×4.5cm大阴影。

诊断：III

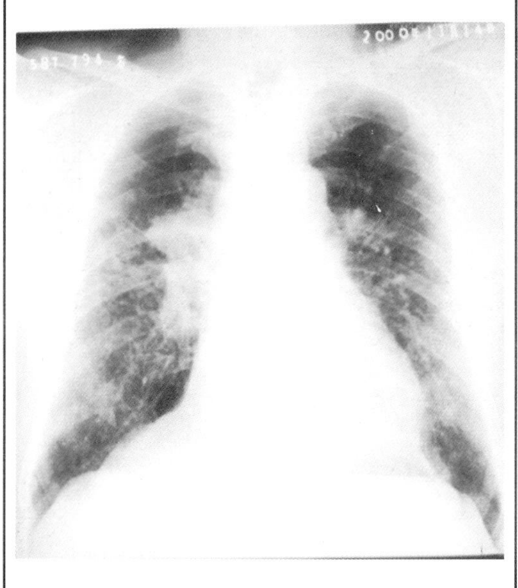

拍片时间：2000年11月

左上肺门上方形成2.0×3.2cm大阴影；右中大阴影向肺门收缩。

诊断：III

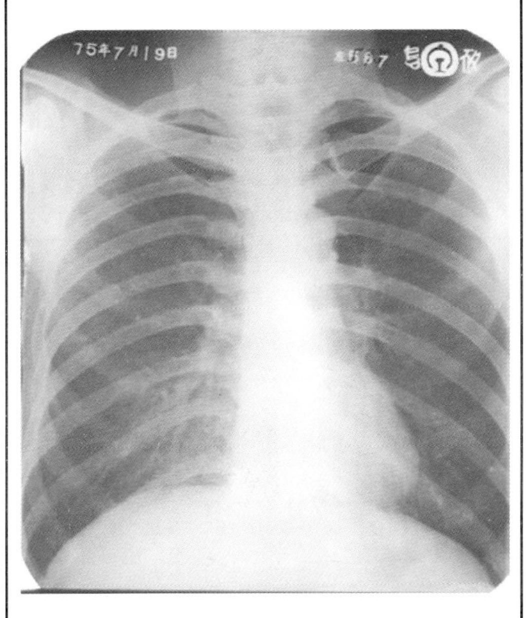	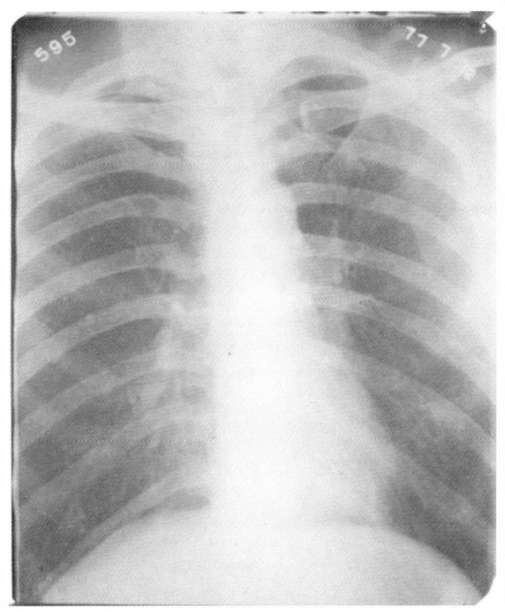	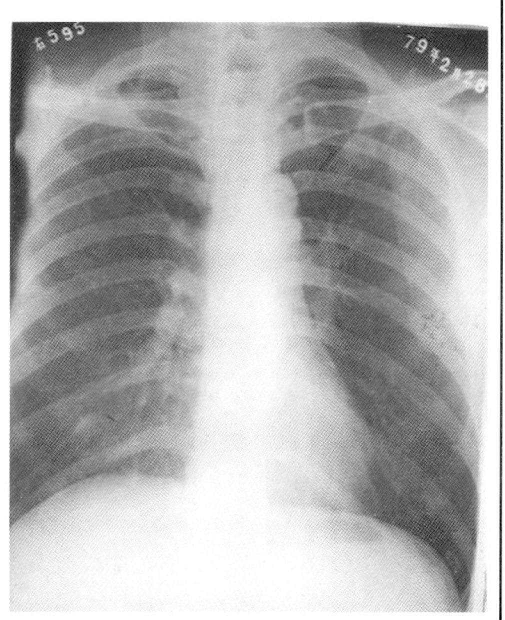
X线片号：595 生于1928年　1953-1960年接尘（凿岩工） 拍片时间：1975年7月	拍片时间：1977年2月	拍片时间：1979年2月

第一片（1975年7月）：

0/0	0/0
0/0	0/0
1/0	0/0

s/s影
诊断：0^{+}　注意左上条索影

第二片（1977年2月）：

1/1	1/1
0/0	0/0
1/0	1/1

s/s影　总体密集度1级
诊断：Ⅰ

第三片（1979年2月）：

1/1	1/1
2/2	2/2
2/2	2/2

s/p影　总体密集度Ⅱ级
诊断：Ⅱ

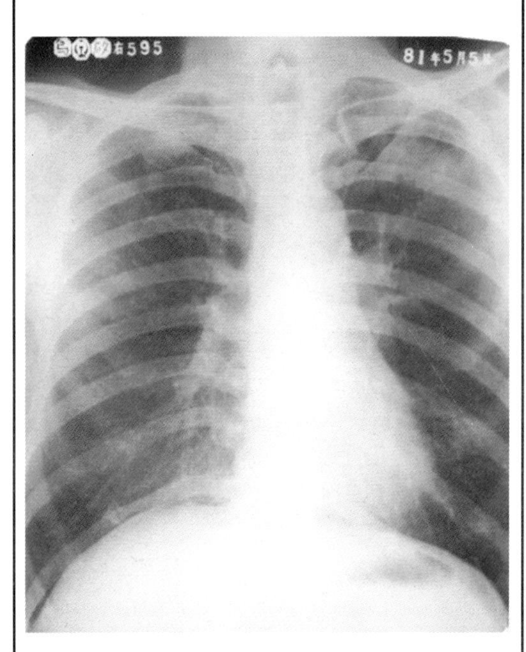	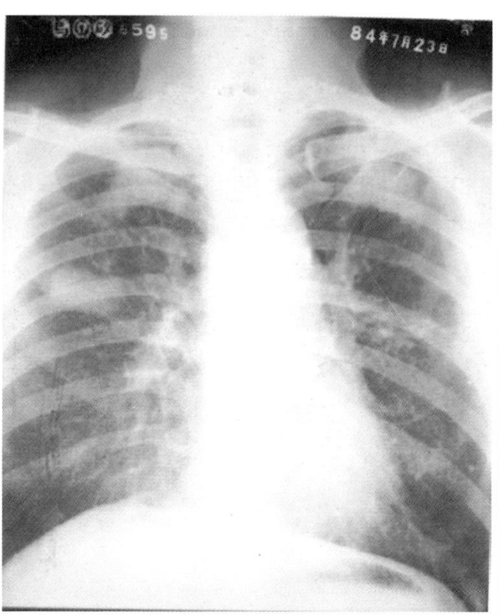	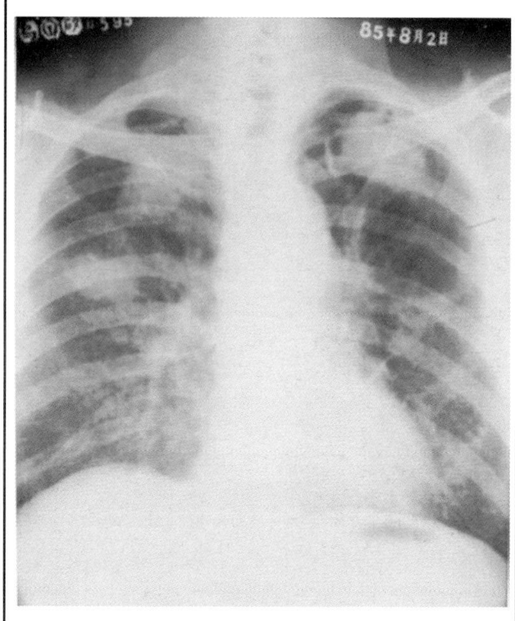
拍片时间：1981年 左上有3.0×4.0cm大阴影。 诊断：III	拍片时间：1984年7月 右上中、左上大阴影，总面积大于右上肺区。 诊断：III^+	拍片时间：1985年8月 右上中、左上大阴影，总面积大于右上肺区。 诊断：III^+

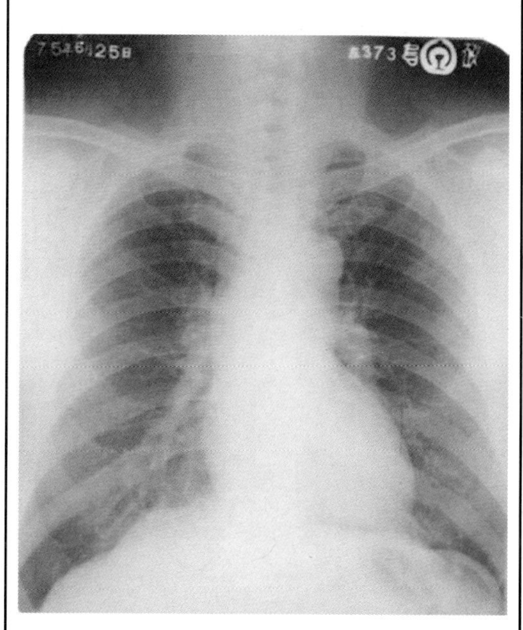

X线片号：373

生于1928年　1952-1960年接尘（凿岩工）

拍片时间：1975年6月

0/0	0/0
0/0	0/0
0/1	1/1

p影　右肺门增大

诊断：0^+

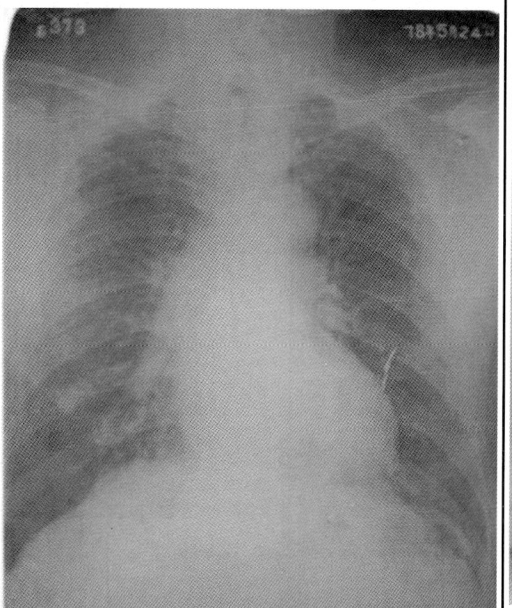

拍片时间：1978年5月

0/1	0/0
1/1	0/0
1/1	1/1

p影　总体密集度Ⅰ级

诊断：Ⅰ

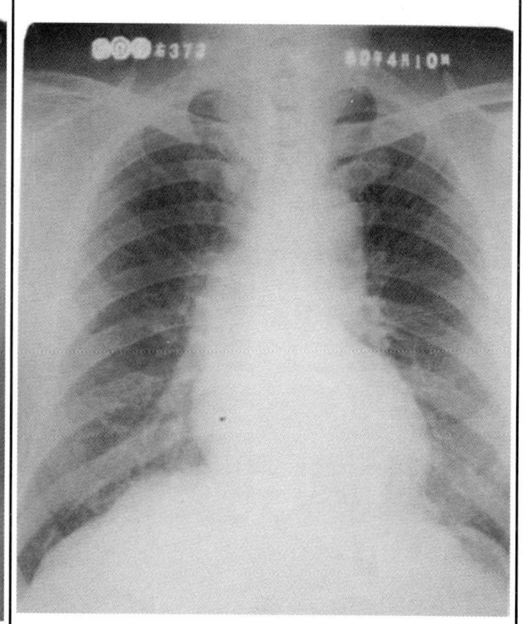

拍片时间：1980年4月

1/1	1/1
2/2	2/2
2/2	2/2

q/p影　总体密集度Ⅱ级

诊断：Ⅱ

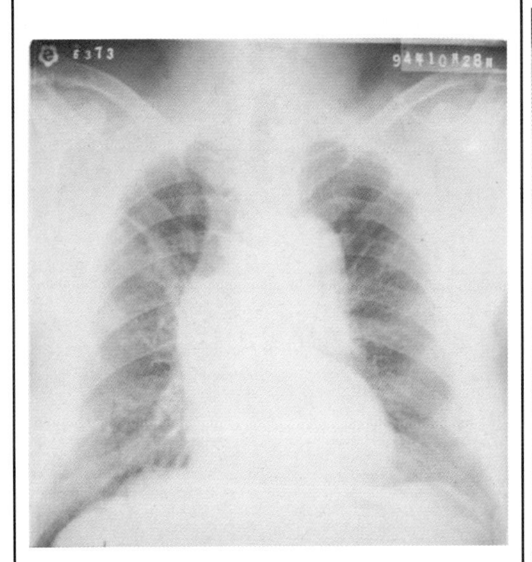

拍片时间：1984年10月

1/1	1/1
2/2	2/2
2/3	3/3

以q/p影；右肺门至右中外上呈棱形影；心缘外有3.0×5.0cm大阴影。

诊断：Ⅲ

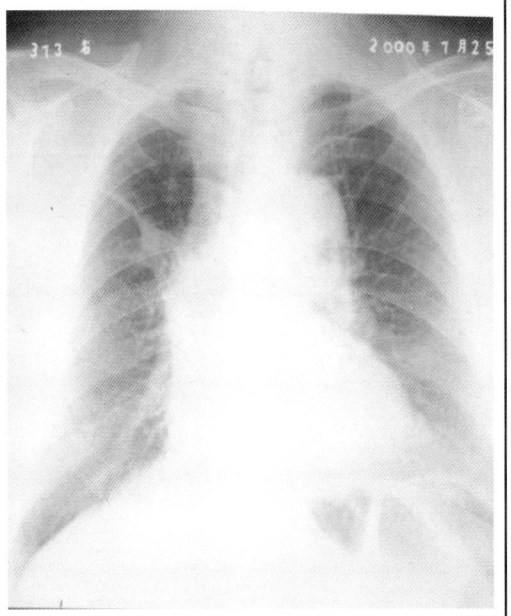

拍片时间：2000年7月

1/1	1/1
2/2	2/2
3/3	3/3

以q/p影；大阴影继续增大，肺不张。

诊断：Ⅲ

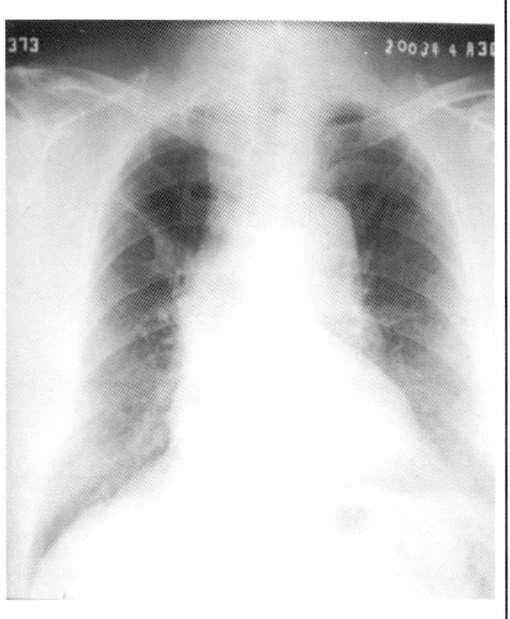

拍片时间：2003年4月

1/1	1/1
2/2	2/2
3/3	3/3

以q/p影；大阴影继续增大。

诊断：Ⅲ

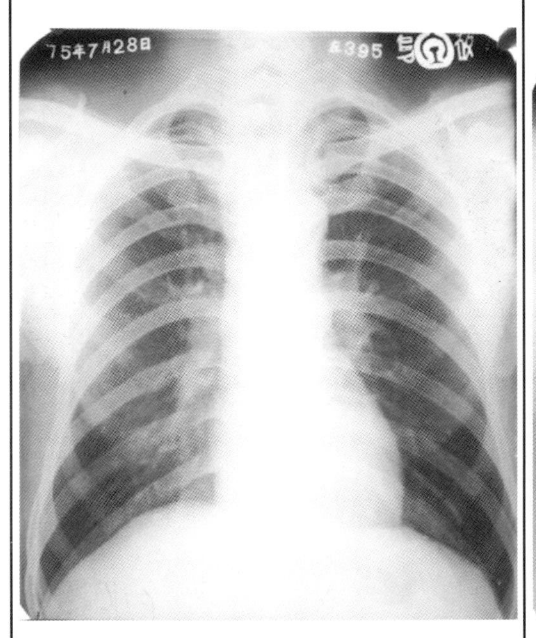

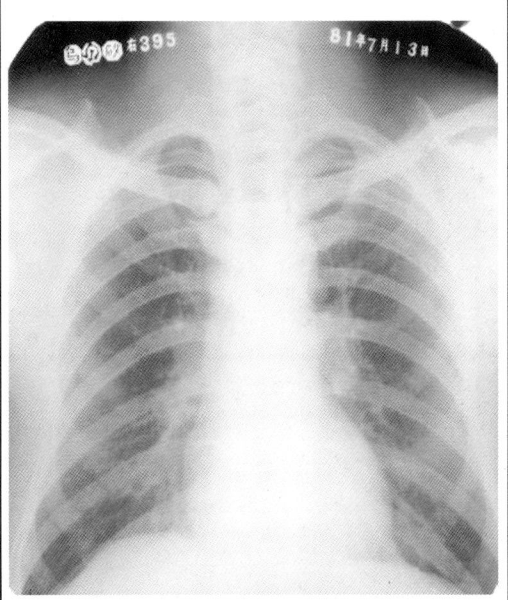

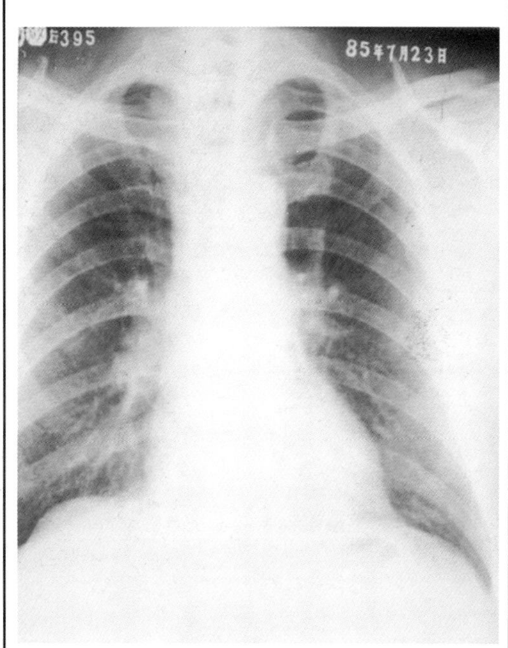

X线片号：395

生于1930年　1951-1959年接尘（凿岩工）

拍片时间：1975年7月

0/0	0/0
0/0	0/0
0/0	0/0

诊断：0

拍片时间：1981年7月

0/1	0/0
0/1	1/1
1/1	1/1

q/p影　总体密集度Ⅰ级

诊断：Ⅰ

拍片时间：1985年7月

1/1	1/1
2/2	2/2
2/2	2/2

q/p影　总体密集度Ⅱ级

诊断：$Ⅱ^{+}$

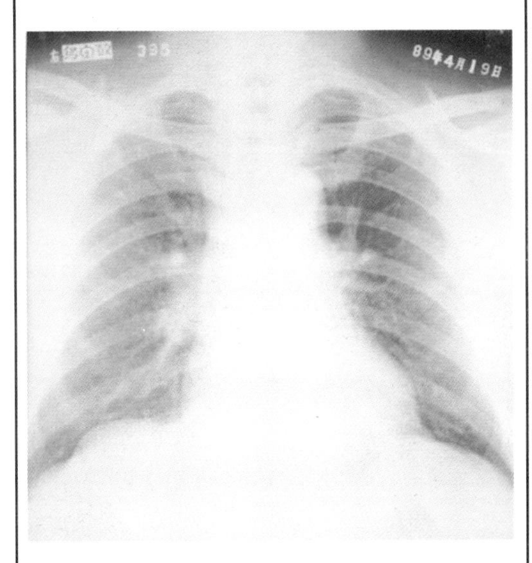

拍片时间： 1989年4月

2/2	1/2
2/2	2/2
2/2	2/2

右上外小片影

q/p影　总体密集度Ⅱ级

诊断： II^{+}

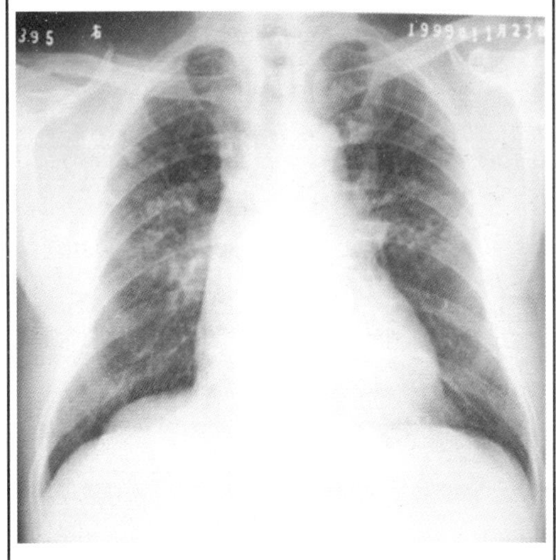

拍片时间： 1999年11月

2/2	2/2
3/3	3/3
3/3	3/3

右外带1.0×1.0cm阴影

以q/u影　总体密集度Ⅲ级

诊断： II^{+}

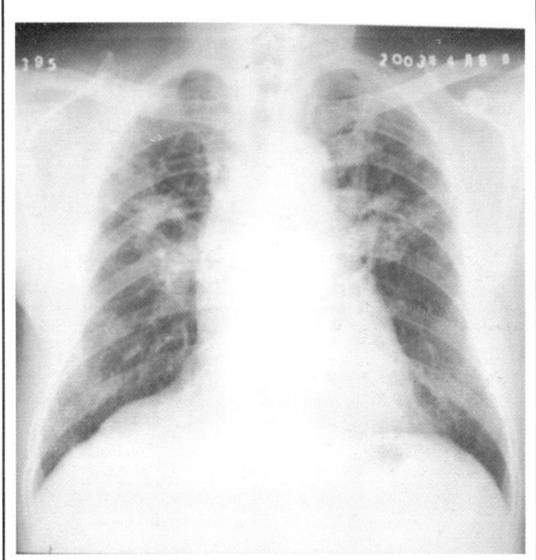

拍片时间：2003年4月

两肺大阴影总面积大于右上肺区。

诊断： III^{+}

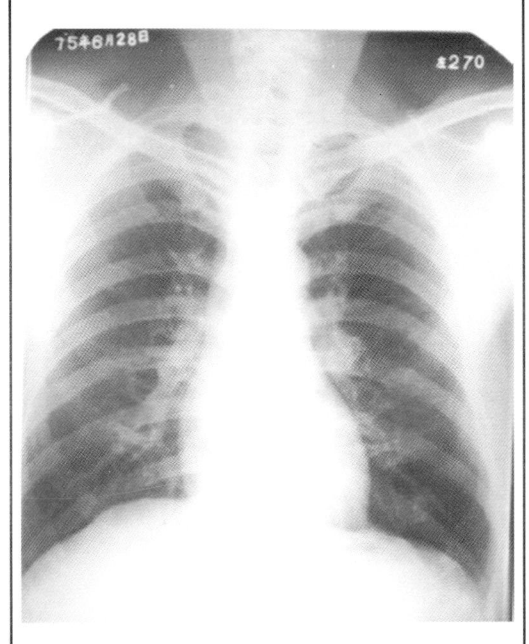

X线片号：270

生于1931年　1953-1960年接尘（凿岩工）

拍片时间：1975年6月

0/0	0/0
1/1	1/0
0/0	0/0

p影　总体密集度Ⅰ级

诊断：Ⅰ

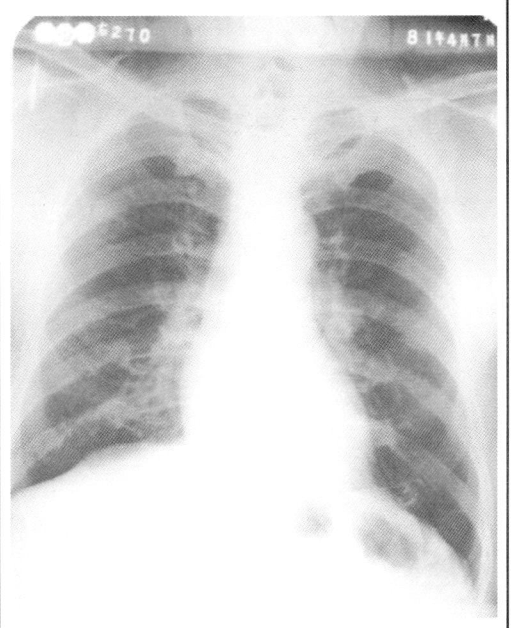

拍片时间：1981年4月

1/1	0/0
0/0	1/1
1/1	1/0

p/q影　右上小阴影聚集

诊断：Ⅱ+

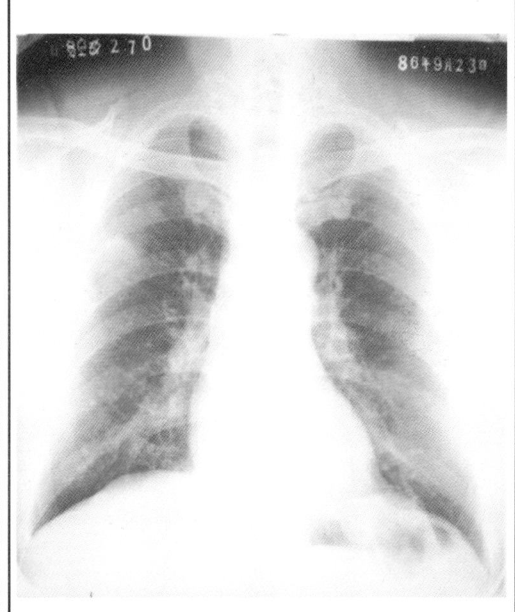

拍片时间：1986年9月

2/2	2/1
2/2	2/2
2/2	2/2

p/q 影　右上外带见2.0×2.5cm大阴影

诊断：Ⅲ

<table>
<tr><td>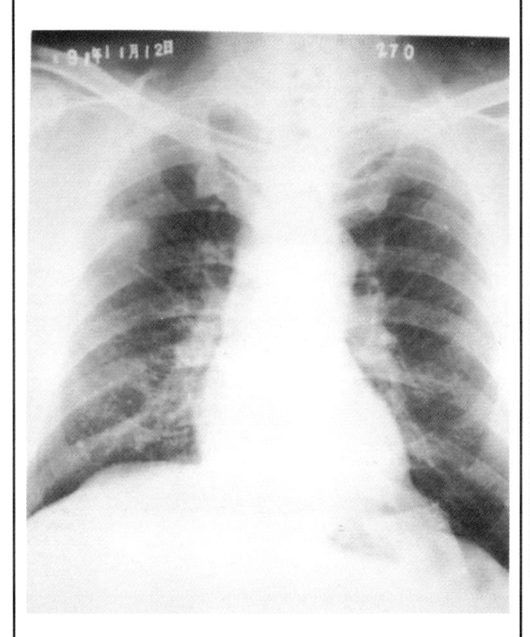</td><td>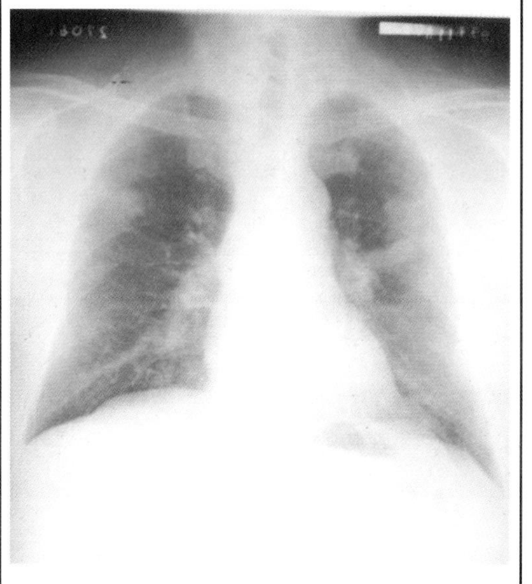</td><td>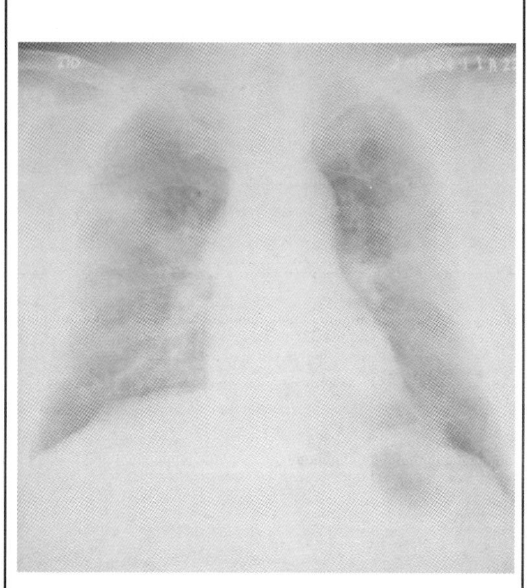</td></tr>
<tr><td>拍片时间：1991年11月
<table><tr><td>2/2</td><td>2/1</td></tr><tr><td>2/2</td><td>2/2</td></tr><tr><td>2/2</td><td>2/2</td></tr></table>p/q影；右上外带见3.5×2.5cm大阴影
诊断：III</td><td>拍片时间：1999年11月
两上大阴影均3.0 ×3.0cm。
诊断： III</td><td>拍片时间：2000年
两上大阴影。
诊断： III</td></tr>
</table>

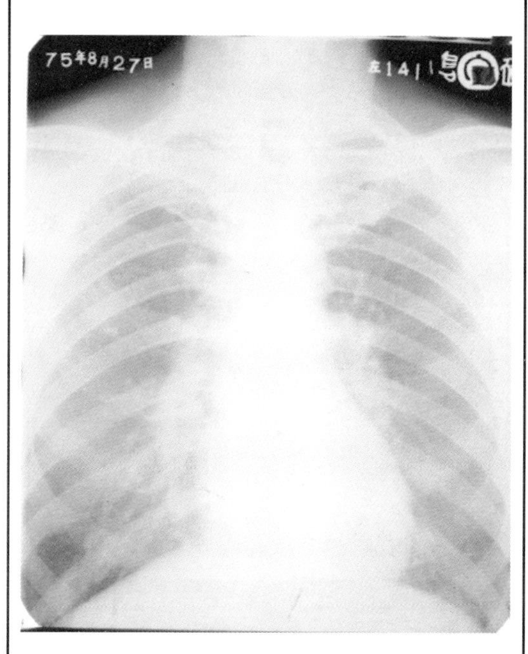

X线片号：1411

生于1928年　1953-1960年接尘（凿岩工）

拍片时间：1975年8月

0/0	0/0
1/0	0/0
0/0	0/0

p/q影

诊断：0^+

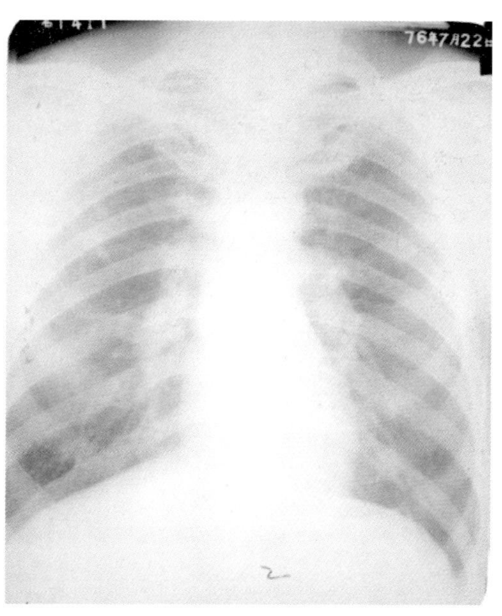

拍片时间：1976年7月

3/+	1/1
2/1	2/1
1/1	1/1

p/q影　右上小阴影聚集

诊断：II

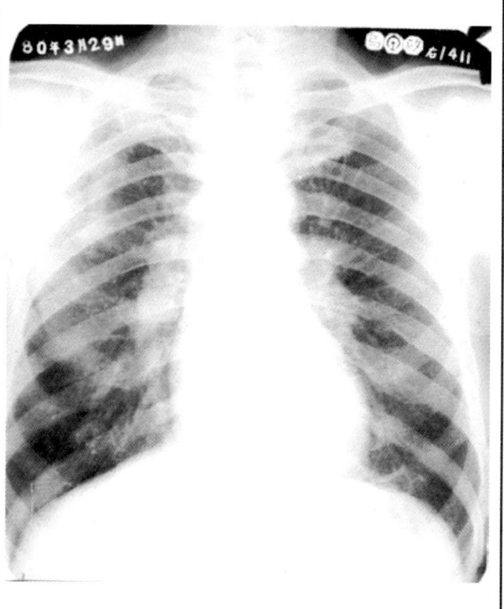

拍片时间：1980年3月

1/1	0/1
2/1	1/1
1/1	2/2

p/q影　右上见10.5×1.5cm阴影

诊断：III

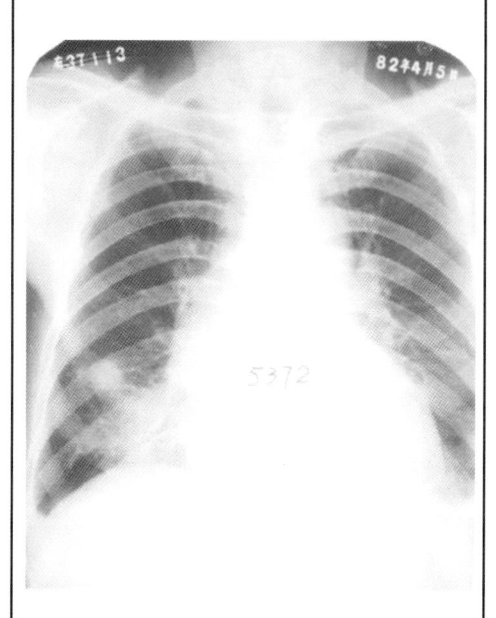	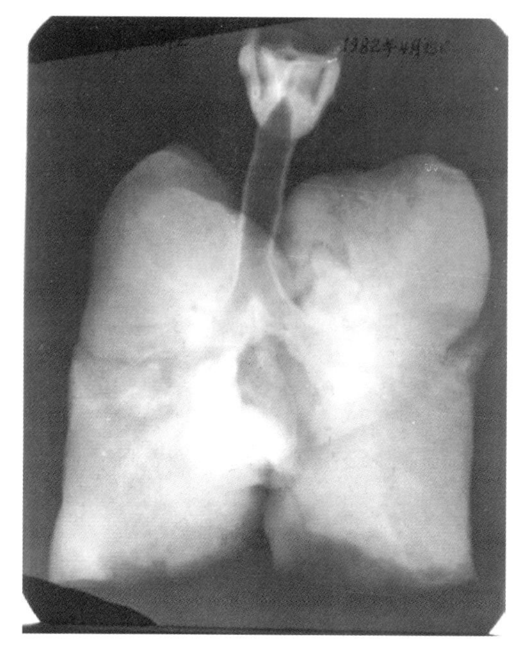
拍片时间：1982年4月 右中带有球形病灶与同侧的片絮影有所条相连；两侧胸腔集液； 诊断： I^{+}+T	拍片时间：1982年4月13日 突发心包积液，诊断为心包膜间皮瘤破裂死亡 离体肺（未充气）显示右中、下；左上、下均有大阴影，病理解剖所见共有7块纤维团块，最大10.5×6.5×7.5cm；最小4.0×3.5×2.0cm；均为纤维化病变，无结核改变；无干酪样物质。 诊断：尘肺 III^{+}期；心包间皮瘤

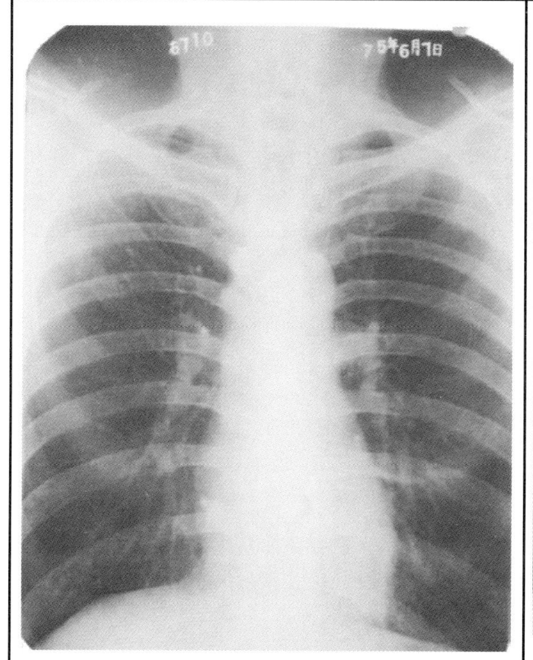

X线片号：770

生于1934年　1953-1956年接尘（凿岩工）

拍片时间：1975年6月

2/1	0/0
1/0	1/0
0/0	0/0

q/p影　总体密集度Ⅱ级

诊断：Ⅰ

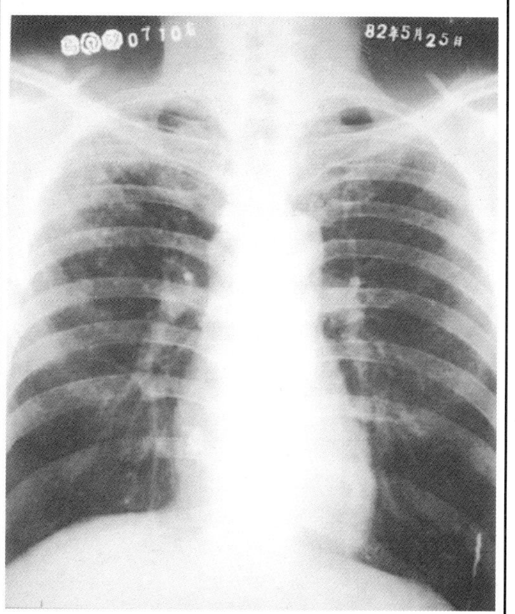

拍片时间：1982年5月

3/+	3/3
2/1	1/1
0/1	0/0

q影　总体密集度Ⅲ级

诊断：Ⅱ$^{+}$

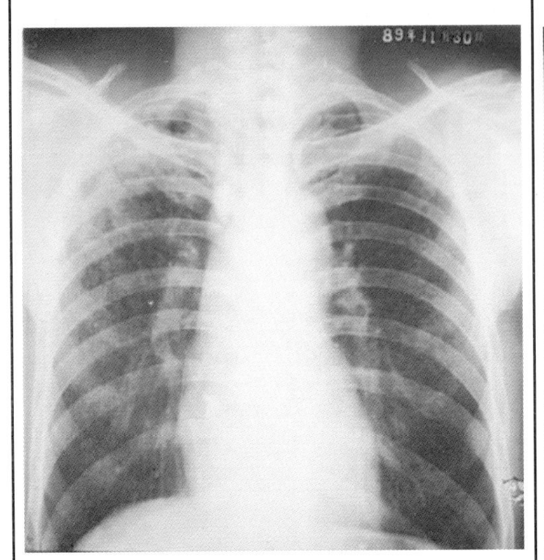 	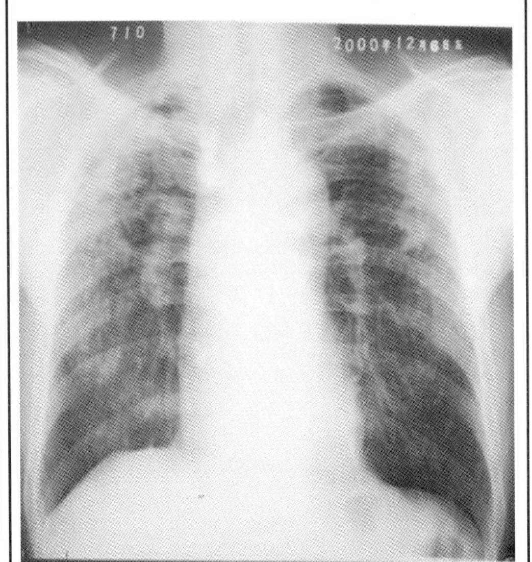 	
拍片时间：1989年11月 <table><tr><td></td><td>3/3</td></tr><tr><td>3/3</td><td>2/2</td></tr><tr><td>2/2</td><td>2/1</td></tr></table>以q/t影；右上出现7.0×2.0cm大阴影。 诊断：III	拍片时间：2000年12月 右上10.0cm×3.0cm大阴影、左上2.5cm×6cm 诊断：III^{+}	

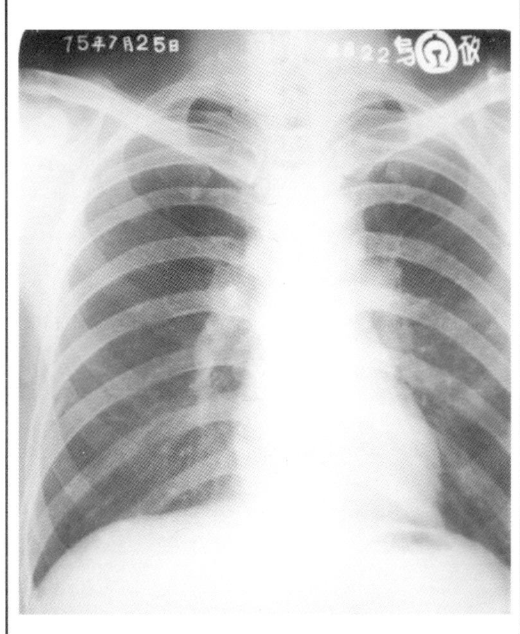

X线片号：822

生于1934年　1951-1958年接尘（凿岩工）

拍片时间：1975年7月

0/0	0/0
0/0	0/0
1/0	0/1

p影

诊断：0^{+}

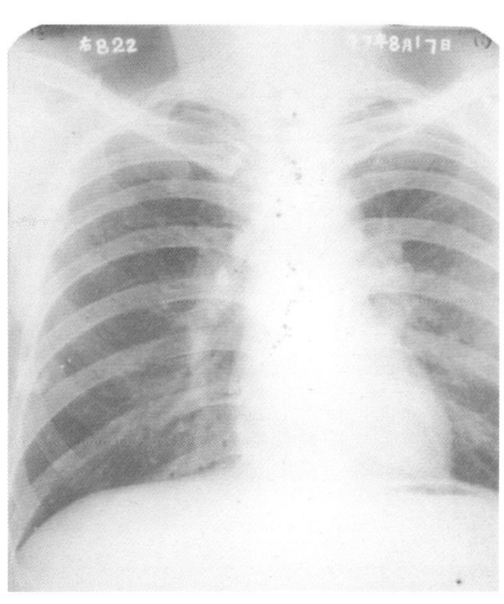

拍片时间：1977年8月

1/1	1/1
1/1	1/2
1/0	1/1

p/q 影　总体密集度 II 级

诊断：II

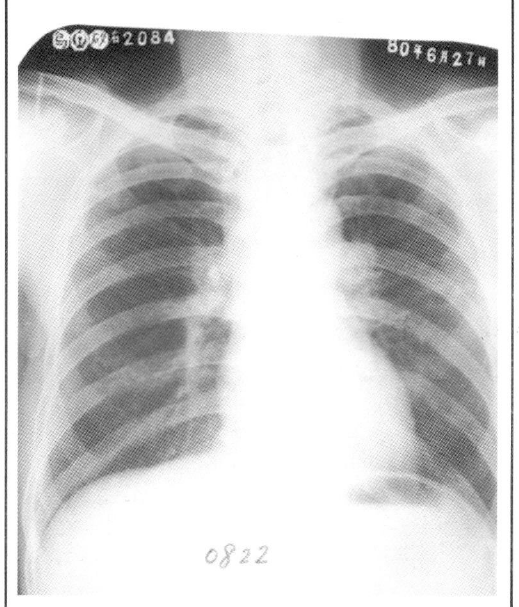

拍片时间：1980年6月

3/+	2/2
1/1	3/+
1/1	1/1

p/q影　总体密集度 III 级

诊断：II^{+}

<table>
<tr>
<td>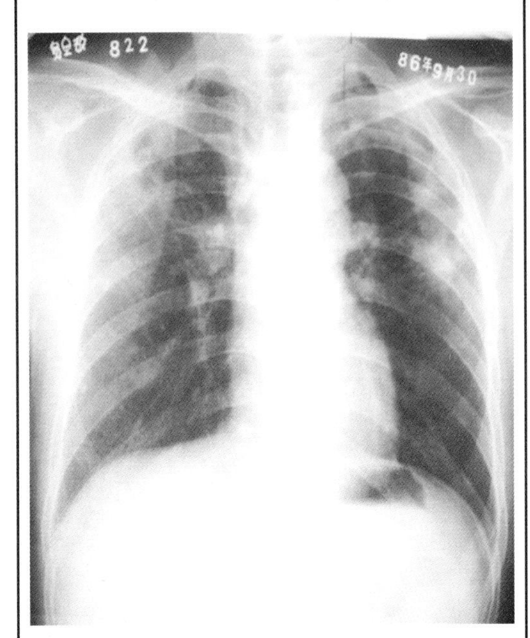
</td>
<td>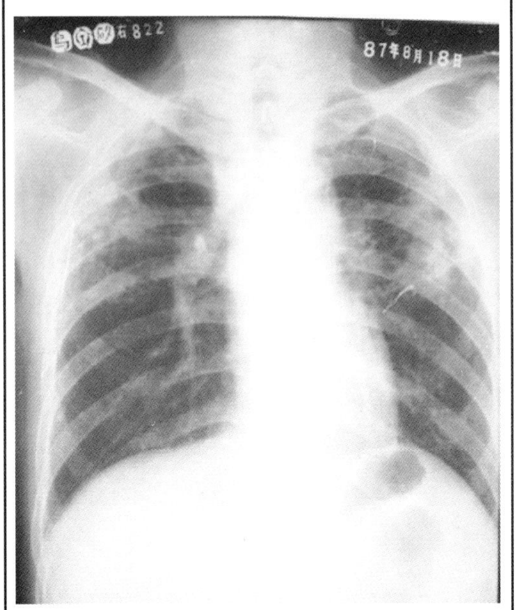
</td>
<td></td>
</tr>
<tr>
<td>拍片时间：1986年9月
两上大阴影右1.5×3.5cm、左1.5×6.0cm呈“八字”融合
诊断：III</td>
<td>拍片时间：1987年8月
右上出现8.0×2.0cm大阴影；有条索与肺门联系；气管右移明显，左上10.0×2.0cm大阴影
诊断：III</td>
<td></td>
</tr>
</table>

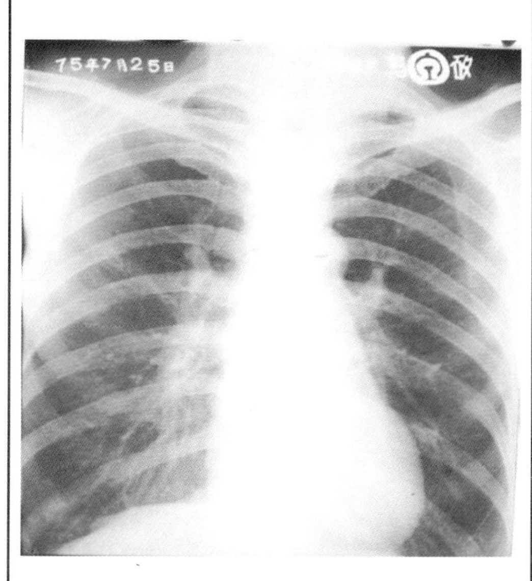

X线片号：827

生于1933年　1951-1959年接尘（支撑工）

拍片时间：1975年7月

0/0	0/0
0/0	0/0
1/1	0/0

p影

诊断：0^{+}

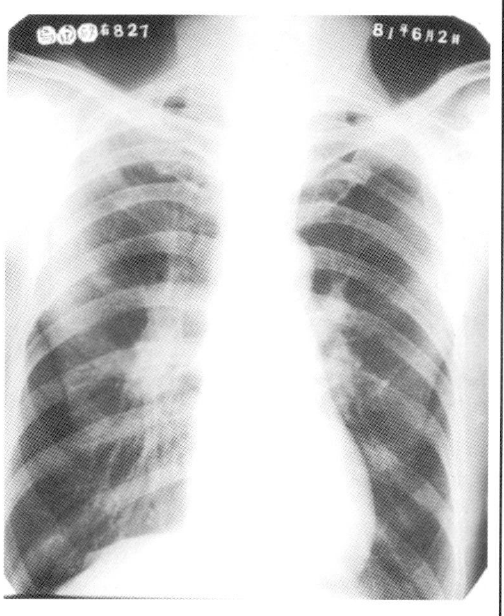

拍片时间：1981年6月

1/1	0/0
1/0	1/1
1/1	0/0

p/q影　两外带斑状影　总体密集度Ⅰ级

诊断：Ⅰ+T

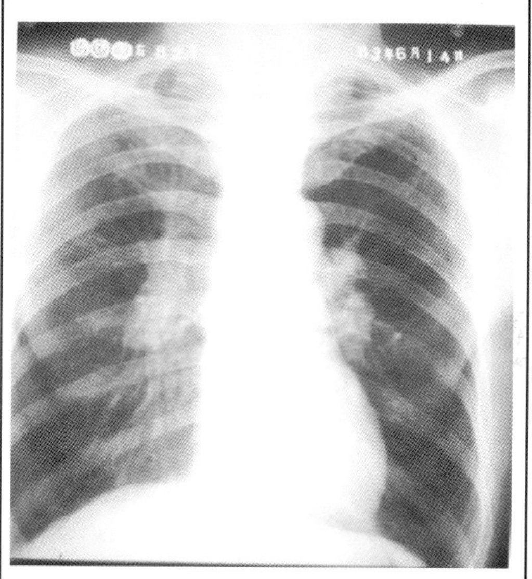

拍片时间：1983年6月

两上外带小阴影聚集；右上近肺门处斑片影与肺门相连

诊断：Ⅱ+T

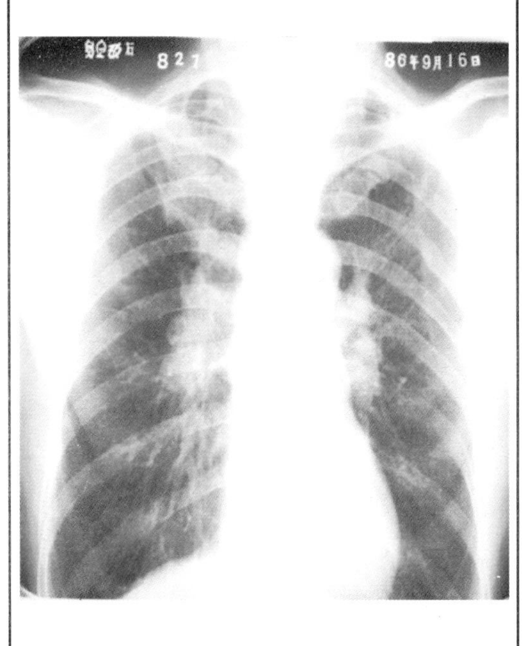

拍片时间：1986年9月

3/+	3/+
2/2	2/2
2/1	2/2

以q/p影；两上小阴影聚集；右上斑片影

诊断：II^{+}+T

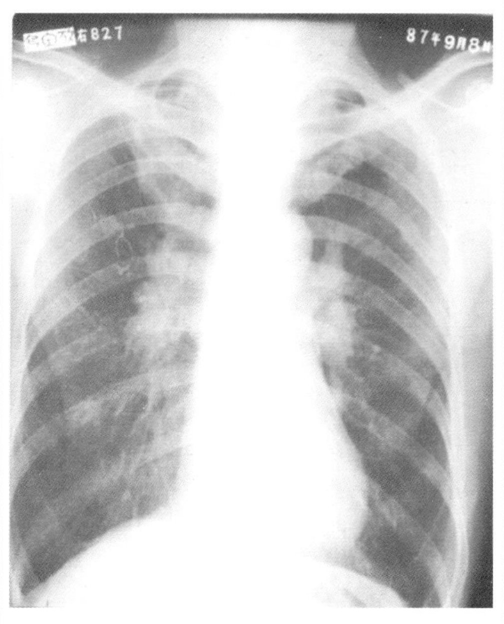

拍片时间：1987年9月

2/2	2/2
2/2	2/2
1/2	2/2

以q/q影；仍为小阴影聚集

诊断：II^{+}+T

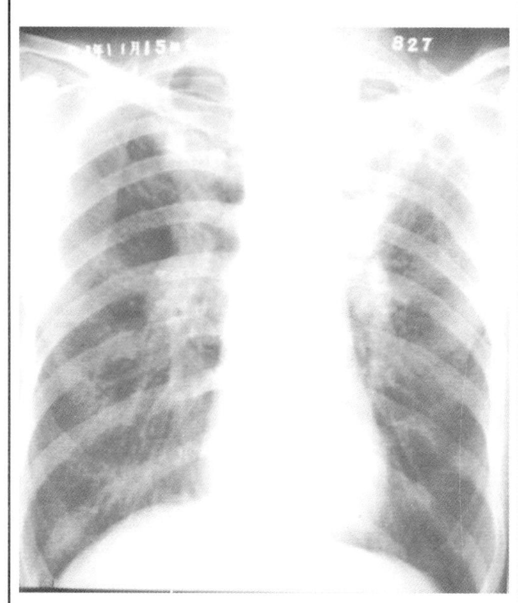

拍片时间：1991年11月

两上大阴影形成左2.5×8.0cm、右2.0×5.0cm；并经抗结核治疗，肺门上移；垂柳状纹理。

诊断：Ⅲ+T

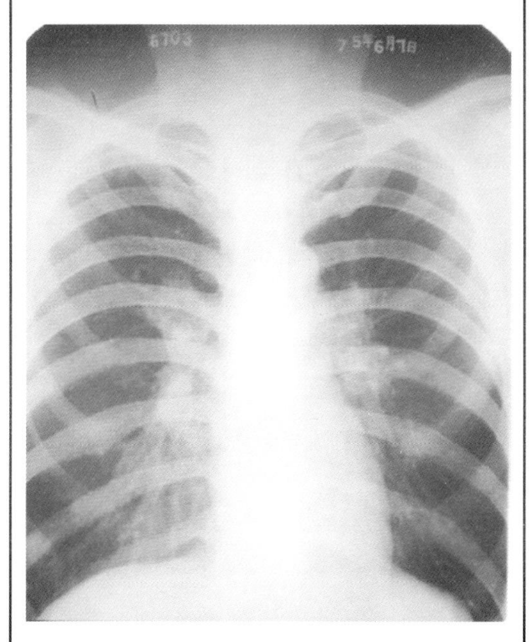

X线片号：703

生于1935年　1955-1959年接尘（凿岩工）

拍片时间：1975年7月

0/0	0/0
0/0	1/1
0/0	0/0

p影　右上小片影

诊断；0^{+}+T

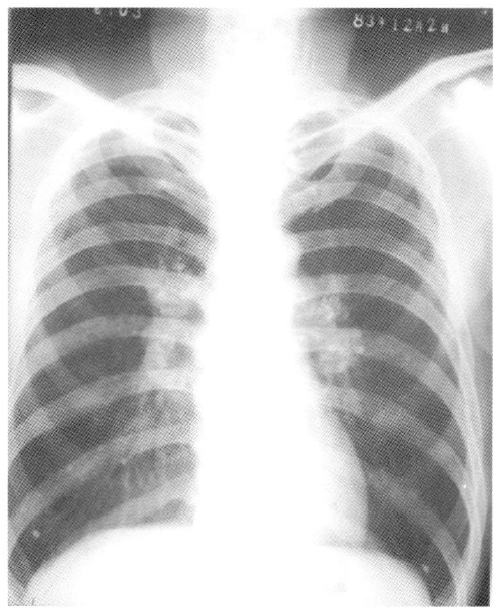

拍片时间：1983年12月

3/+	0/0
1/1	1/1
1/1	0/1

p/q影右上小阴影聚集；肺门钙化

诊断：II^{+}

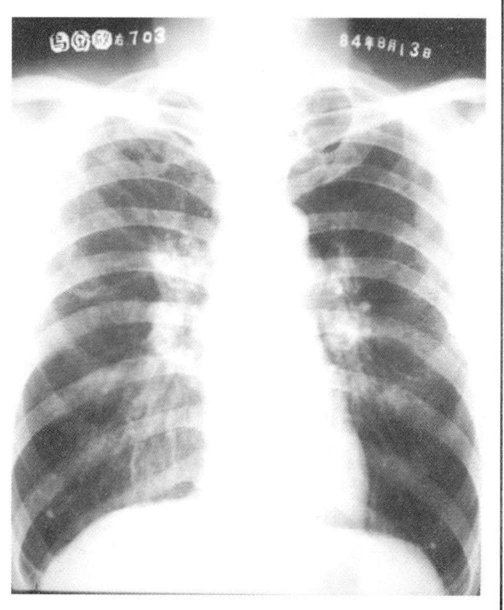

拍片时间：1984年8月

3/+	3/+
2/2	2/2
2/2	1/2

p/q　右上见2.2×1.0cm大阴影左上小阴影聚集；锁骨上窝有1.0×1.5cm阴影

诊断：Ⅲ+T

<table>
<tr>
<td>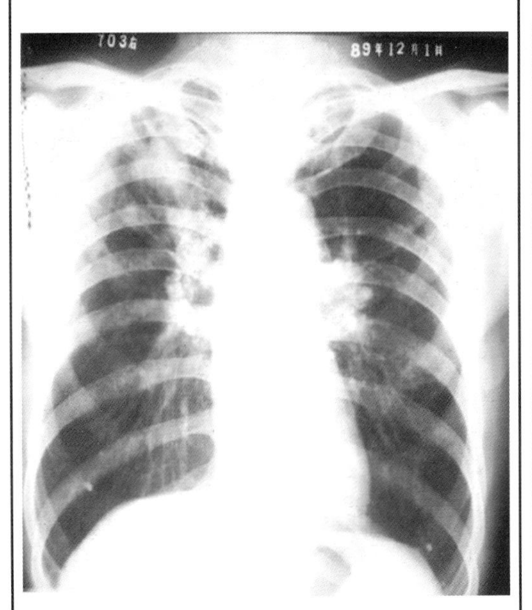
</td>
<td>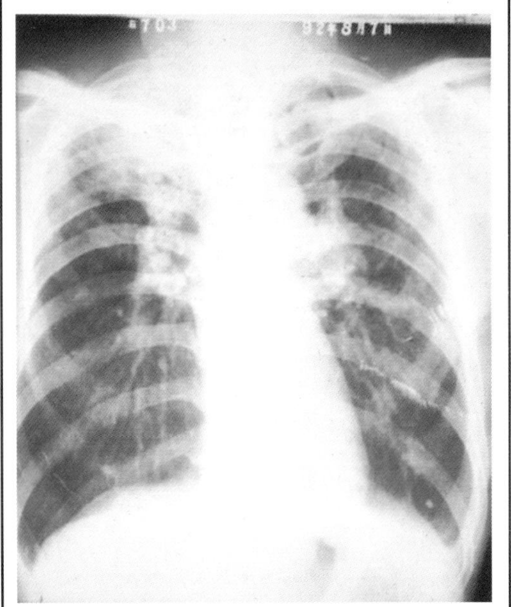</td>
<td></td>
</tr>
<tr>
<td>拍片时间：1989年12月
右上大阴影5.0×3.1cm；上外边缘有清晰气肿带；内下与肺门有索条。
诊断：III</td>
<td>拍片时间：1992年8月
两肺以q/r影；右上大阴影向上收缩。
诊断： III</td>
<td></td>
</tr>
</table>

<table>
<tr>
<td>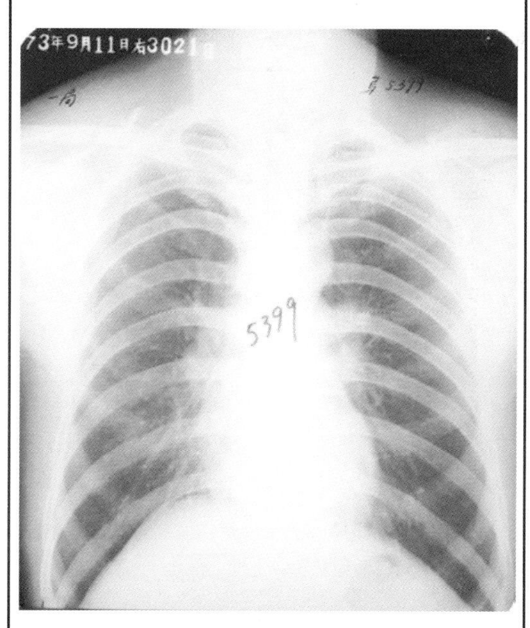</td>
<td>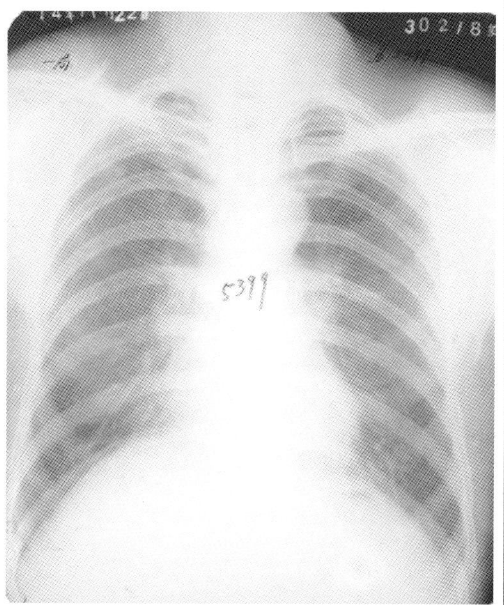</td>
<td>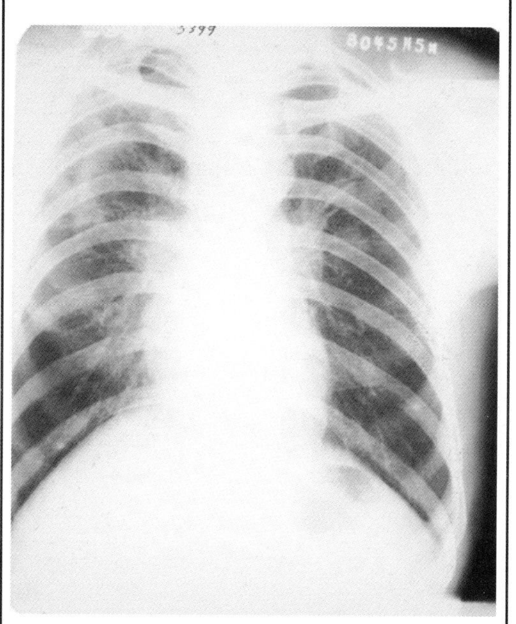</td>
</tr>
<tr>
<td>X线片号：5399
生于1934年　1954-1962年接尘（凿岩工）
拍片时间：1973年11月
0/0　0/1
0/0　1/1
0/0　0/1
p影　右上小斑片影
诊断：Ⅰ⁺</td>
<td>拍片时间：1974年11月
3/+　1/0
1/1　1/1
0/0　1/0
p影右上小阴影聚集
诊断：Ⅱ⁺</td>
<td>拍片时间：1980年5月
右上见7.0×1.5cm大阴影；左上见2.0×0.5cm的阴影。
诊断：Ⅲ</td>
</tr>
</table>

<table>
<tr>
<td>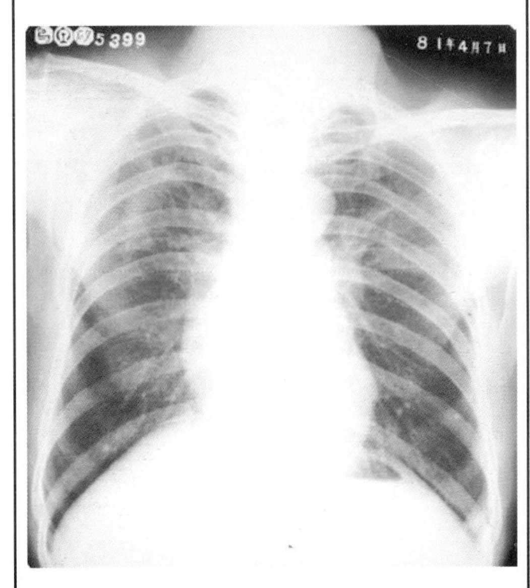
</td>
<td>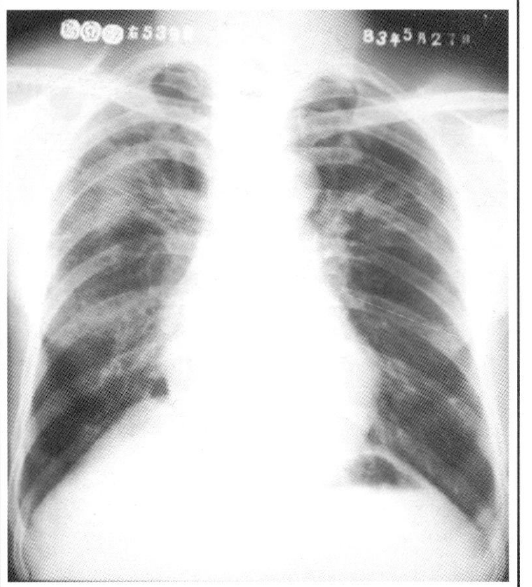
</td>
<td></td>
</tr>
<tr>
<td>拍片时间：1981年4月
右上大阴影扩大至8.0×1.8cm；左锁骨上窝到第一肋有3.0×0.8cm的阴影。
诊断：III</td>
<td>拍片时间：1983年5月
肺门上移两侧块影向肺门收缩；两下肺气肿。
诊断：III</td>
<td></td>
</tr>
</table>

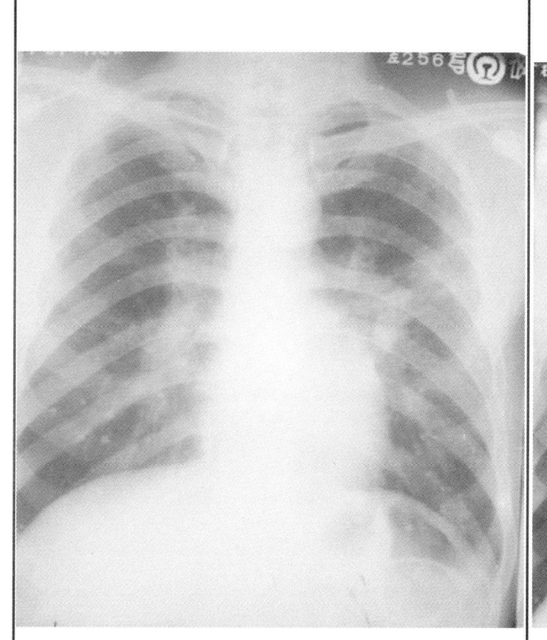

X线片号：256

生于1933年　1952-1959年接尘（凿岩工）

拍片时间：1975年6月

0/0	0/0
0/0	0/0
0/0	0/0

左上中大斑片影；两下多个钙化灶；左肋膈角消失。

诊断：0+T

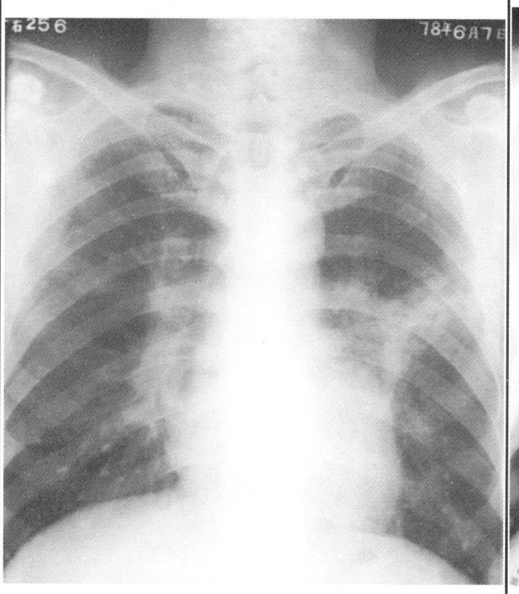

拍片时间：1978年6月

1/1	1/1
0/0	0/0
0/0	0/0

左上中大斑片影；内有条索状改变。

p影

诊断：Ⅰ+T

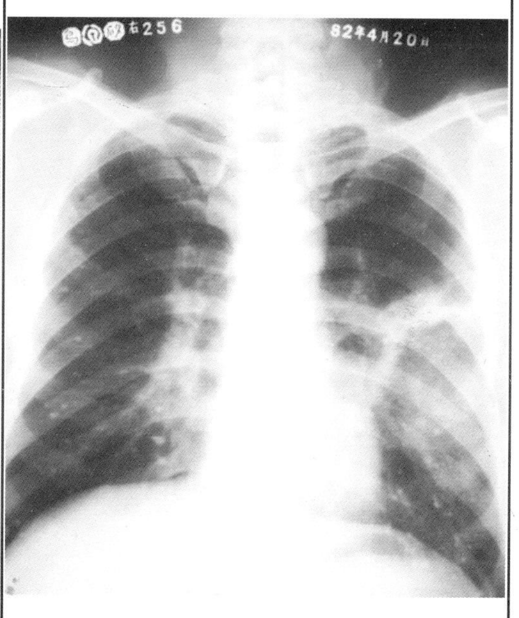

拍片时间：1982年4月

1/1	1/1
0/1	0/0
0/0	1/1

左下出现大范围的片状影。

q/p影　总体密集度Ⅰ级

诊断：Ⅰ+T

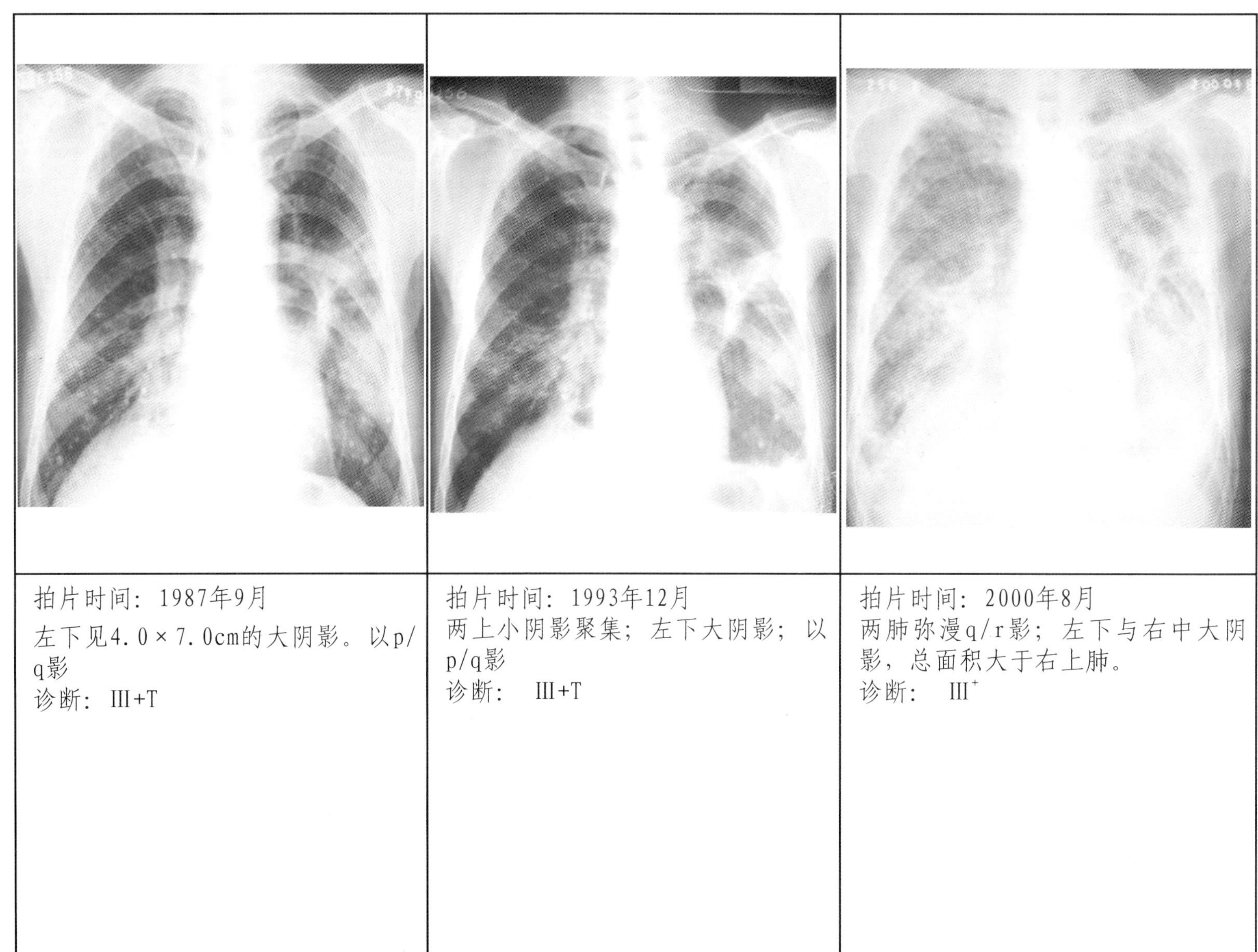

拍片时间：1987年9月	拍片时间：1993年12月	拍片时间：2000年8月
左下见4.0×7.0cm的大阴影。以p/q影	两上小阴影聚集；左下大阴影；以p/q影	两肺弥漫q/r影；左下与右中大阴影，总面积大于右上肺。
诊断：Ⅲ+T	诊断：Ⅲ+T	诊断：Ⅲ$^{+}$

<table>
<tr>
<td>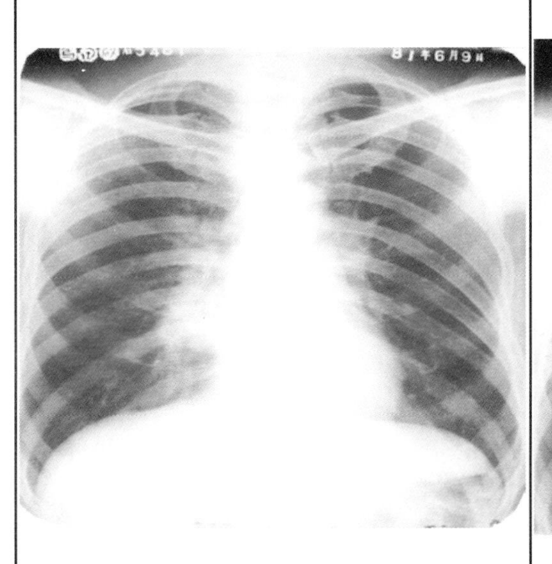</td>
<td>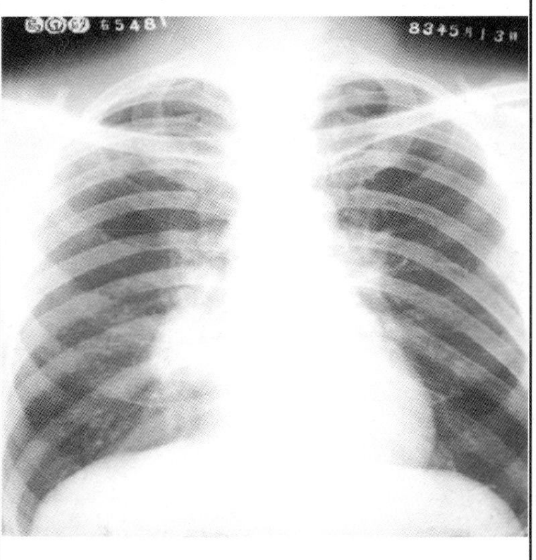</td>
<td>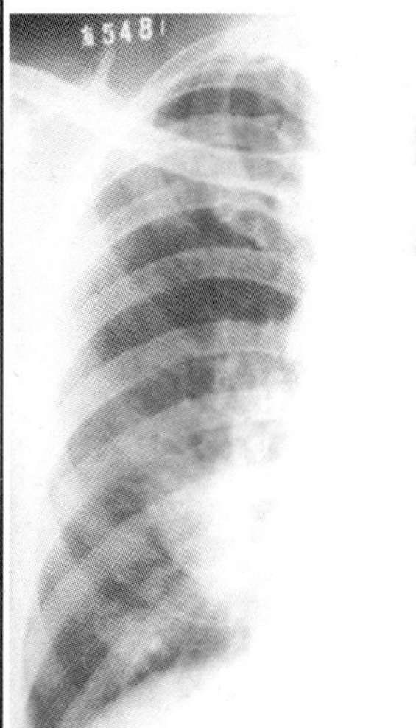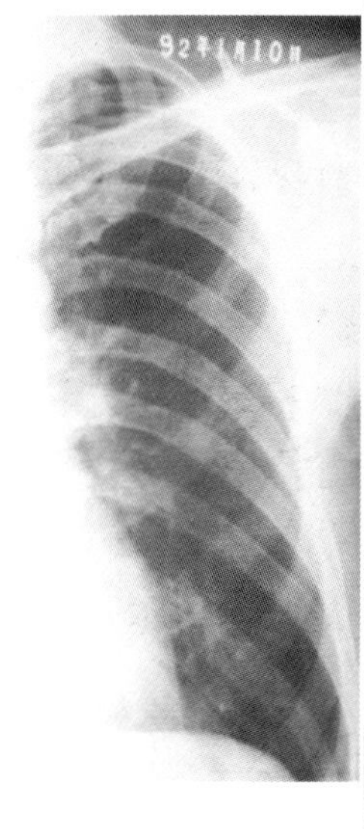</td>
</tr>
<tr>
<td>X线片号：5481
生于1935年　1953-1959年接尘（凿岩工）拍片时间：1981年6月
<table><tr><td>1/1</td><td>1/1</td></tr><tr><td>1/0</td><td>0/1</td></tr><tr><td>0/0</td><td>0/0</td></tr></table>
p/q影　右肺门扩大；增密；肺门角消失
诊断：Ⅰ</td>
<td>拍片时间：1983年5月
<table><tr><td>3/+</td><td>1/1</td></tr><tr><td>2/1</td><td>0/1</td></tr><tr><td>2/1</td><td>0/0</td></tr></table>
p/q影右肺门阴影增大、增密；右上小阴影聚集。
诊断：Ⅱ+</td>
<td>拍片时间：1992年1月
右上小阴影聚集；右下大阴影形成5.0×3.0cm
诊断：Ⅲ</td>
</tr>
</table>

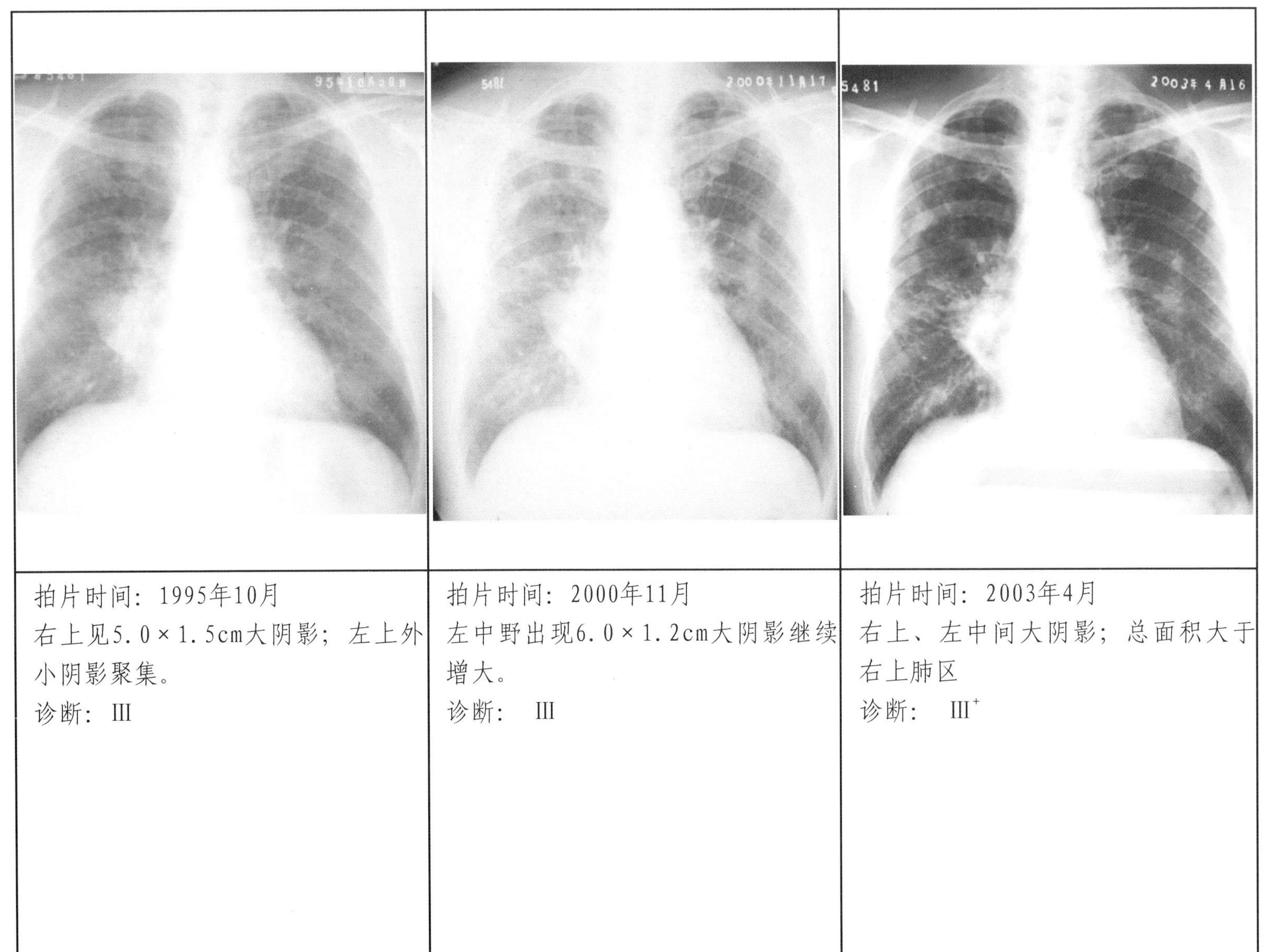

拍片时间：1995年10月 右上见5.0×1.5cm大阴影；左上外小阴影聚集。 诊断：III	拍片时间：2000年11月 左中野出现6.0×1.2cm大阴影继续增大。 诊断：III	拍片时间：2003年4月 右上、左中间大阴影；总面积大于右上肺区 诊断：III^{+}

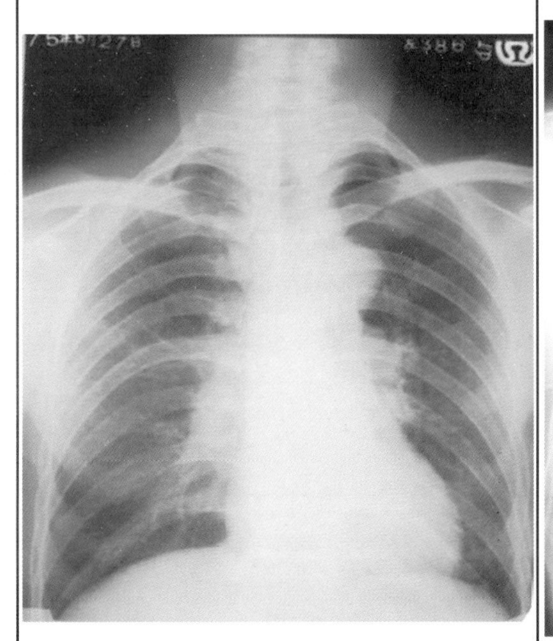

X线片号：386

生于1929年　1953-1959年接尘（支撑工）

拍片时间：1975年6月

0/0	0/0
0/1	010
0/0	0/0

p/s影

诊断：0^{+}

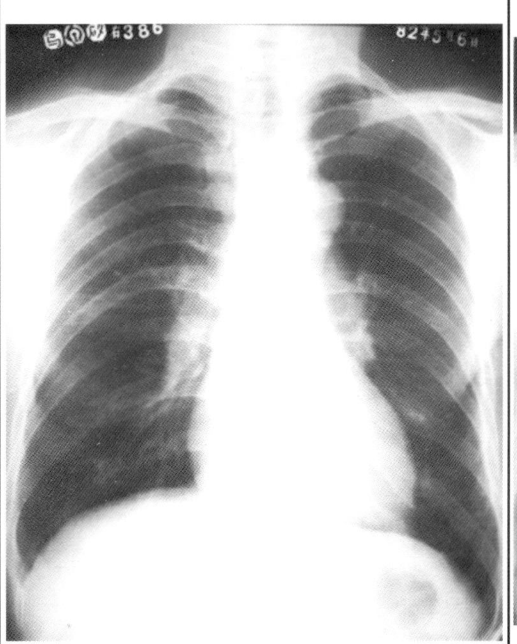

拍片时间：1982年5月

1/0	0/1
1/2	1/1
0/0	1/0

p/s影　总体密集度Ⅰ级

诊断：Ⅰ

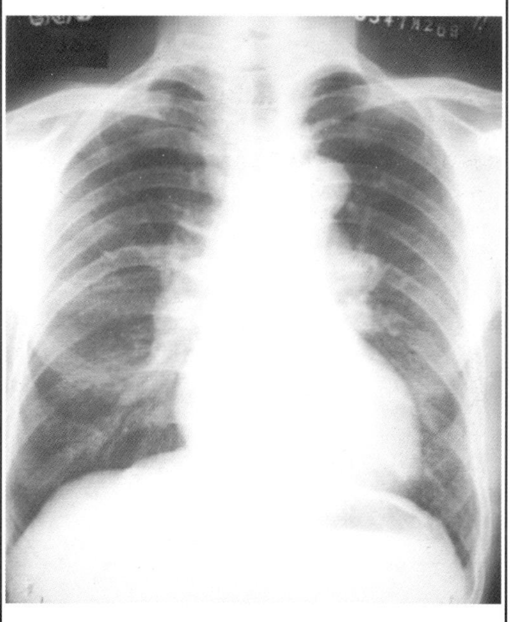

拍片时间：1985年7月

1/1	0/1
2/1	2/2
1/2	2/2

p/s影　总体密集度Ⅱ级

诊断：Ⅱ

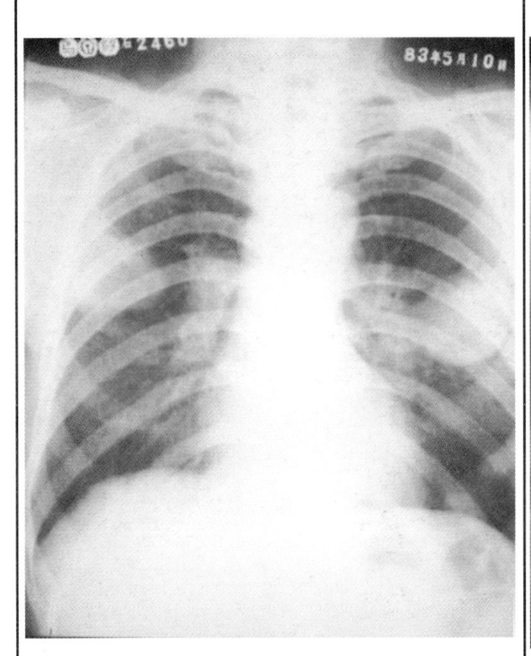	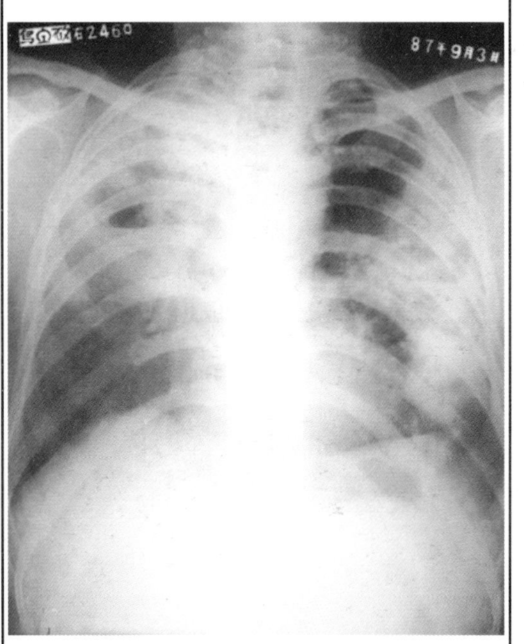	
拍片时间：1983年5月 两中大阴影，周边气肿；阴影总面积超过右上肺区。 诊断：III^{+}+T	拍片时间：1987年9月 右上块影及片状云絮状影；并有2.0×3.0cm透光区，有液平面；左中上也有3.0×2.0cm透光区。 诊断：III^{+}+T	

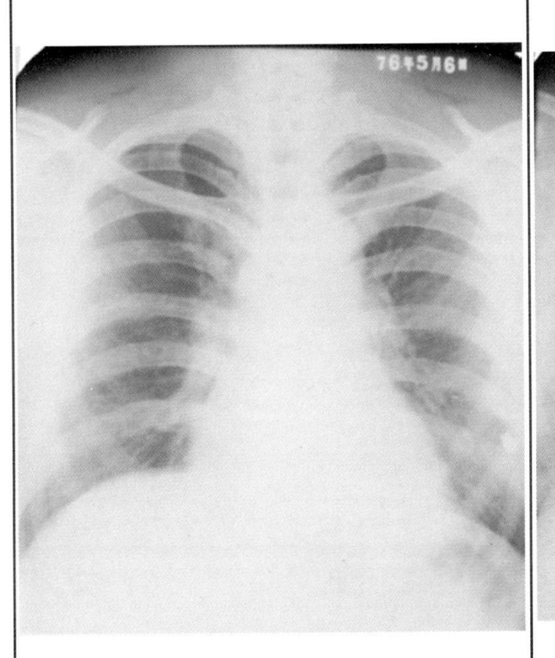

X线片号：2462

生于1934年　1952-1964年接尘（凿岩工）

拍片时间：1976年6月

0/0	0/0
0/1	0/0
1/1	0/1

p影

诊断：0^{+}

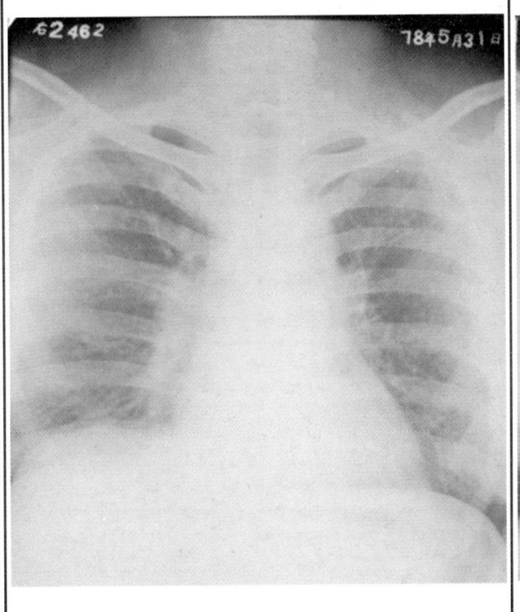

拍片时间：1978年5月

0/1	1/1
1/1	1/2
1/1	1/1

p/q 影　总体密集度Ⅰ级

诊断：I^{+}

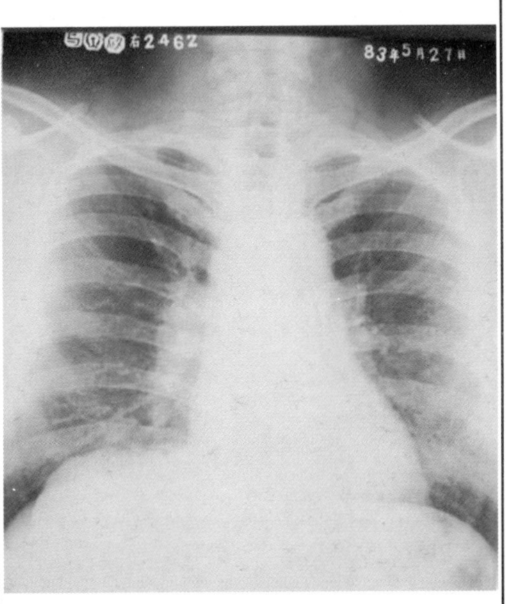

拍片时间：1983年5月

1/1	1/2
2/3	2/3
2/3	2/2

p/q影　总体密集度Ⅲ级

诊断：Ⅱ

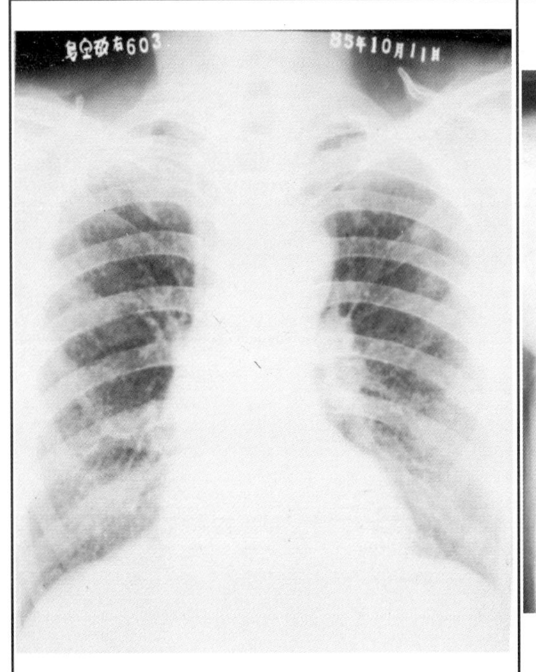

拍片时间：1985年10月

3/+	2/3
3/3	3/3
3/3	3/3

q/p影；右上小阴影聚集；右肺门块影。

诊断：Ⅱ$^{+}$

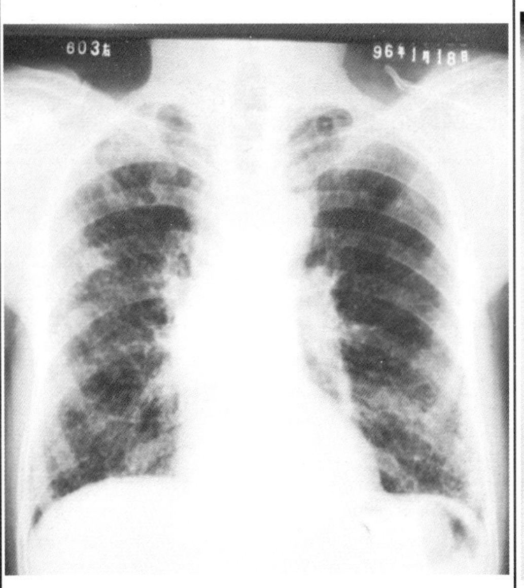

拍片时间：1996年1月

3/+	3/3
3/3	3/3
3/3	3/3

以q/r影；全肺蜂窝样改变。

诊断：Ⅱ$^{+}$

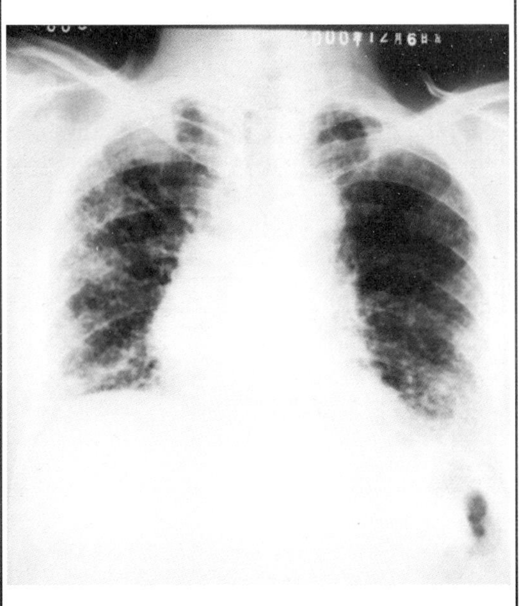

拍片时间：2000年12月

右上及心右缘外各有3.0×4.0cm大阴影

诊断：Ⅲ

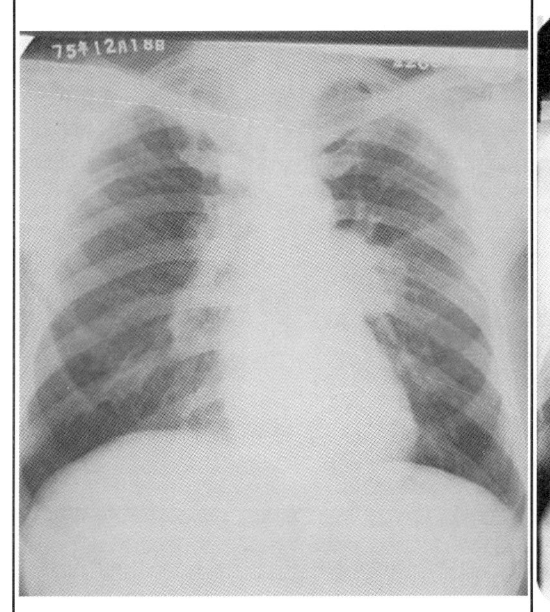

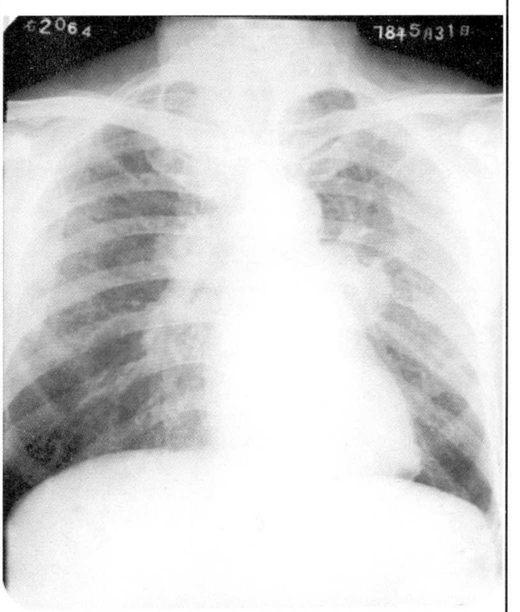

X线片号2064

生于1930年　1953-1958年接尘（凿岩工、运碴工）

拍片时间：1975年12月

0/0	0/0
1/1	0/0
0/1	0/0

p影　左肺门致密影

诊断：0^{+}+T

拍片时间：1978年5月

0/0	0/0
1/1	0/1
1/1	1/1

p影　总体密集度Ⅰ级

诊断：Ⅰ+T

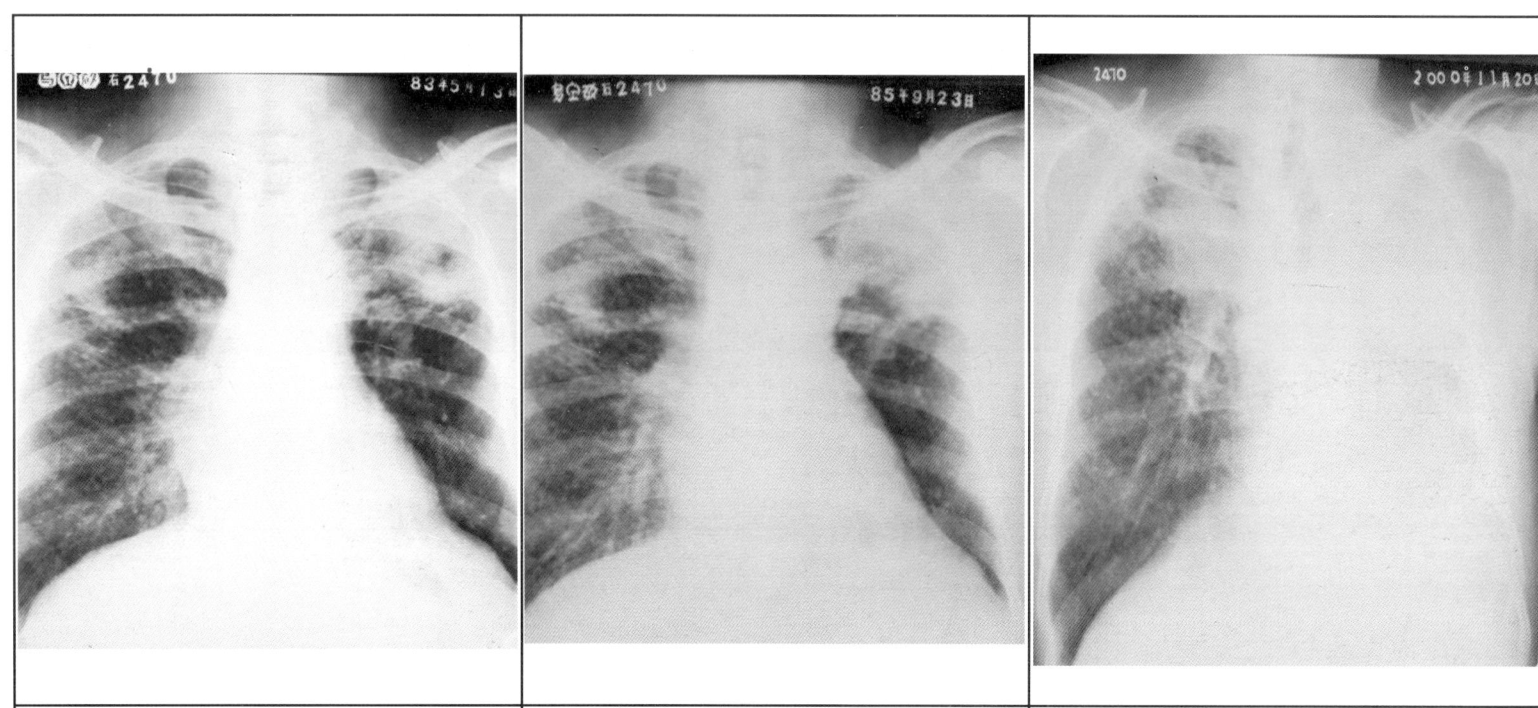

拍片时间：1983年5月 右上大阴影内有透光区。 诊断：III+T	拍片时间：1985年9月 纵膈受左上病灶牵拉 诊断：III^{+}+T	拍片时间：2000年11月 纵膈左移；左肺广泛透光差；肺萎缩。 诊断：III^{+}+T

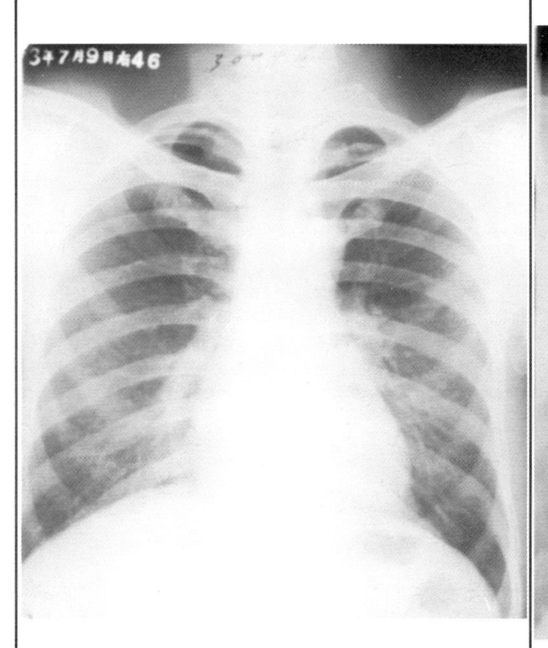	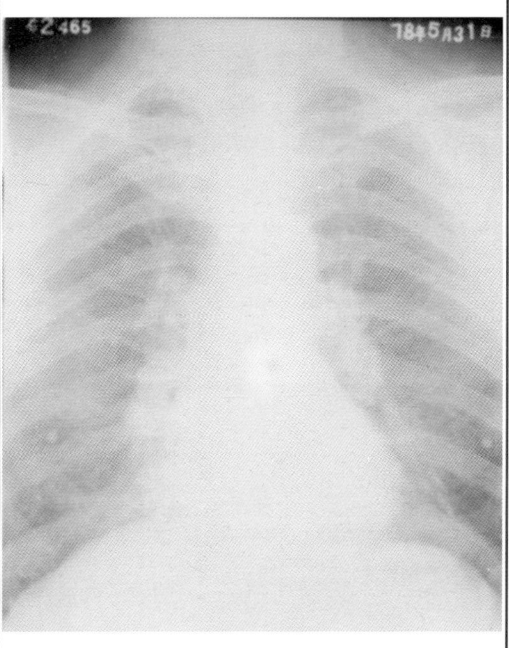	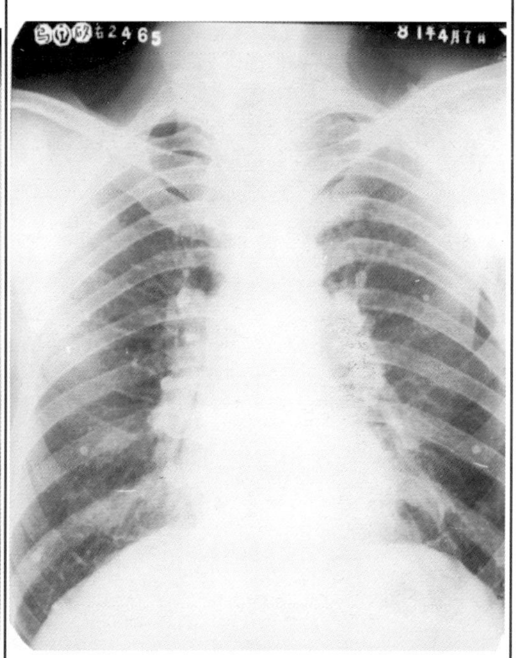
X线片号：2465 生于1926年　1951-1971年接尘（凿岩工） 拍片时间：1973年7月 0/0 0/0 1/1 0/0 0/0 0/0 p影 诊断：0^+	拍片时间：1978年5月 0/0 0/0 1/1 1/1 1/1 1/1 p影　总体密集度Ⅰ级　肺门钙化。 诊断：Ⅰ	拍片时间：1981年4月 0/1 1/0 2/2 2/2 2/2 2/1 p/q影　总体密集度Ⅱ级　肺门蛋壳样钙化 诊断：Ⅱ

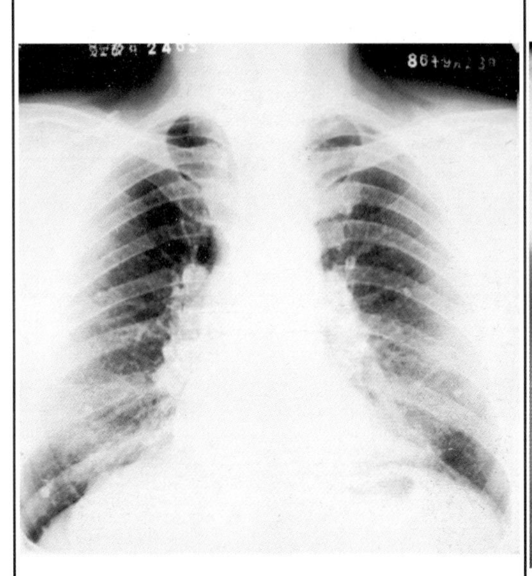

拍片时间：1986年9月

1/1	2/1
3/2	3/3
3/3	3/3

肺门及肺野均有蛋壳样钙化。

诊断：II^{+}

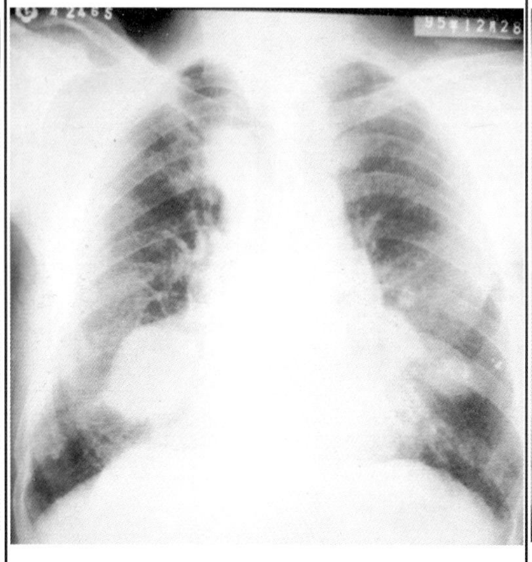

拍片时间：1995年12月

右上下、左下大阴影；总面积大于右上肺区。

诊断：III^{+}

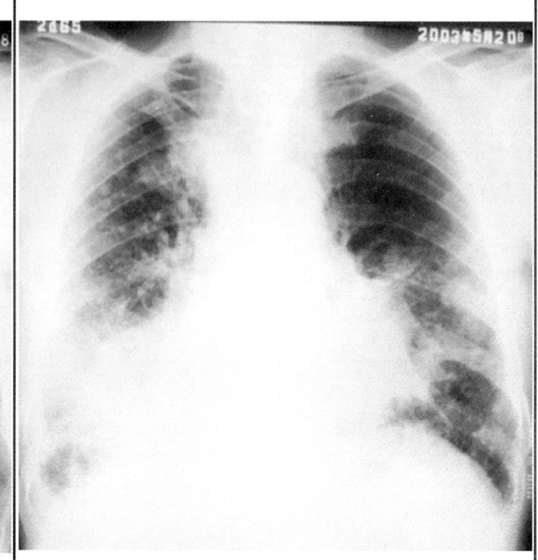

拍片时间：2003年5月

右上下、左下大阴影，总面积大于右上肺区。

诊断：III^{+}

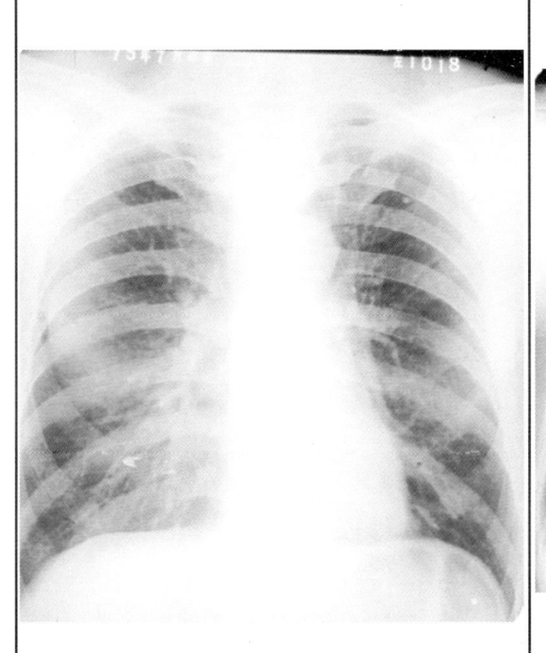

X线片号：1018

生于1928年　1950-1962年接尘（凿岩工）

拍片时间：1975年7月

0/0	0/0
0/1	1/1
0/0	0/0

p影

诊断：0^+

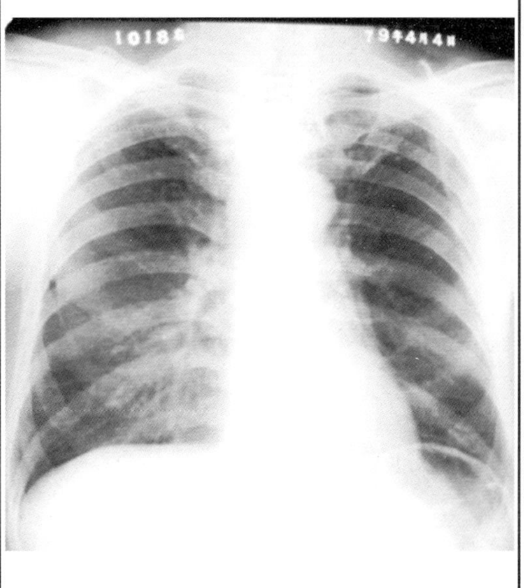

拍片时间：1979年4月

0/0	0/0
1/1	1/1
1/1	0/0

p影　总体密集度 I 级

诊断：I

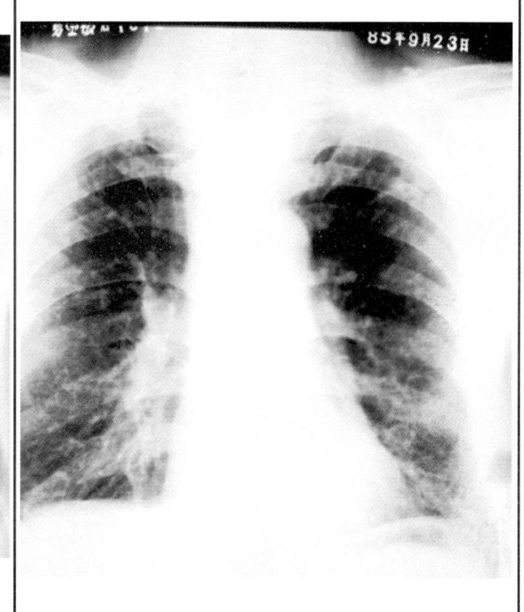

拍片时间：1985年9月

3/+	3/+
2/2	2/2
3/3	3/+

q/r影　两上小阴影聚集

诊断：II^+

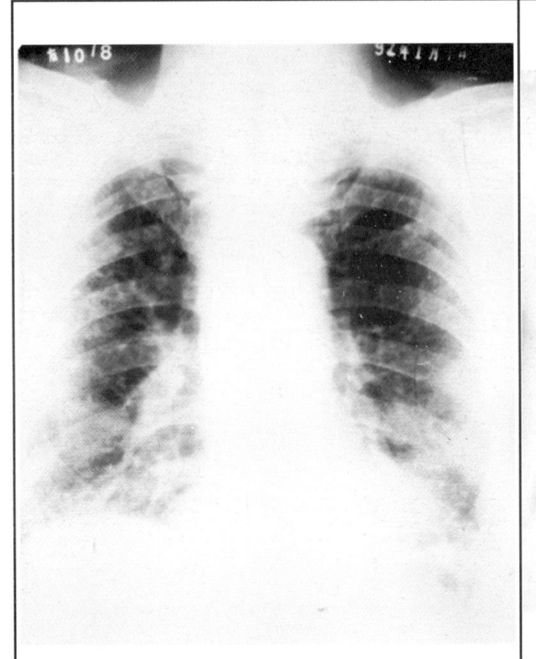

拍片时间：1992年1月

3/+	3/+
3/+	3/3
3/+	3/+

r/r影　两上小阴影聚集

诊断：Ⅱ$^{+}$

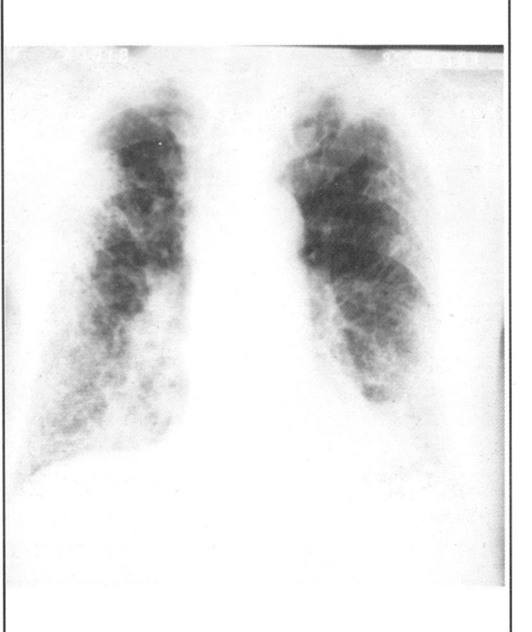

拍片时间：1995年7月

右上中大阴影3.0×4.0cm；左下3.0×2.0cm大阴影，两肺呈蜂窝状改变。

诊断：Ⅲ

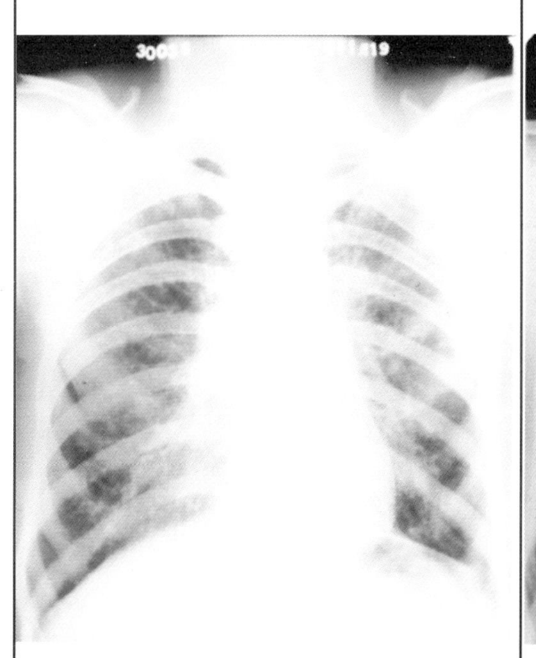	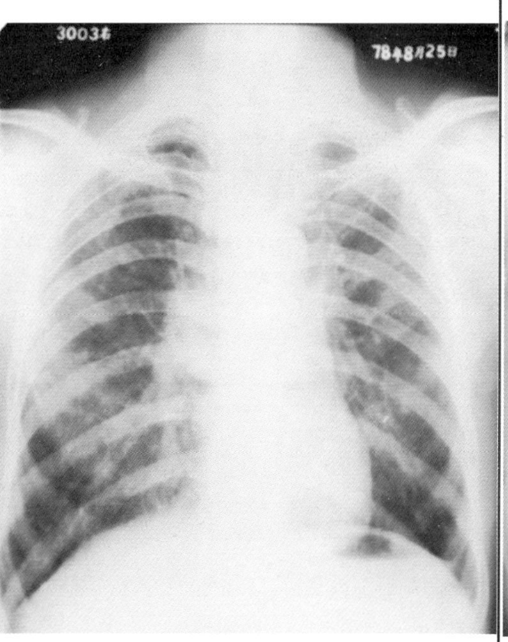	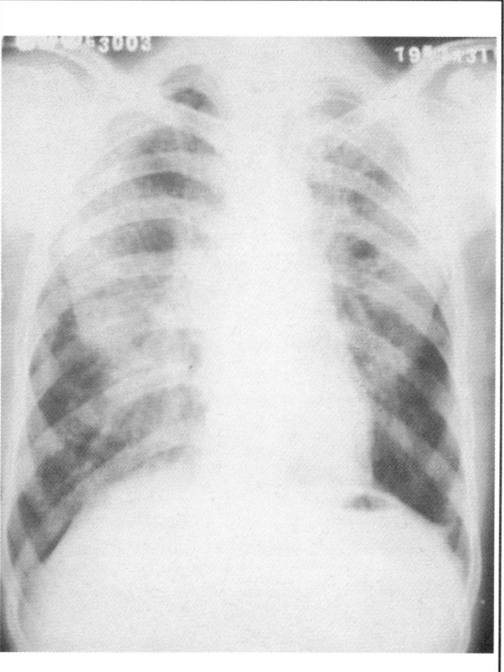

X线片号：3003
生于1928年　1952-1957年接尘（凿岩工、运碴工）
拍片时间：1976年1月

0/1	0/1
0/1	1/1
1/1	1/0

p影　总体密集度Ⅰ级
诊断：　Ⅰ

拍片时间：1978年8月

3/+	2/2
2/2	2/2
2/2	2/2

p/q影　右上小阴影聚集
诊断：Ⅱ⁺

拍片时间：1979年7月

3/+	3/3
3/3	3/3
2/3	2/3

p/q影　右上小阴影聚集
诊断：Ⅱ⁺

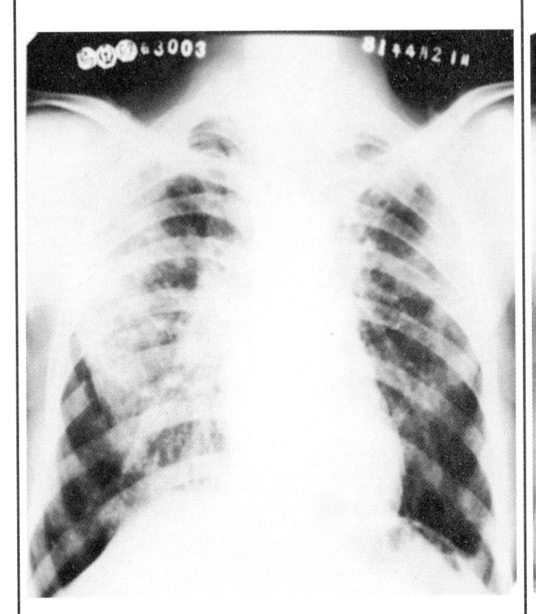

拍片时间：1981年4月

3/+	3/3
3/+	3/3
3/3	2/3

q/r影；右心缘外有2.0×2.0cm大阴影；右上有1.0×2.0cm大阴影

诊断：III

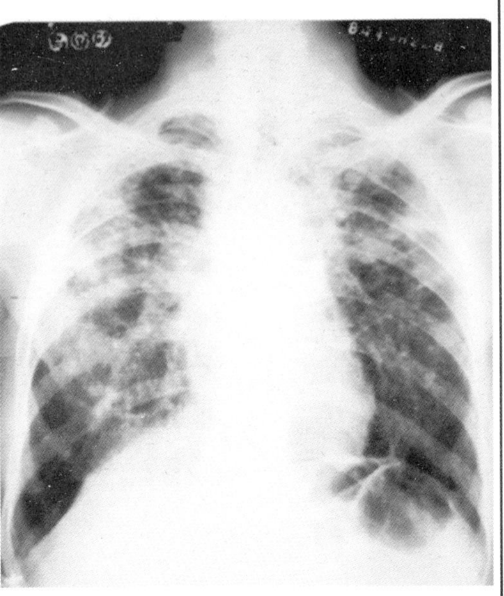

拍片时间：1984年8月

3/+	3/+
3/+	3/+
3/+	3/3

右上2.0×3.0cm大阴影；右中1.5×2.0cm大阴影；左上2.0×3.0cm大阴影

诊断：III

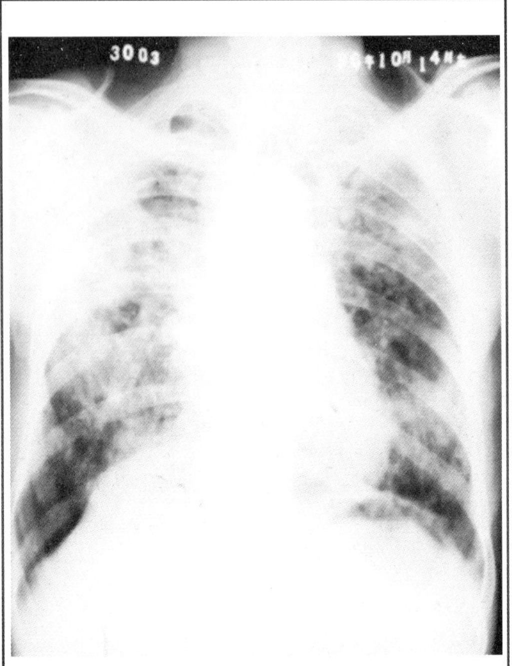

拍片时间：1986年10月

两上、左下大阴影；总面积超过右上肺区

诊断：III^{+}

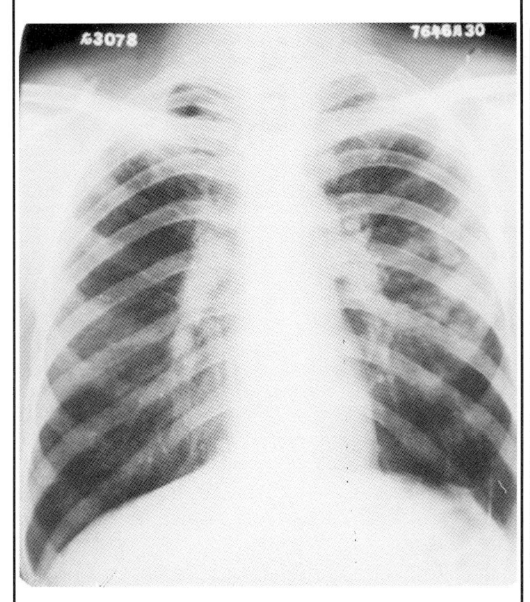

X线片号：3078

生于1928年　1953-1956年接尘（凿岩工）　拍片时间：1976年6月

0/0	0/0
0/0	0/0
1/1	0/0

右上、左中有片絮状阴影；右上有明显的灶门联系；肺门环形钙化。

p影

诊断：0^{+}+T

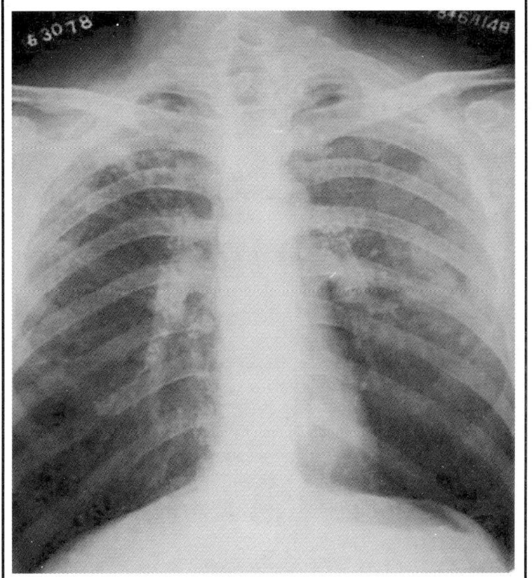

拍片时间：1978年6月

0/0	1/1
1/1	1/1
1/1	0/0

左中阴影增大；有灶门联系

p/q影　总体密集度Ⅰ级

诊断：Ⅰ+T

<table>
<tr>
<td>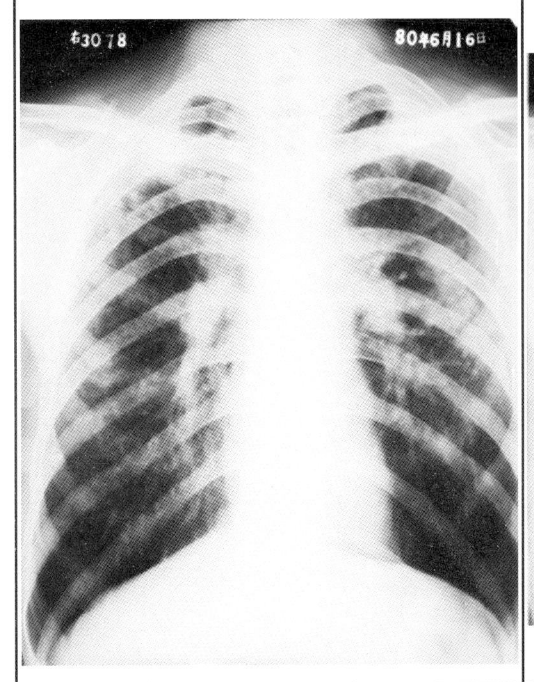
</td>
<td>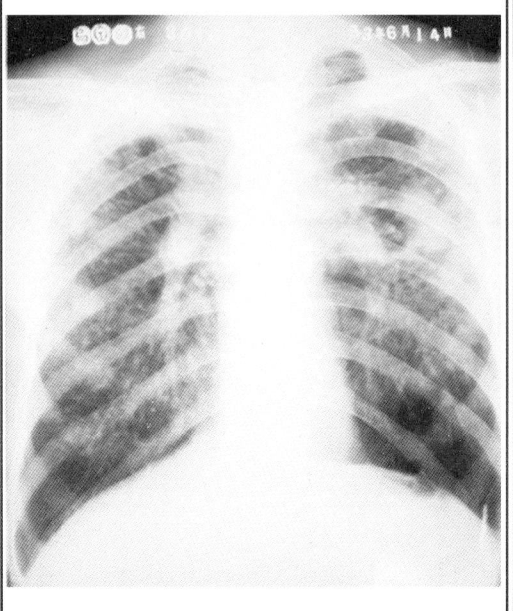</td>
<td>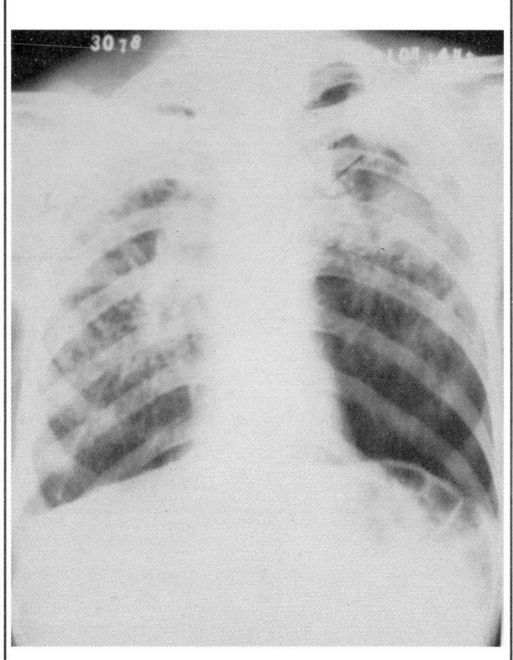
</td>
</tr>
<tr>
<td>拍片时间：1980年6月
<table>
<tr><td></td><td>1/2</td></tr>
<tr><td>1/2</td><td>2/1</td></tr>
<tr><td>1/1</td><td>1/1</td></tr>
</table>
左上有1.5×4.0cm大阴影；右上2.0×2.0cm大阴影。
诊断：Ⅲ+T</td>
<td>拍片时间：1983年6月
右中有2.0×4.0cm大阴影；外带1.5×1.0cm大阴影；后3、4肋之间有透光区。
诊断：　Ⅲ+T</td>
<td>拍片时间：1986年10月
左上大阴影；右上多个播散结核灶；膈面胸膜增厚。
诊断：　Ⅲ+T</td>
</tr>
</table>

<table>
<tr>
<td>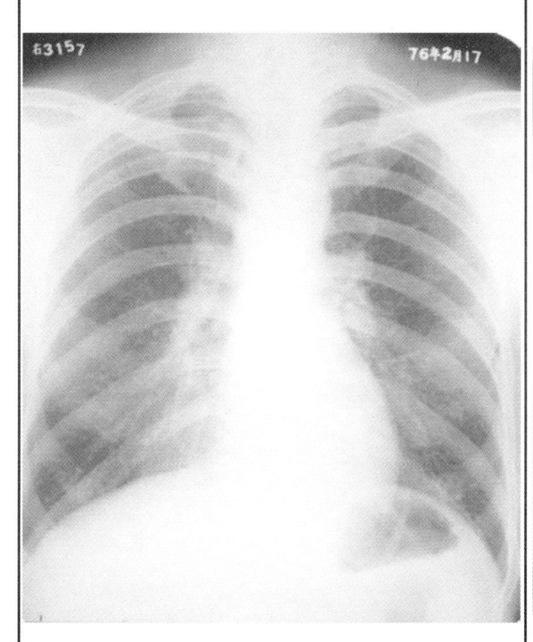</td>
<td>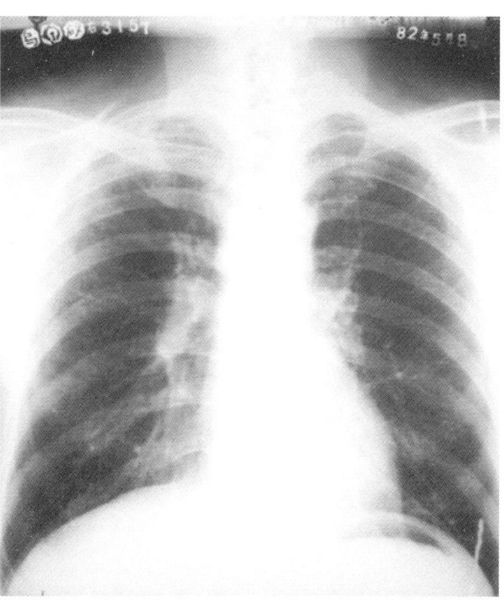</td>
<td>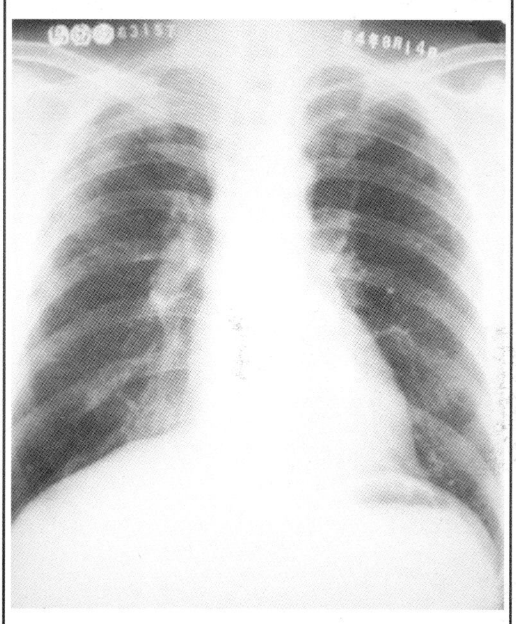</td>
</tr>
<tr>
<td>X线片号：3157
生于1926年　1950-1955年接尘（凿岩工）
拍片时间：1976年2月
1/1　1/1
1/1　1/1
1/1　1/1
p/q影　总体密集度Ⅰ级
诊断：Ⅰ+</td>
<td>拍片时间：1982年5月
3/+　1/2
2/2　2/2
2/2　2/2
q影　右上小阴影聚集
诊断：Ⅱ+</td>
<td>拍片时间：1984年8月
3/+　2/2
3/3　3/3
3/3　2/3
q /r影　右上小阴影聚集
诊断：Ⅱ+</td>
</tr>
</table>

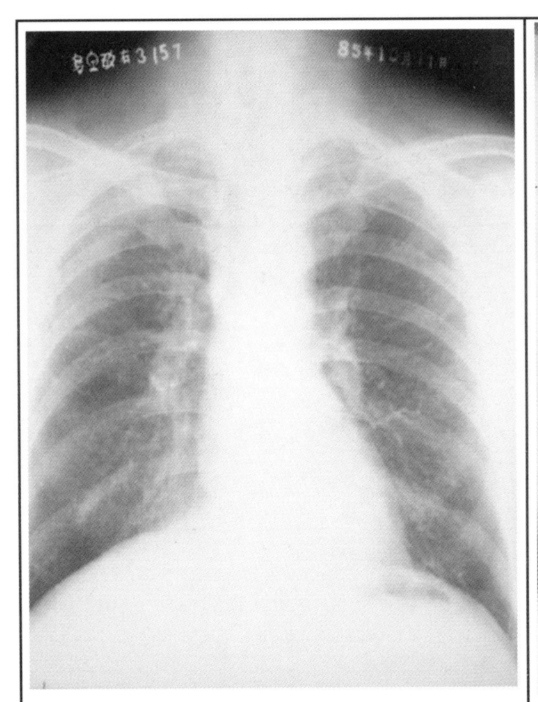	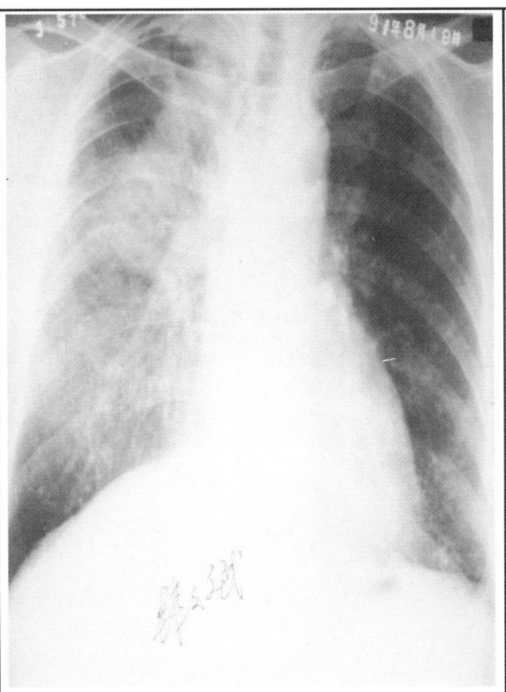	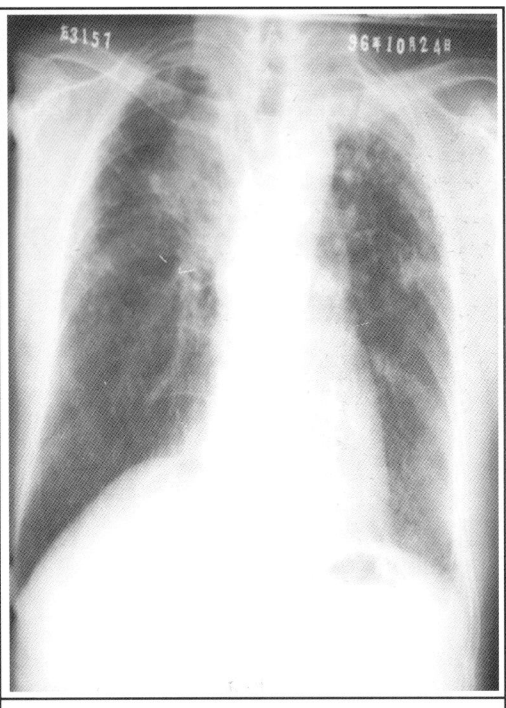
拍片时间：1985年10月 右上有2.0×7.0 cm大阴影。 诊断：III	拍片时间：1991年8月 右上有4.0×10.5cm大阴影；向纵膈收缩。 诊断：III	拍片时间：1996年10月 右上大阴影向上内收缩；左上、中带3.0×1.0 cm大阴影。 诊断：III

<table>
<tr>
<td>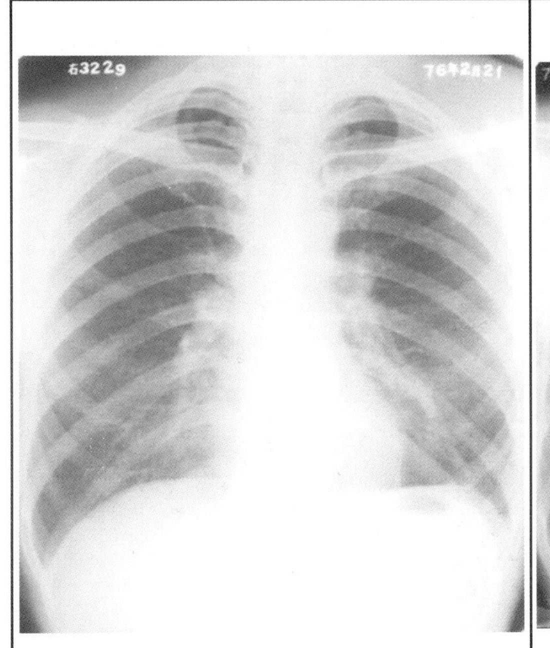
</td>
<td>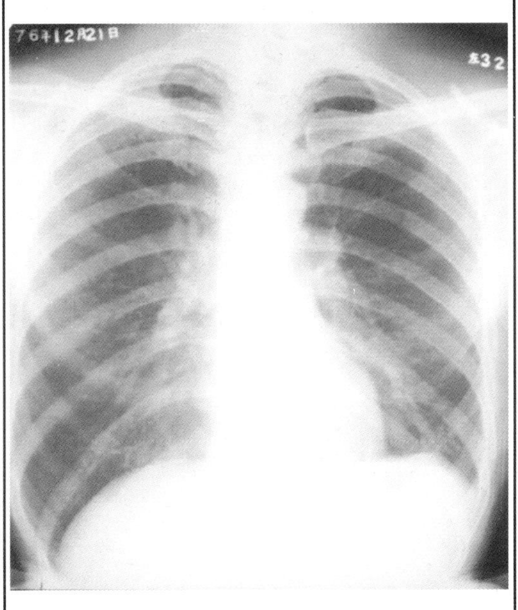
</td>
<td>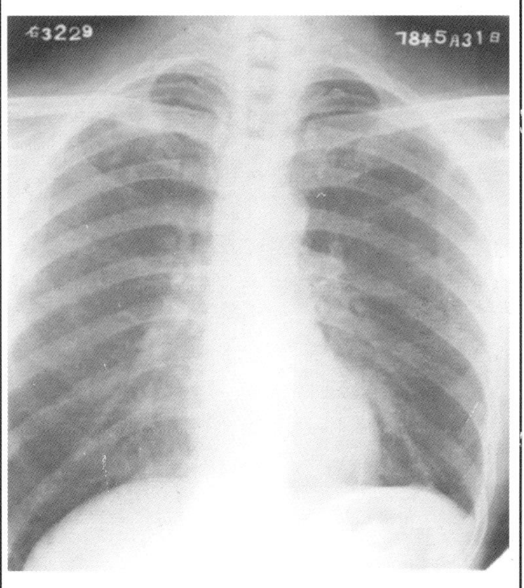
</td>
</tr>
<tr>
<td>X线片号：3229
生于1930年　1953-1958年接尘（凿岩工）
拍片时间：1976年2月
<table><tr><td>0/0</td><td>0/0</td></tr><tr><td>0/0</td><td>0/0</td></tr><tr><td>0/0</td><td>1/1</td></tr></table>
p影
诊断：0^{+}</td>
<td>拍片时间：1976年12月
<table><tr><td>1/1</td><td>0/0</td></tr><tr><td>0/1</td><td>0/1</td></tr><tr><td>0/0</td><td>1/0</td></tr></table>
p影
诊断：Ⅰ</td>
<td>拍片时间：1978年5月
<table><tr><td>3/+</td><td>0/0</td></tr><tr><td>0/1</td><td>1/1</td></tr><tr><td>1/1</td><td>1/1</td></tr></table>
右上小阴影聚集
诊断：Ⅱ^{+}</td>
</tr>
</table>

<table>
<tr>
<td>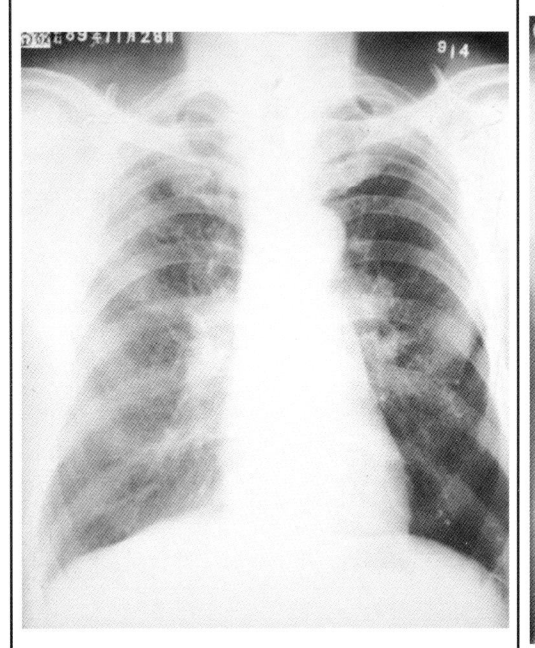</td>
<td>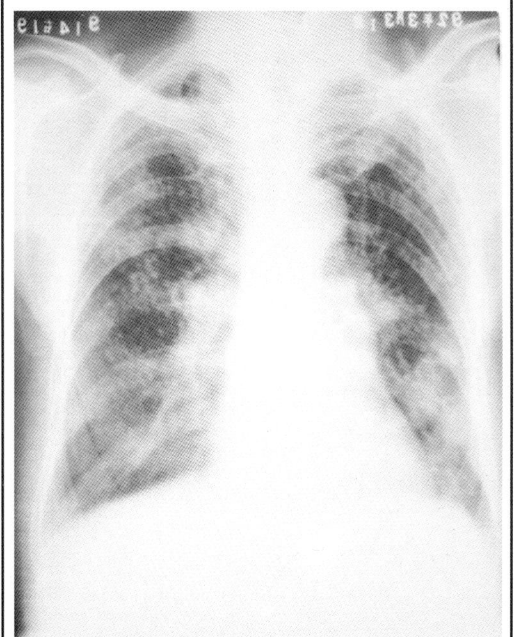</td>
<td>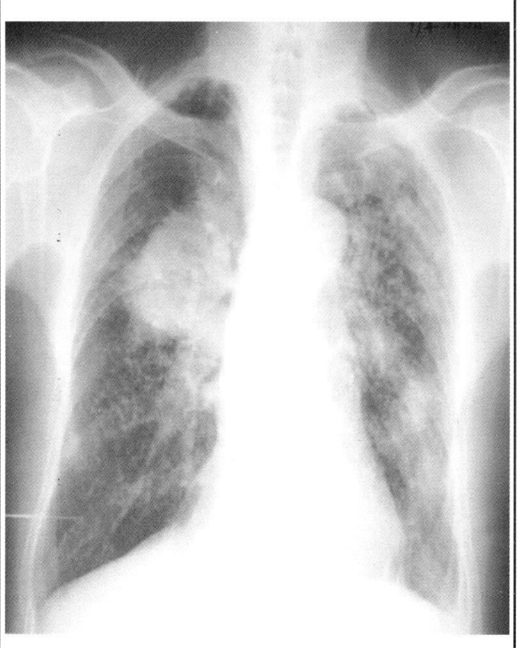</td>
</tr>
<tr>
<td>拍片时间：1989年11月

3/2   2/3
3/+   3/3
3/+   3/3

q/r影　总体密集度Ⅲ级
诊断：　Ⅱ$^{+}$</td>
<td>拍片时间：1992年3月
全肺q/r影；有上小阴影聚集；左下3.0-4.5cm的大阴影。
诊断：　Ⅲ</td>
<td>拍片时间：1999年10月
右上中6.0×7.0cm大阴影；左上中多个2-3cm的大阴影；总面积大于右上肺区。
诊断：　Ⅲ$^{+}$</td>
</tr>
</table>

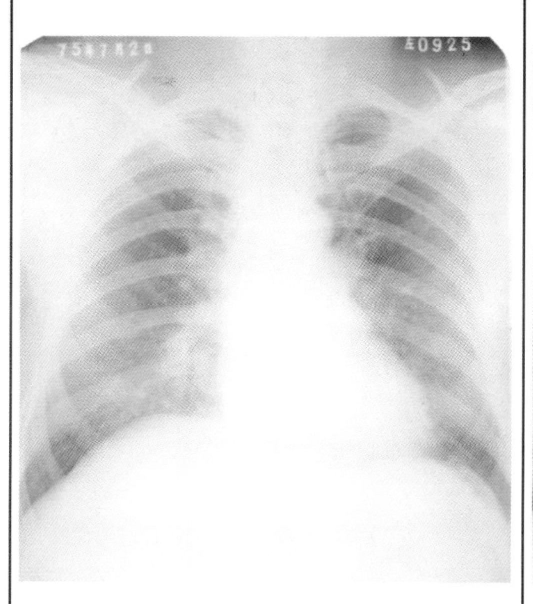

X线片号：0925

生于1924年　1954-1959年接尘（凿岩工）

拍片时间：1975年7月

0/1	0/1
1/1	2/1
1/1	1/1

p/q 影　总体密集度 II 级

诊断：II

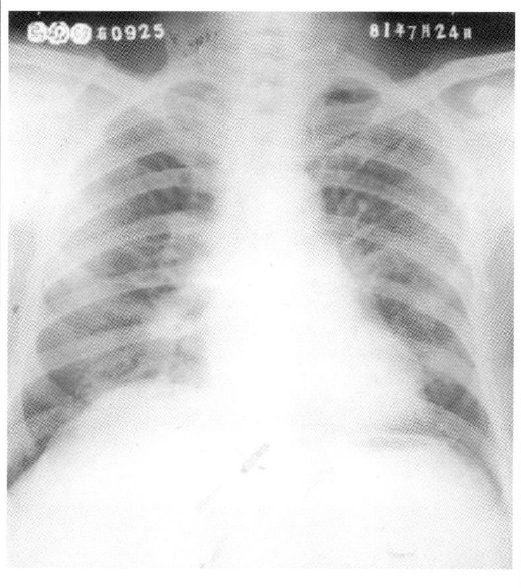

拍片时间：1981年7月

1/0	3/+
2/2	2/2
2/2	2/2

p/q影　总体密集度III级　左上小阴影聚集

诊断：II^{+}

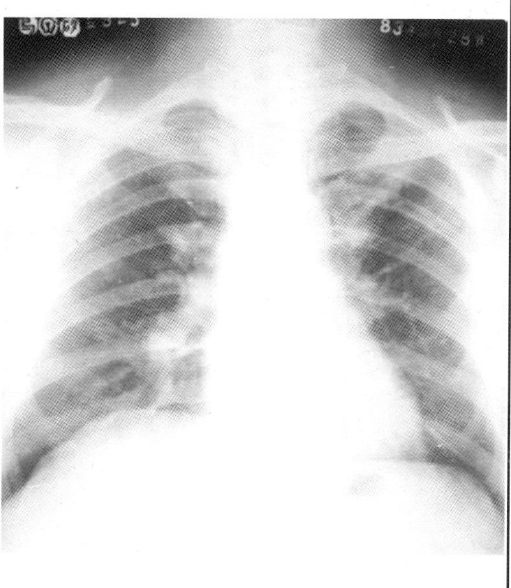

拍片时间：1983年5月

2/1	3/+
2/3	2/3
3/2	2/3

p/q影　总体密集度III级　左上小阴影聚集

诊断：II^{+}

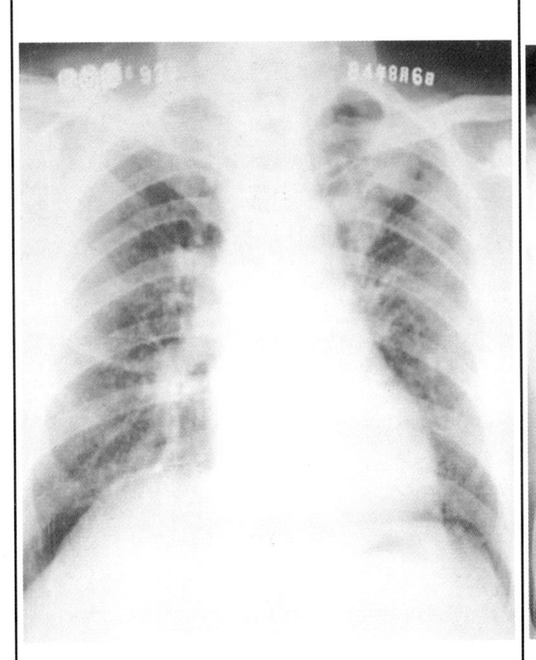

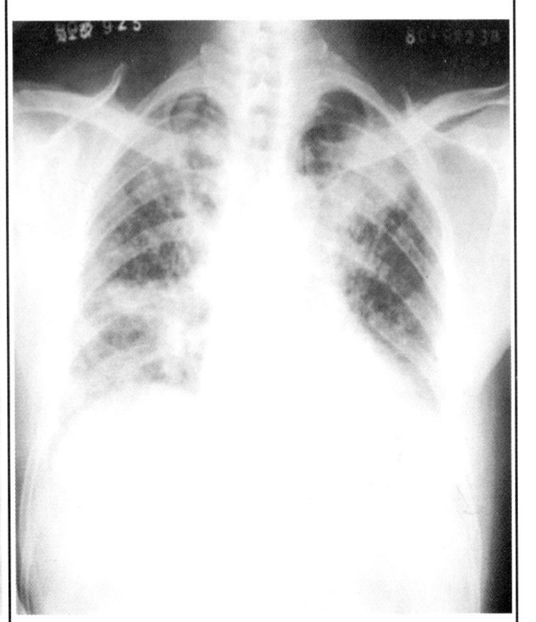

拍片时间：1984年8月

2/2	
3/3	3/3
2/2	3/2

右中叶间胸膜增厚；左上3.0×5.0cm大阴影。

诊断： III

拍片时间：1986年2月

左上、右中大阴影；总面积大于右上肺区。

诊断 ： III^{+}

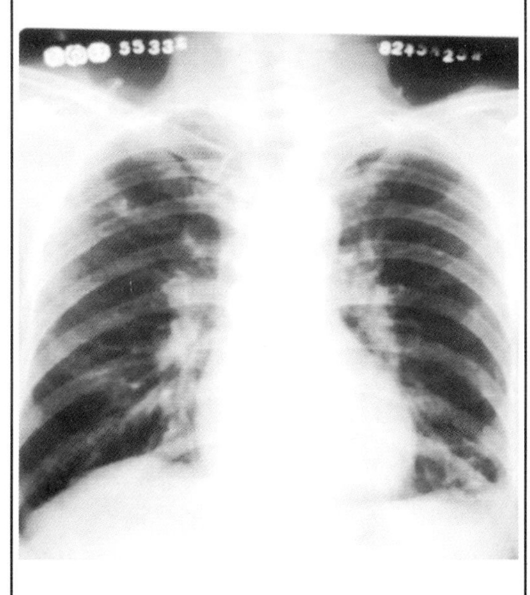

X线片号：5533

生于1924年 1954-1959年接尘（凿岩工）

拍片时间：1982年5月

1/1	0/0
0/0	0/0
0/0	0/0

左下肋隔角消失，右侧可见密度不均匀的小片状影，p影

诊断：0^+

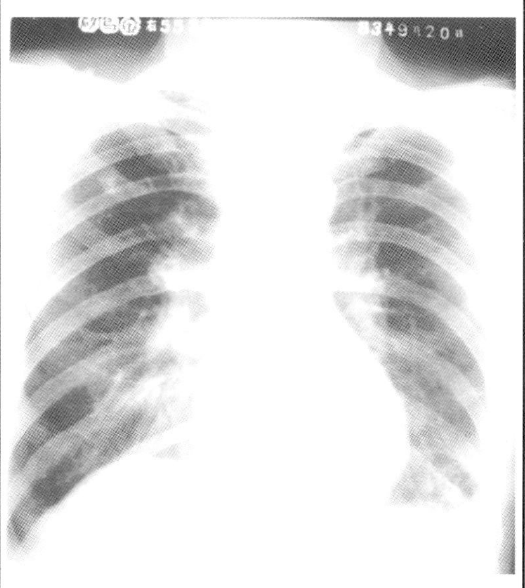

拍片时间：1983年9月

1/1	0/1
1/1	1/1
1/1	1/1

p/q影 总体密集度Ⅰ级

诊断：Ⅰ

左下胸膜改变，肋隔角消失

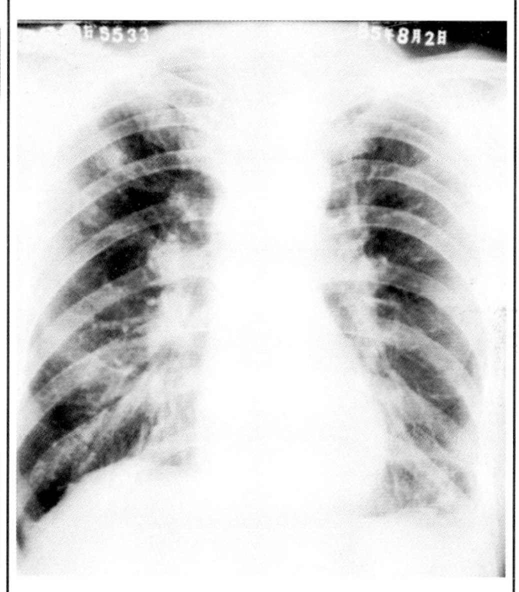

拍片时间：1985年8月

1/1	1/1
2/1	2/1
2/1	2/1

p/q影 总体密集度Ⅱ级

诊断：Ⅱ

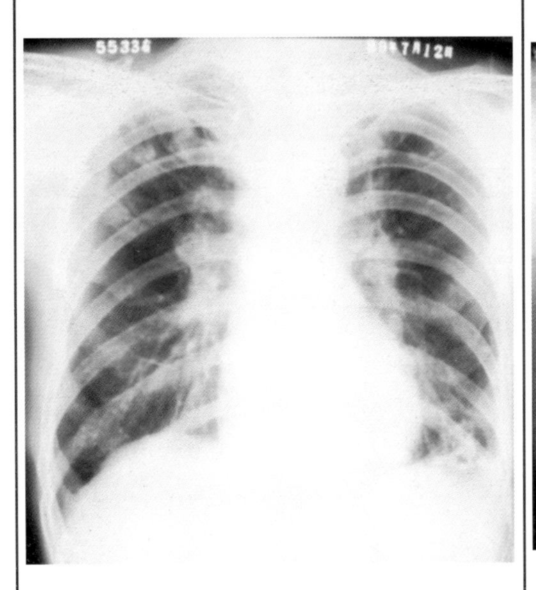	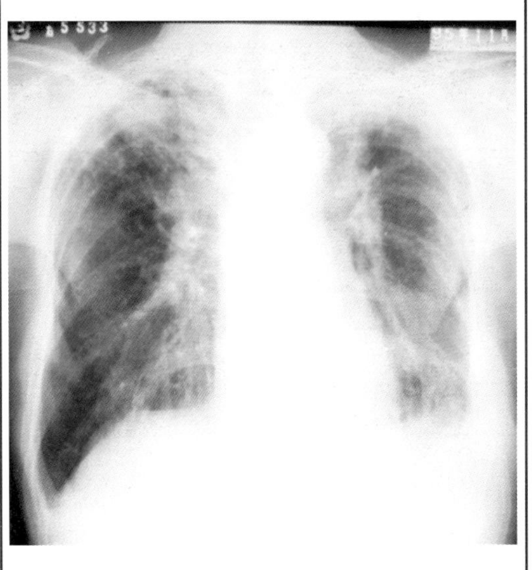	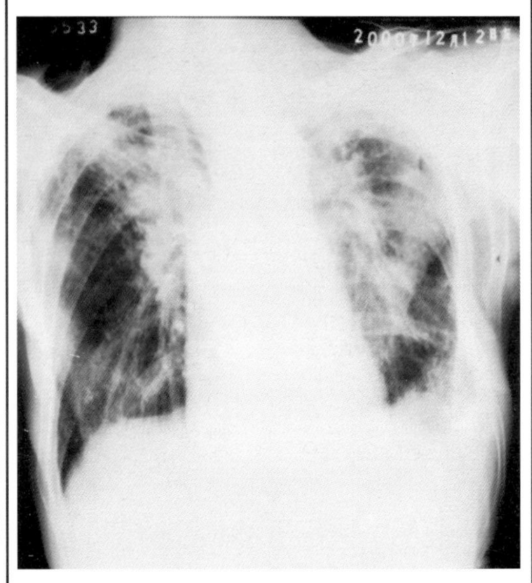
拍片时间：1989年7月 <table><tr><td>3/+</td><td>1/2</td></tr><tr><td>2/1</td><td>2/2</td></tr><tr><td>2/1</td><td>2/2</td></tr></table>q影　总体密集度Ⅱ级　右上小阴影聚集 诊断：Ⅱ$^{+}$	拍片时间：1995年11月 右上见4.5×3.0cm大阴影，左上小阴影聚集，气管右移，右侧横膈天幕状改变， 诊断：Ⅲ	拍片时间：2000年12月 两上肺大阴影，肺门上移，纹理呈垂柳样改变 诊断：Ⅲ

<table>
<tr>
<td>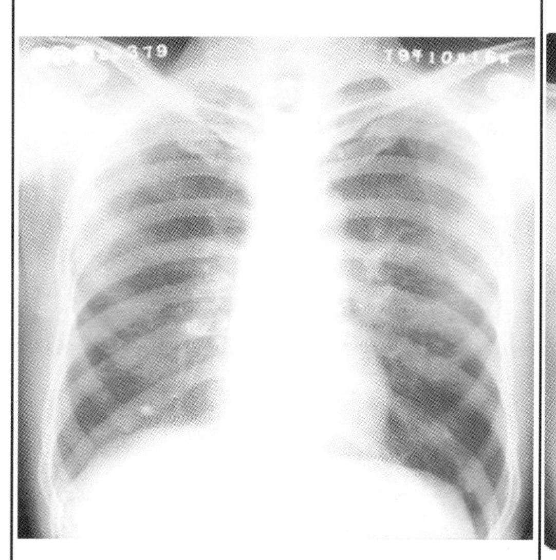</td>
<td>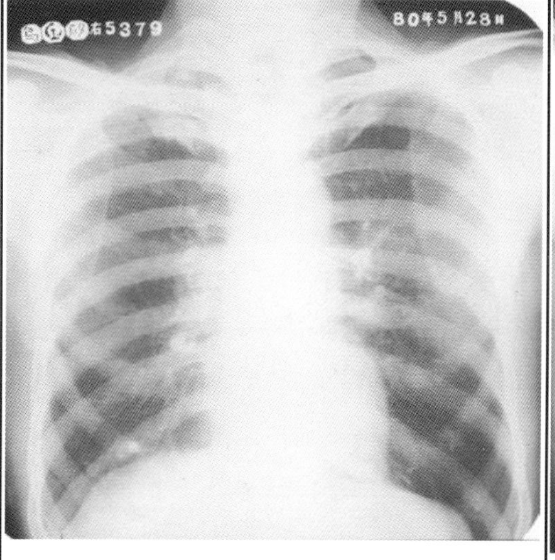</td>
<td>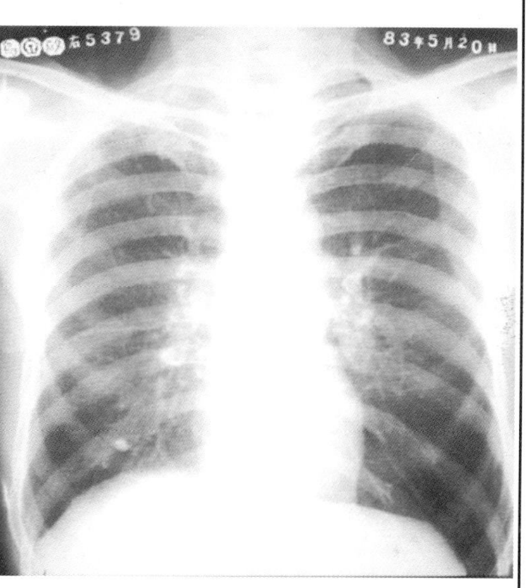</td>
</tr>
<tr>
<td>X线片号；5379
生于1929年　1955-1960年接尘（凿岩、运碴工）
拍片时间：1979年10月
<table><tr><td>1/1</td><td>1/0</td></tr><tr><td>1/1</td><td>1/1</td></tr><tr><td>1/0</td><td>1/1</td></tr></table>
p/s影　总体密集度Ⅰ级
诊断：Ⅰ⁺
肺门淋巴结蛋壳样钙化</td>
<td>拍片时间：1980年5月
<table><tr><td>3/+</td><td>1/1</td></tr><tr><td>2/2</td><td>2/2</td></tr><tr><td>2/1</td><td>2/1</td></tr></table>
p/t影
诊断：Ⅱ⁺
右上小阴影聚集</td>
<td>拍片时间：1983年5月
<table><tr><td>3/+</td><td>1/1</td></tr><tr><td>2/2</td><td>2/2</td></tr><tr><td>2/1</td><td>2/1</td></tr></table>
p/t 影
诊断：Ⅱ⁺
右上小阴影聚集，肺门淋巴结蛋壳样钙化。</td>
</tr>
</table>

<table>
<tr>
<td>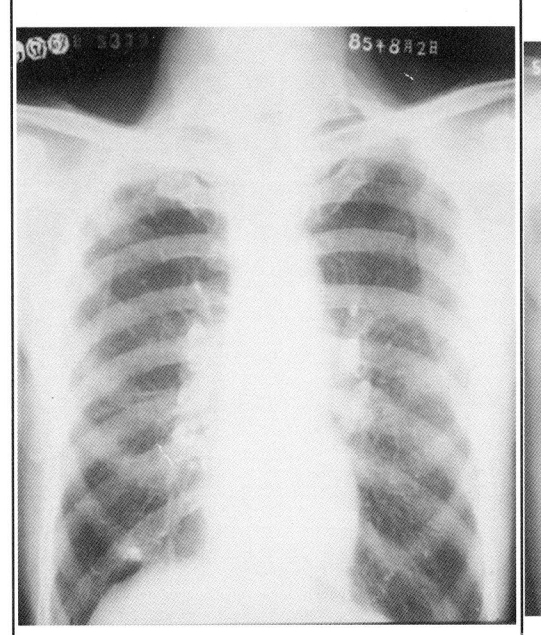</td>
<td>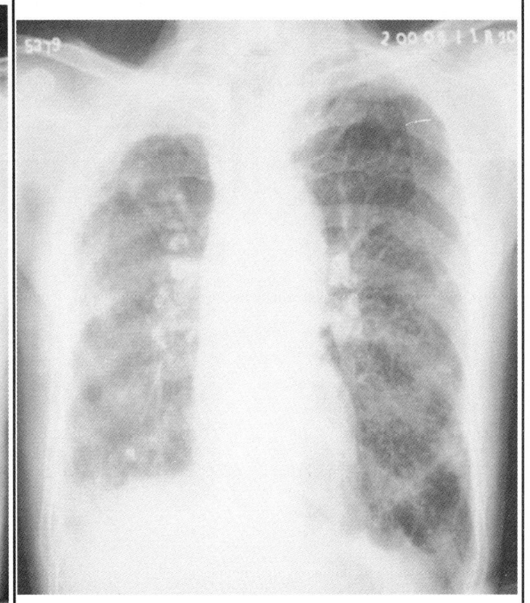</td>
<td></td>
</tr>
<tr>
<td>拍片时间：1985年8月
<table>
<tr><td>3/+</td><td>2/1</td></tr>
<tr><td>2/3</td><td>2/3</td></tr>
<tr><td>2/2</td><td>2/2</td></tr>
</table>
p/t影
诊断：Ⅱ+
右上小阴影聚集，其他同前</td>
<td>拍片时间：2000年11月
右上、中可见1.0×1.0cm、1.0×2.0cm两个大阴影；左上小阴影聚集，左侧膈面胸膜出现天幕状粘连。
诊断：Ⅲ</td>
<td></td>
</tr>
</table>

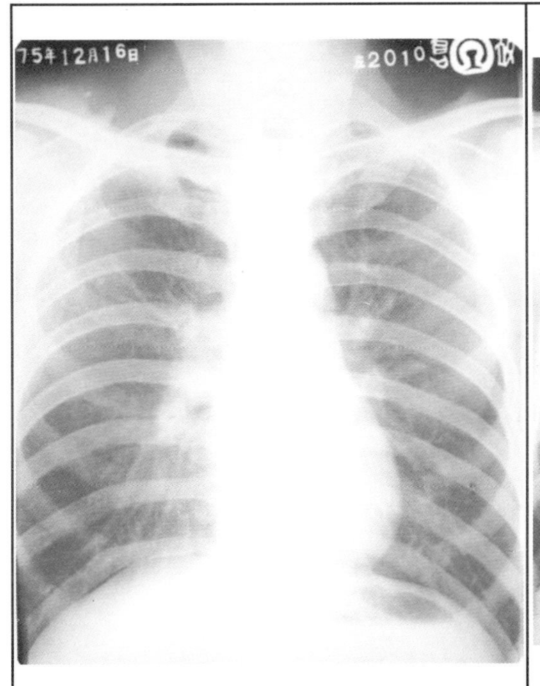

X线片号：2010

生于1933年　1951-1960年接尘

拍片时间：1975年12月

0/0	0/0
0/0	0/0
0/0	0/0

诊断：0

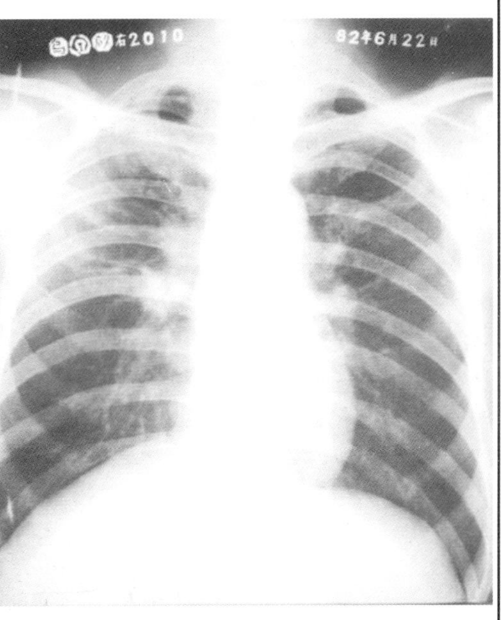

拍片时间：1982年6月

1/1	1/1
0/0	0/0

p/q影　两上片絮状影；有条锁与肺门联系；

诊断：Ⅰ+T

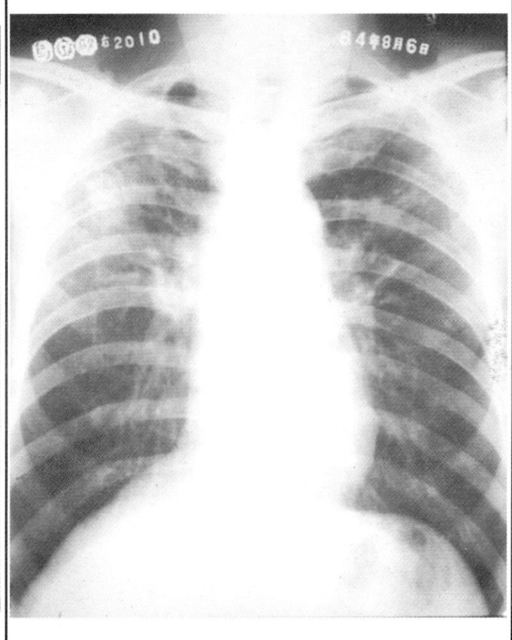

拍片时间：1984年8月

	1/2
2/3	2/2
1/1	1/1

p/q影　右上3.0×1.5cm大阴影

诊断：Ⅲ+T

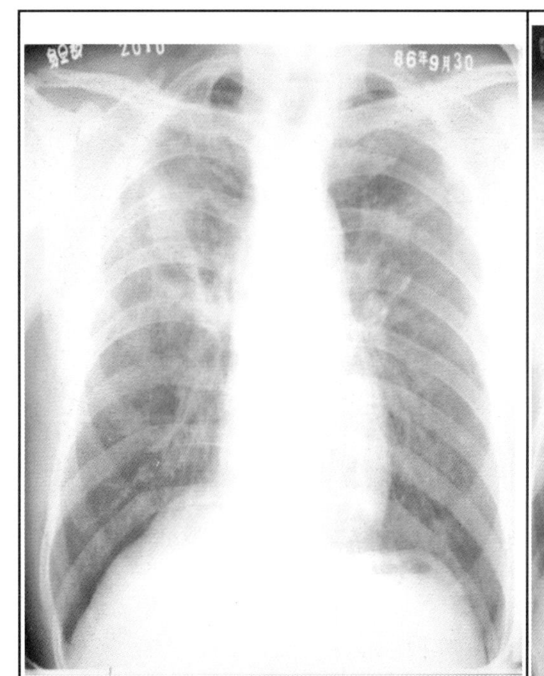	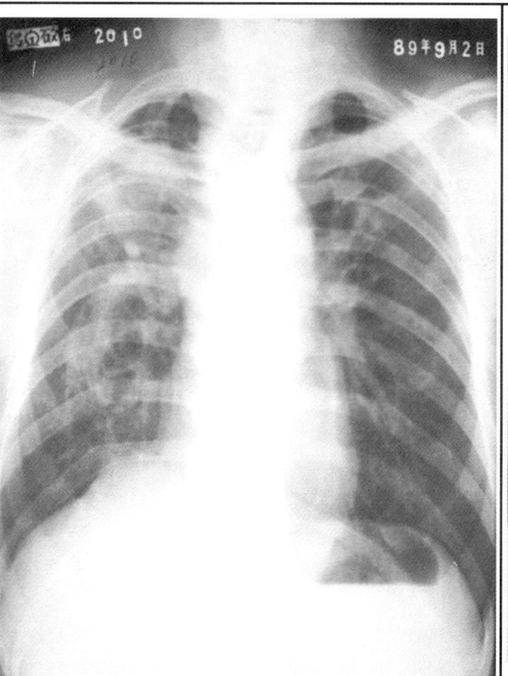	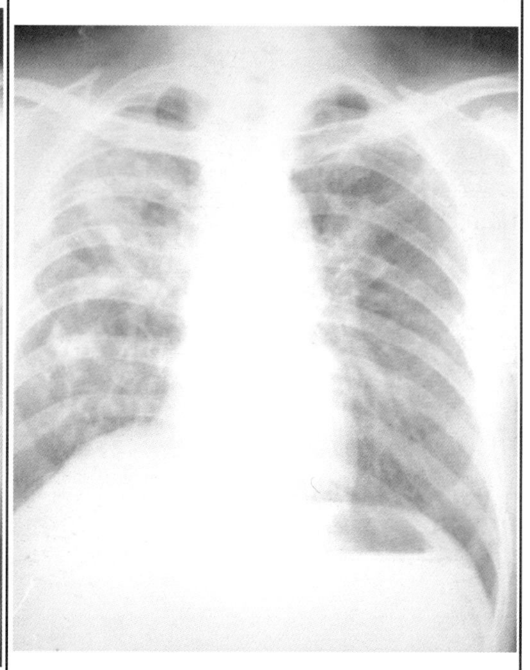
拍片时间：1986年9月 右上4.0×2.0cm大阴影；块周气肿 诊断：III+T	拍片时间：1989年9月 右上中大阴影4.0×2.5cm、4.0×1.5cm，左上小阴影聚集 诊断：III+T	拍片时间：1991年8月 右上中、左上大阴影；总面积大于右上肺区。 诊断：III^{+}+T

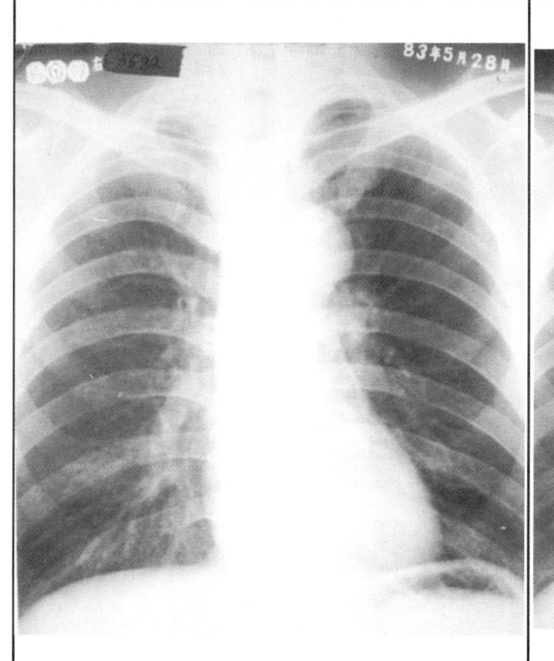

X线片号：5582

生于1933年　1952-1957年接尘（支撑工）

拍片时间：1983年5月

0/0	0/0
0/0	0/0
0/0	0/0

诊断：0

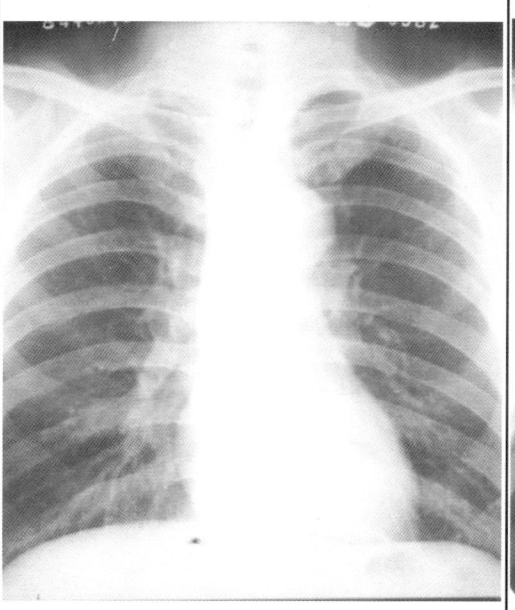

拍片时间：1984年8月

0/1	0/0
1/1	0/0
0/1	0/0

p影

诊断：0^{+}

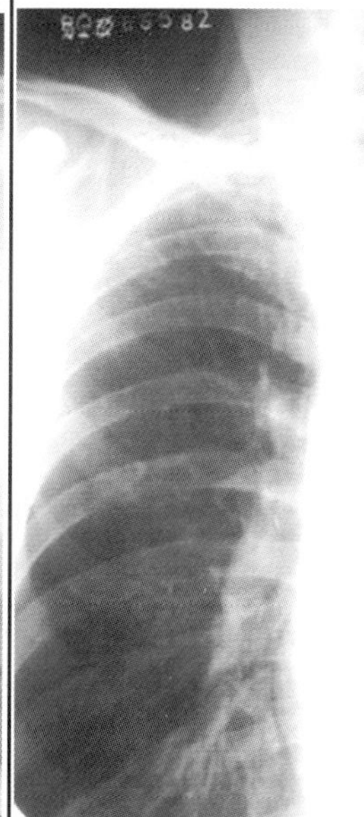
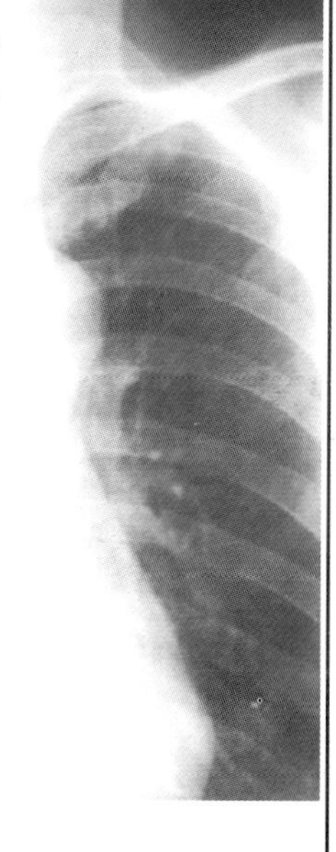

拍片时间：1986年9月

1/1	1/1
1/1	1/0
1/0	1/0

p影　总体密集度Ⅰ级　注意右锁骨上阴影

诊断：$Ⅰ^{+}$

<table>
<tr>
<td>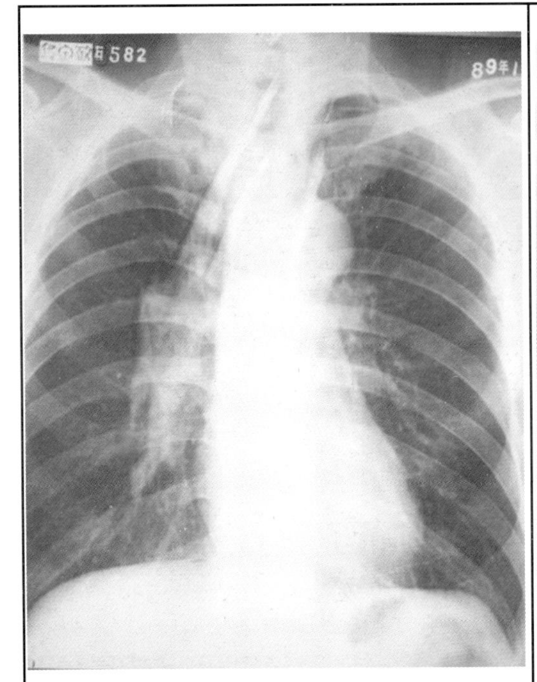</td>
<td>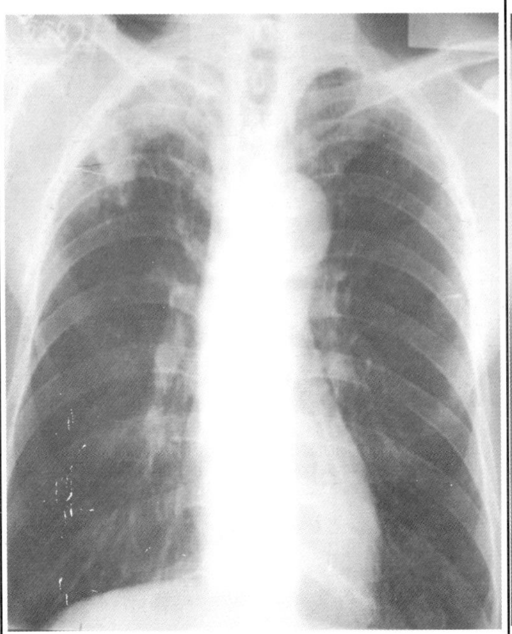</td>
<td>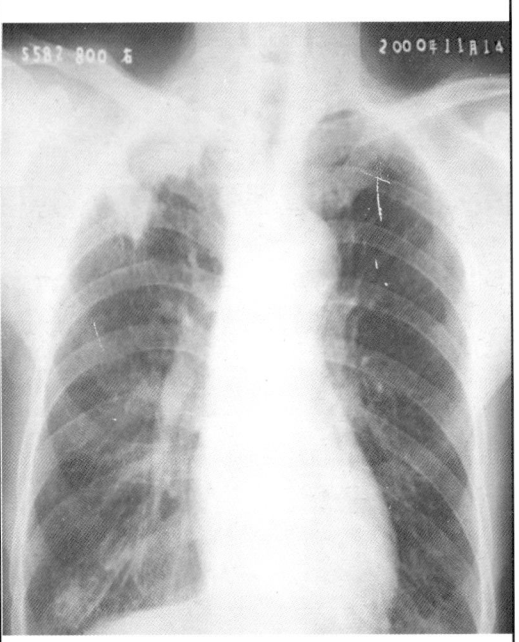</td>
</tr>
<tr>
<td>拍片时间：1989年10月
左上小阴影聚集
诊断：II</td>
<td>拍片时间：1993年12月
右锁骨至第一前肋间3.0×3.0cm大阴影；第二前肋至第三前肋上3.0×4.0cm大阴影；有块周气肿。
诊断：III+T</td>
<td>拍片时间：2000年11月
右上大阴影增密；有块周气肿；左上小阴影聚集，总面积大于右上肺区。
诊断：III^{+}+T</td>
</tr>
</table>

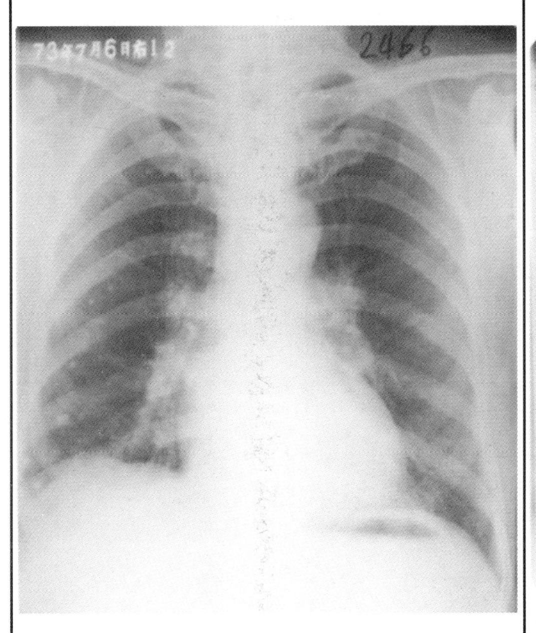

X线片号：2466

生于1928年 1951-1965年接尘（其中间断6年）

拍片时间：1973年7月（凿岩工）

0/0	0/0
0/1	1/0
1/1	1/1

p影 肺门和肺野均有钙化

诊断： I

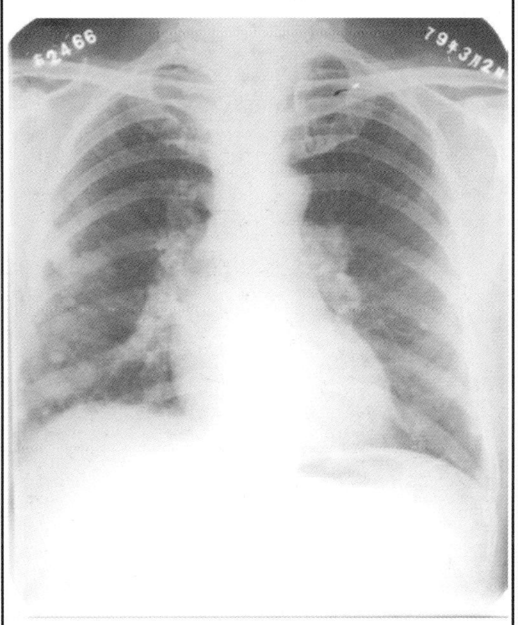

拍片时间：1979年3月

0/0	0/0
3/+	1/0
2/1	1/2

p/q影右中小阴影聚集及右肺门钙化影增大

诊断： II^{+}

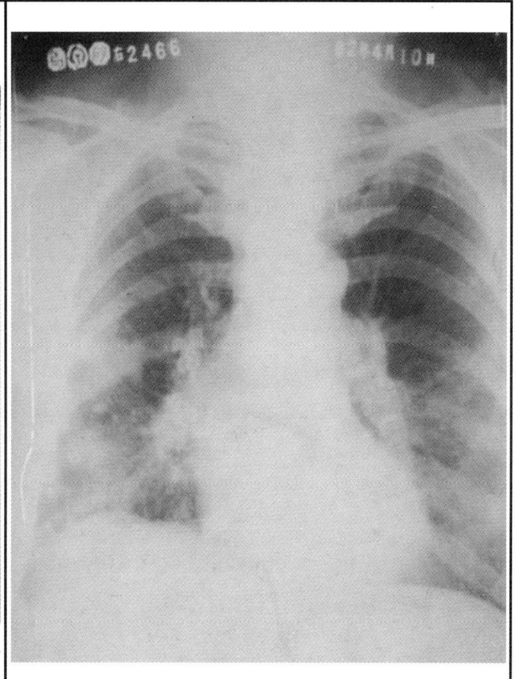

拍片时间：1982年4月

右中、下大阴影；分别为3.5×1.5cm、1.0×2.0cm 。左中小阴影聚集。

诊断： III

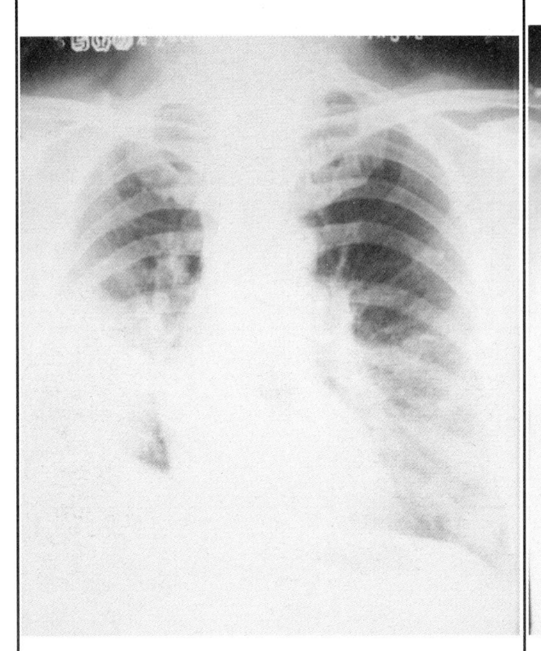	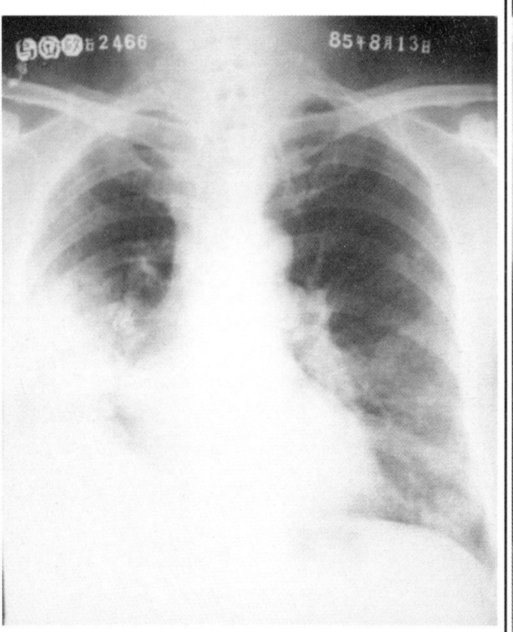	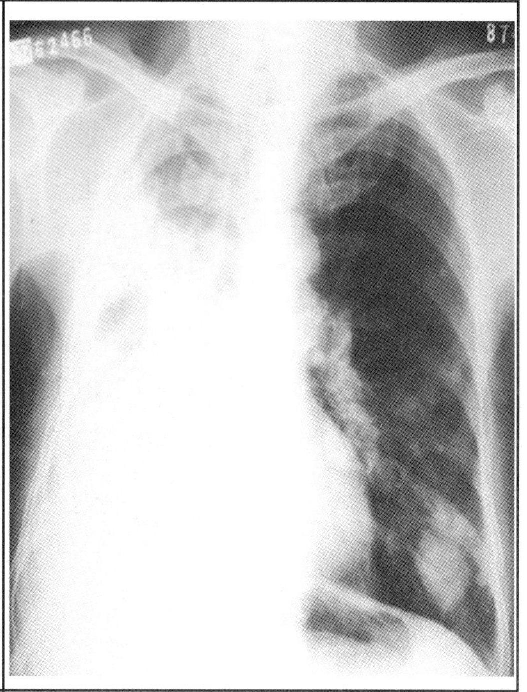
拍片时间：1984年7月 右中大阴影融合；面积大于右上肺区；纵膈右移，左横隔抬高。 诊断：III^{+}	拍片时间：1985年8月 除右中、下的改变外，右上小阴影聚集；左下出现密集的q/r影 。 诊断：　III^{+}	拍片时间：1987年9月 左下大阴影3.0×4.0cm;右中下大阴影融合；外带透光区；无液面。 诊断：　III^{+}+T

<table>
<tr>
<td>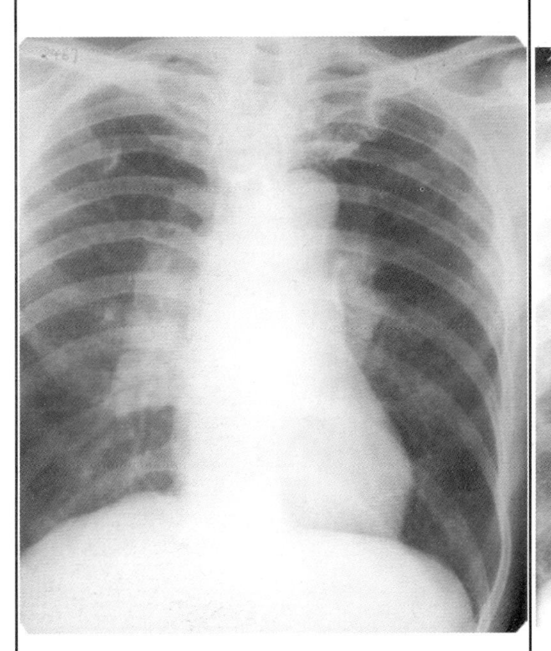</td>
<td>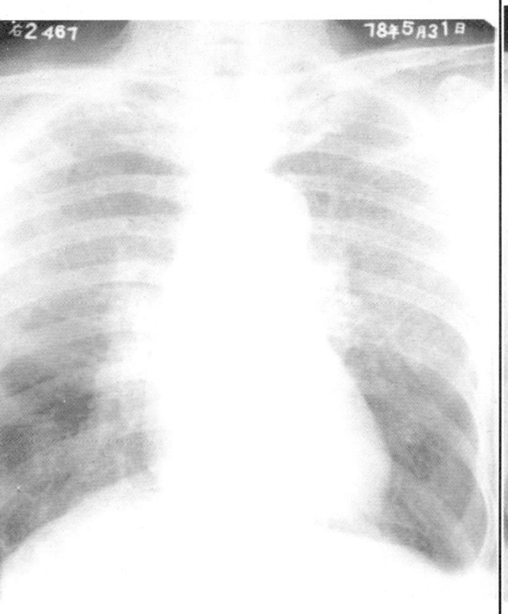</td>
<td>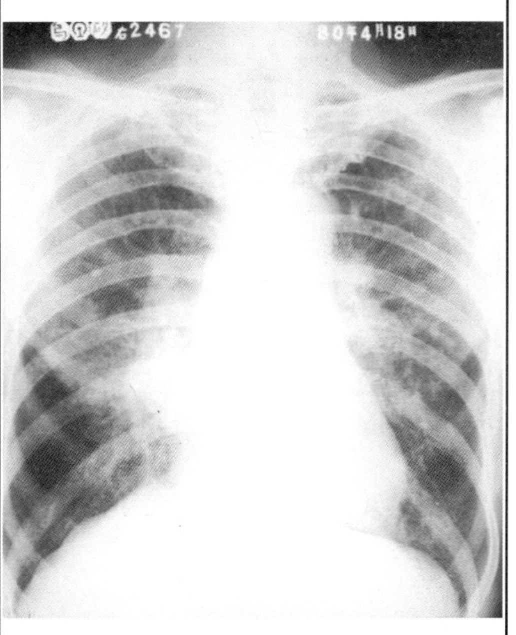</td>
</tr>
<tr>
<td>X线片号：2467
生于1927年　1952-1969年接尘
拍片时间：1977年2月（凿岩工）
<table><tr><td>0/1</td><td>1/0</td></tr><tr><td>1/0</td><td>1/1</td></tr><tr><td>0/1</td><td>0/1</td></tr></table>
p影 总体密集度Ⅰ级
诊断：Ⅰ</td>
<td>拍片时间：1978年5月
<table><tr><td>0/1</td><td>1/0</td></tr><tr><td>1/1</td><td>1/1</td></tr><tr><td>1/1</td><td>0/1</td></tr></table>
p/q影 总体密集度Ⅰ级
诊断：Ⅰ</td>
<td>拍片时间：1980年4月
<table><tr><td>2/1</td><td>3/+</td></tr><tr><td>3/3</td><td>3/+</td></tr><tr><td>1/1</td><td>1/1</td></tr></table>
p/q影　右中叶片状楔形影；透光差（右中叶综合症），左上小阴影聚集。
诊断：　Ⅱ$^{+}$</td>
</tr>
</table>

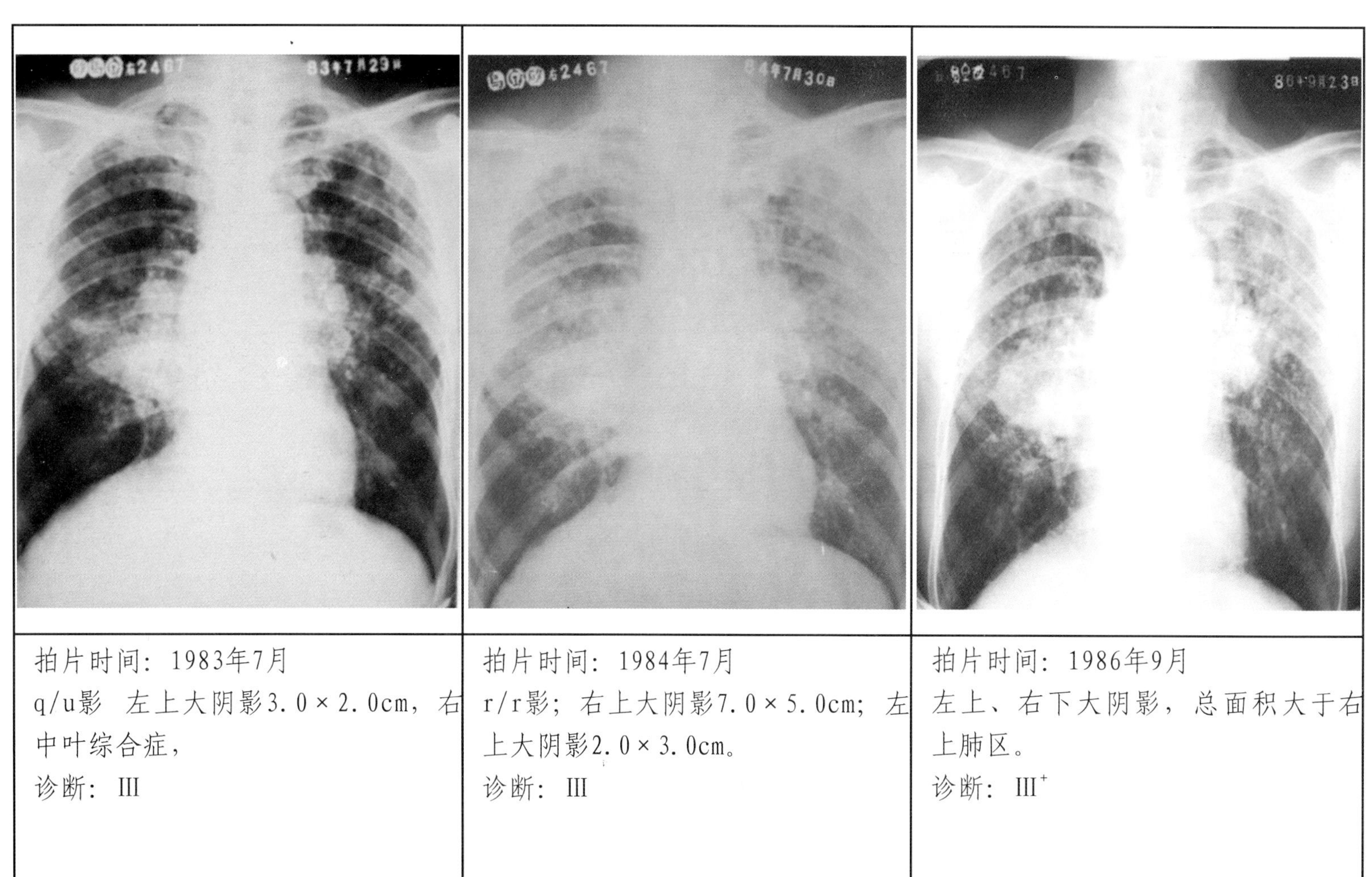

拍片时间：1983年7月 q/u影　左上大阴影3.0×2.0cm，右中叶综合症， 诊断：Ⅲ	拍片时间：1984年7月 r/r影；右上大阴影7.0×5.0cm；左上大阴影2.0×3.0cm。 诊断：Ⅲ	拍片时间：1986年9月 左上、右下大阴影，总面积大于右上肺区。 诊断：Ⅲ$^{+}$

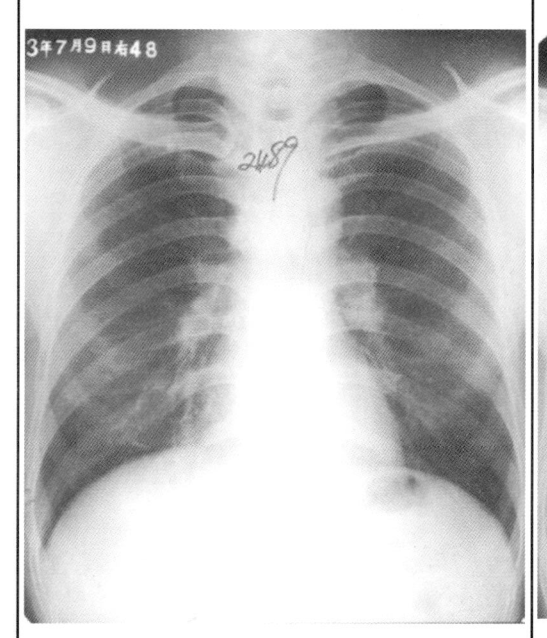

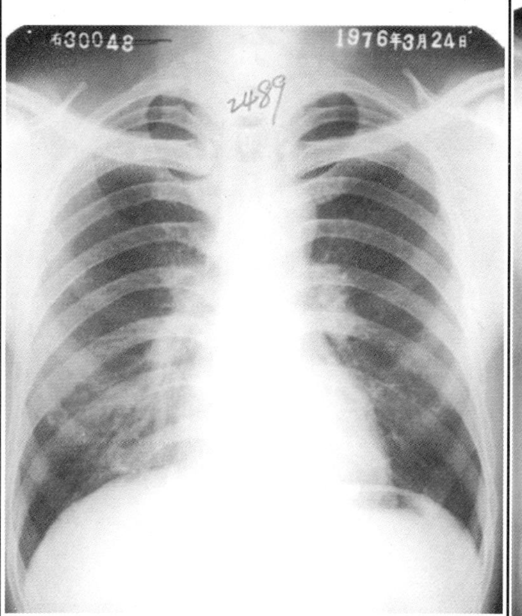

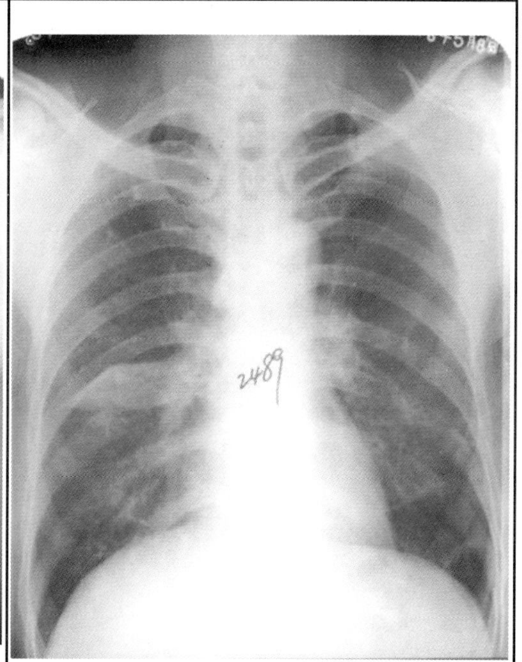

X线片号：2489
生于1935年　1955-1959年、1965-1978年接尘
拍片时间：1973年7月（凿岩工）

0/0	0/0
0/1	0/0
0/0	0/0

p影
诊断：0^+

拍片时间：1976年3月

0/0	0/0
1/1	1/1
1/0	1/1

p影　总体密集度Ⅰ级
诊断：Ⅰ

拍片时间：1978年5月

2/2	1/2
2/2	2/2
1/2	2/2

p/q影　右中一梭形片影，上界整齐光滑，右中叶综合症。
诊断：Ⅱ

<table>
<tr>
<td>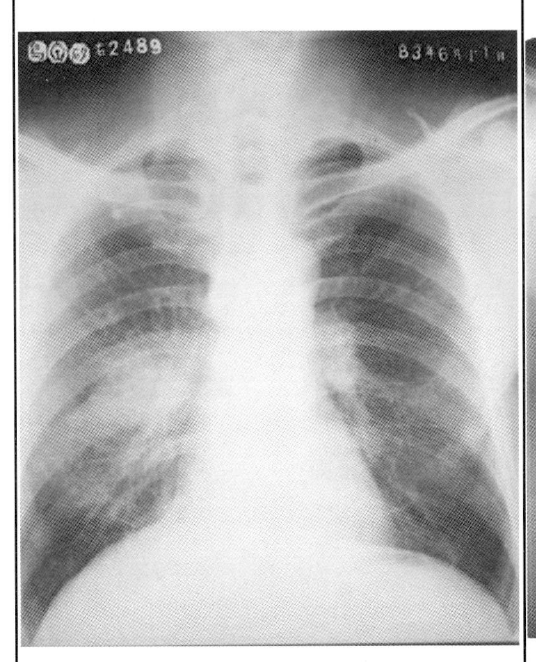</td>
<td>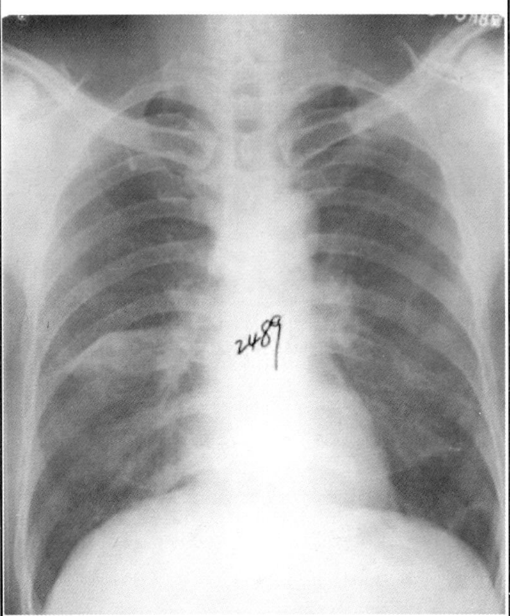
</td>
<td>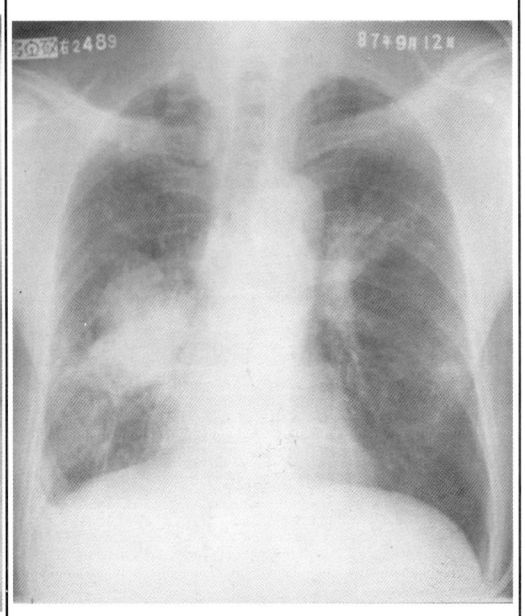</td>
</tr>
<tr>
<td>拍片时间：1983年6月
<table>
<tr><td>1/2</td><td>1/2</td></tr>
<tr><td>3/3</td><td>3/3</td></tr>
<tr><td>2/2</td><td>2/2</td></tr>
</table>
p/r影　右中大阴影6.0×4.0cm
诊断：　III</td>
<td>拍片时间：1984年7月
右中下大阴影 6.5×5.5cm全肺以q/r影。
诊断：III</td>
<td>拍片时间：1987年12月
左下出现2.0×1.0cm大阴影；右中下两大阴影重叠6.0×8.0cm；总面积大于右上肺区。右肋隔角消失。
诊断：　III^{+}</td>
</tr>
</table>

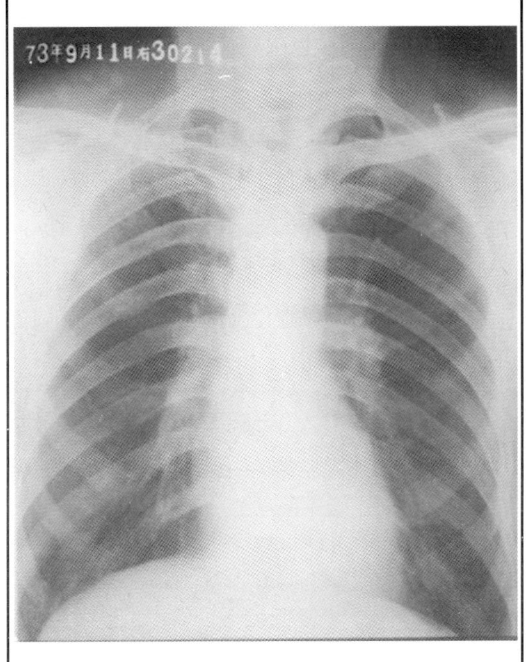

X线片号：2471

生于1927年 1954-1959年、1965-1971年接尘

拍片时间：1973年11月（支撑工）

1/1	0/0
0/0	0/0
0/0	0/0

p影

诊断：0^{+}

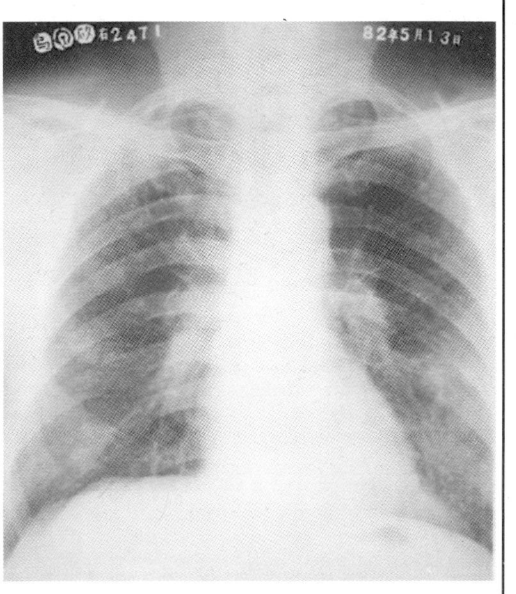

拍片时间：1982年4月

3/+	2/3
3/3	3/3
3/3	3/+

q/r影 总体密集度Ⅲ级

诊断：Ⅱ$^{+}$

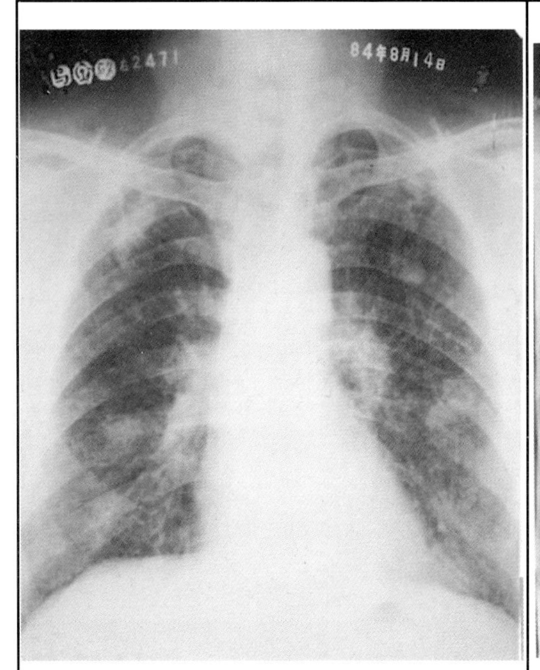	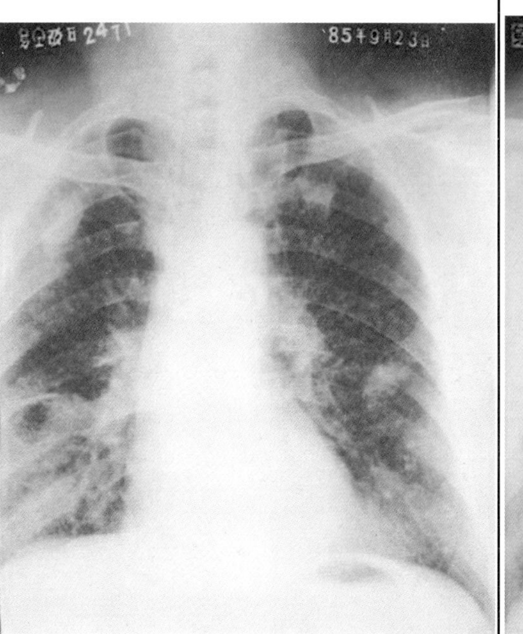	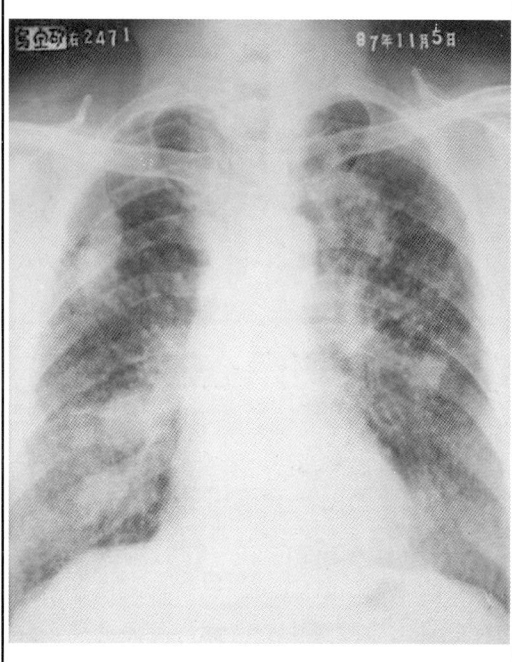
拍片时间：1984年8月 右上3.5×1.5cm；右中3.0×3.0cm 左上2.5×2.0cm；左中3.5×1.5cm 大阴影 诊断：III	拍片时间：1985年9月 右上下、左中下大阴影增大 诊断：III	拍片时间：1987年11月 各肺区均有大阴影；总面积大于右上肺区。 诊断：III^{+}

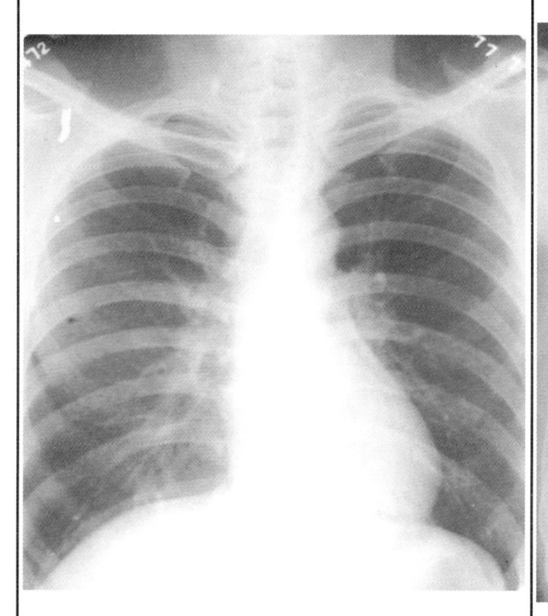

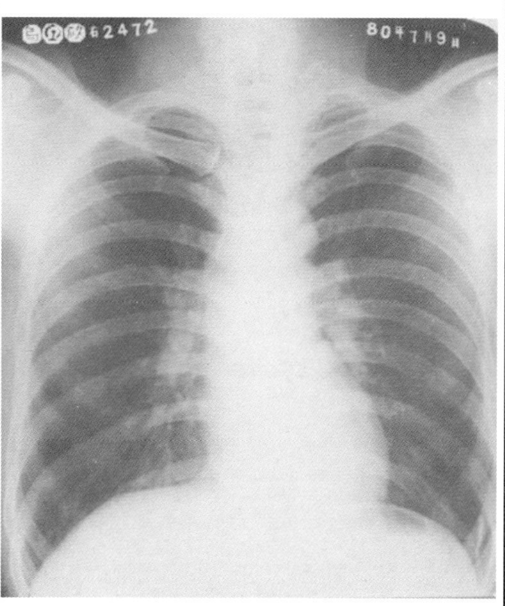

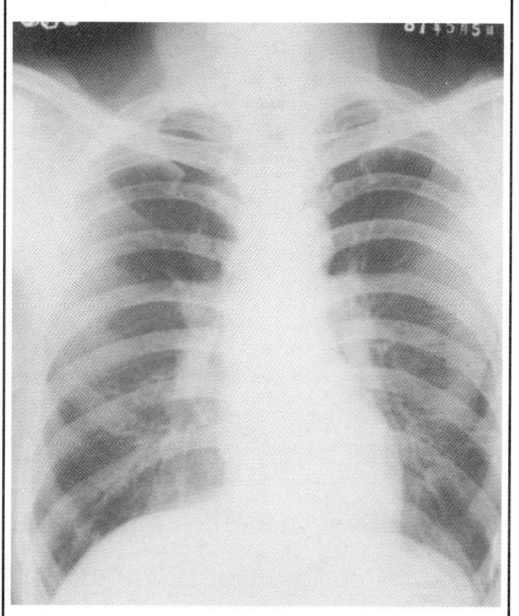

X线片号：2472

生于1933年 1952-1959年（支撑、运碴工）

拍片时间：1977年7月

0/0	0/0
1/1	1/1
0/1	1/0

p影 总体密集度 I 级

诊断： I

拍片时间：1980年7月

0/0	0/0
1/1	1/1
0/1	1/0

p影 总体密集度 I 级

诊断： I

拍片时间：1981年5月

0/0	0/0
1/1	1/1
1/1	1/1

p影 总体密集度 I 级

诊断： I

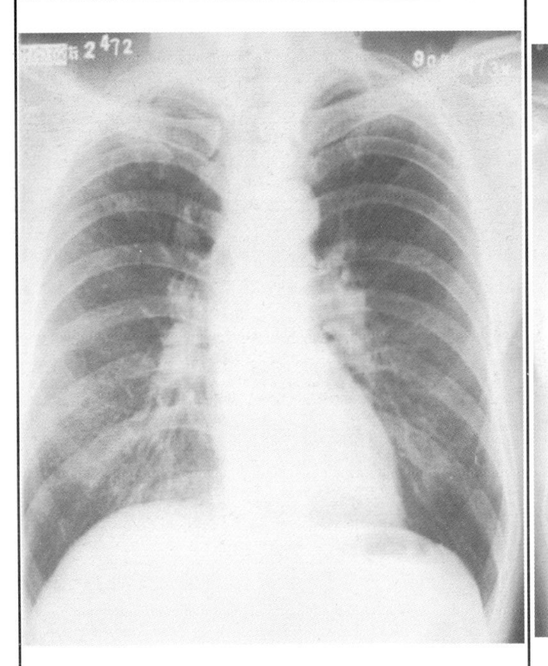

拍片时间：1990年1月

0/1	1/1
1/1	1/2
1/1	1/1

p影　总体密集度Ⅰ级

诊断：　I^{+}

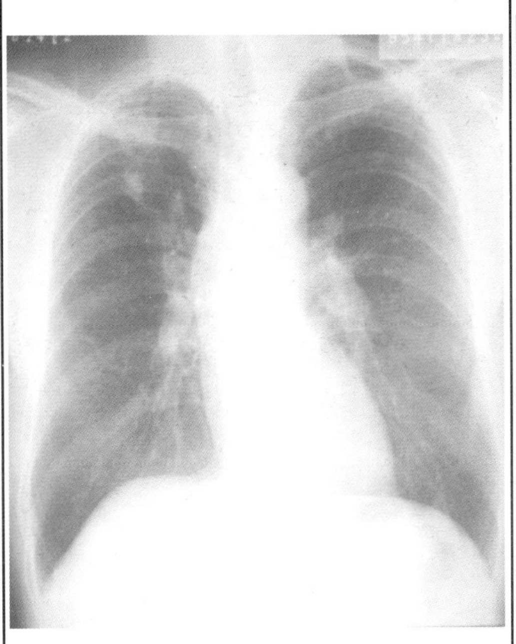

拍片时间：1995年11月

1/1	1/1
1/2	1/2
1/1	1/1

p/q影　右上0.8×1.2cm阴影.

诊断：　II^{+}

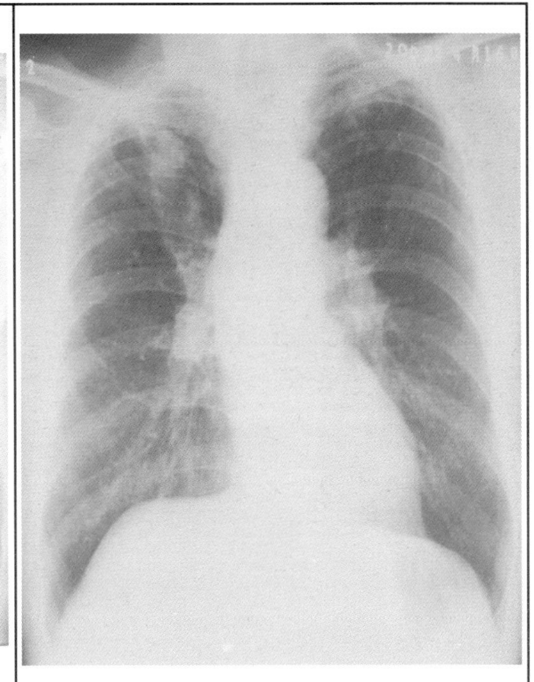

拍片时间：2003年4月

右上5.0×2.5cm大阴影

诊断：　Ⅲ

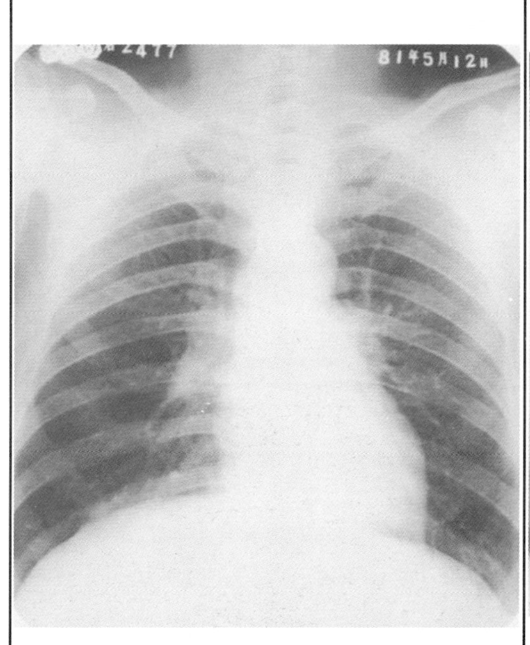

X线片号2477

生于1934年　1953-1964年（凿岩工）

拍片时间：1981年5月

0/0	0/0
0/0	0/1
0/0	0/0

p影

诊断：0^{+}

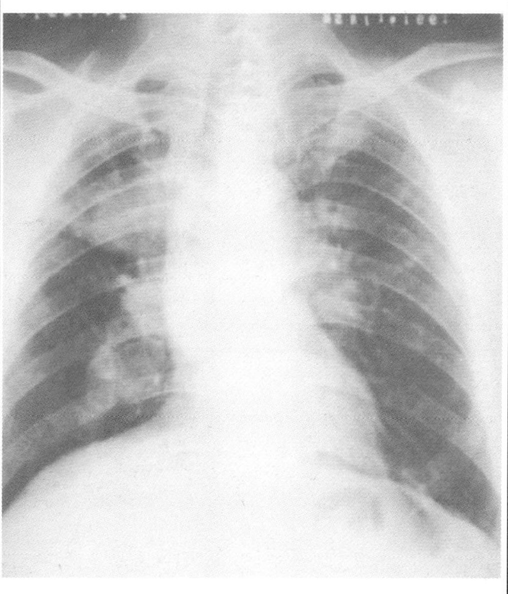

拍片时间：1982年5月

1/1	0/1
0/1	1/1
0/1	1/0

p影　总体密集度Ⅰ级

诊断：　Ⅰ

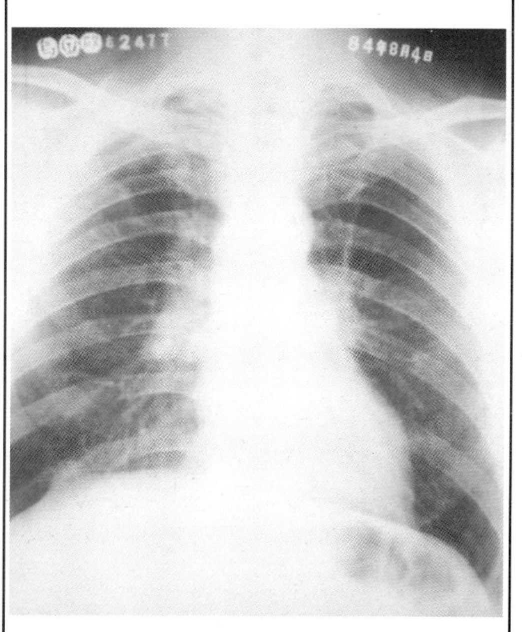

拍片时间：1984年8月

1/1	1/1
2/2	2/2
1/2	2/1

p/q影　总体密集度Ⅱ级

诊断：Ⅱ

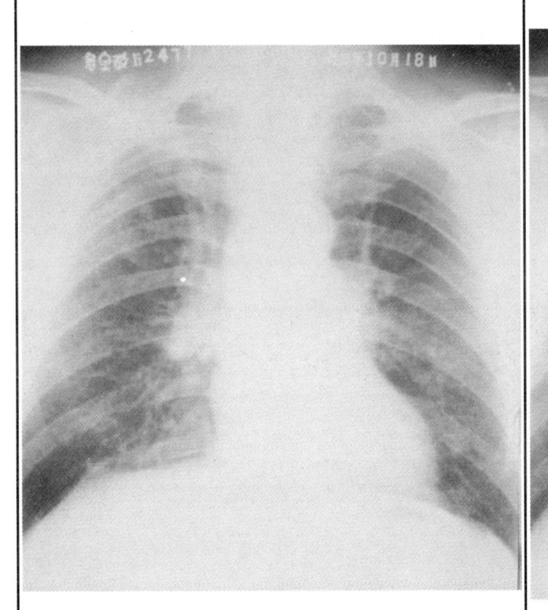	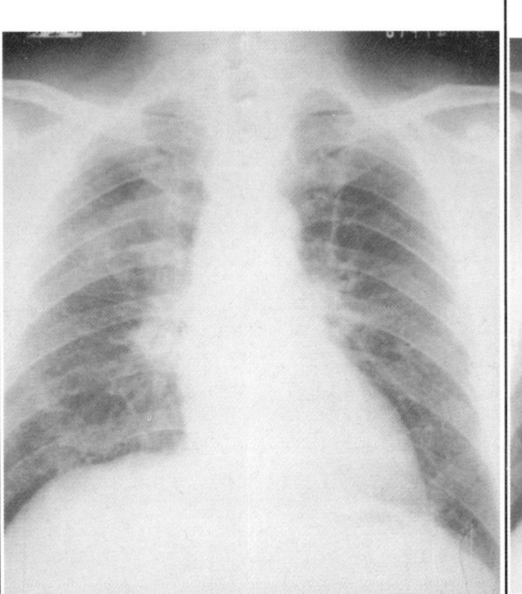	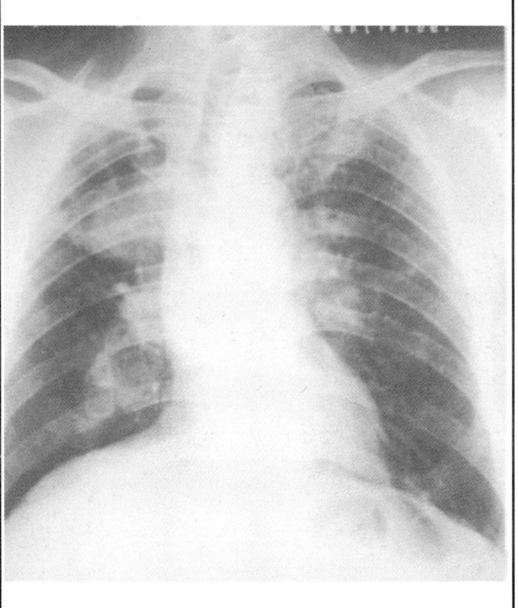
拍片时间：1985年10月 3/+ 1/2 3/3 3/3 3/2 3/2 右上小阴影聚集 诊断：II +	拍片时间：1987年12月 右上大阴影 6.0×2.5cm 诊断：III	拍片时间：1991年11月 右上大阴影 4.5×6.5cm 诊断：III

3/+	1/2
3/3	3/3
3/2	3/2

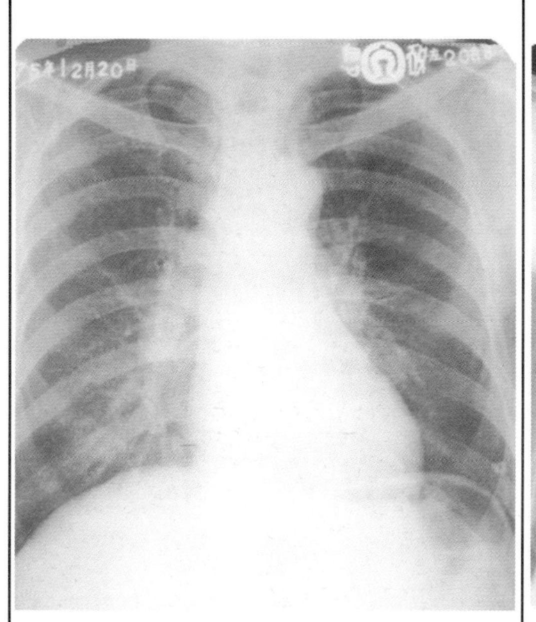

X线片号：2088

生于1929年　1951-1959年（凿岩工）

拍片时间：1975年12月

1/0	0/1
1/1	1/1
1/1	0/1

p影　总体密集度Ⅰ级

诊断：　Ⅰ

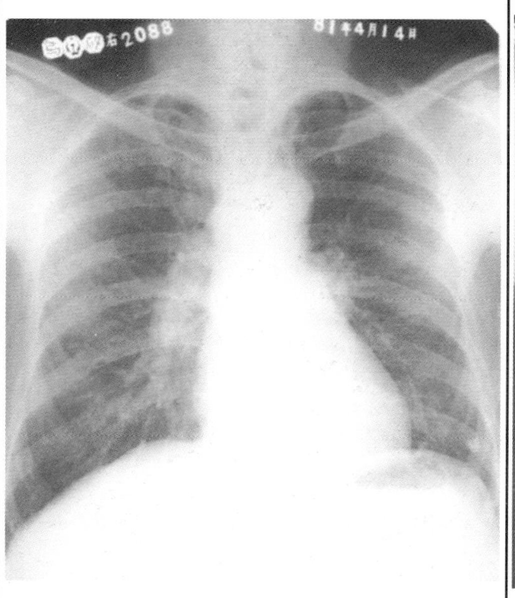

拍片时间：1981年4月

2/1	1/2
2/2	2/2
1/2	1/2

q/p影　总体密集度Ⅱ级

诊断：　Ⅱ

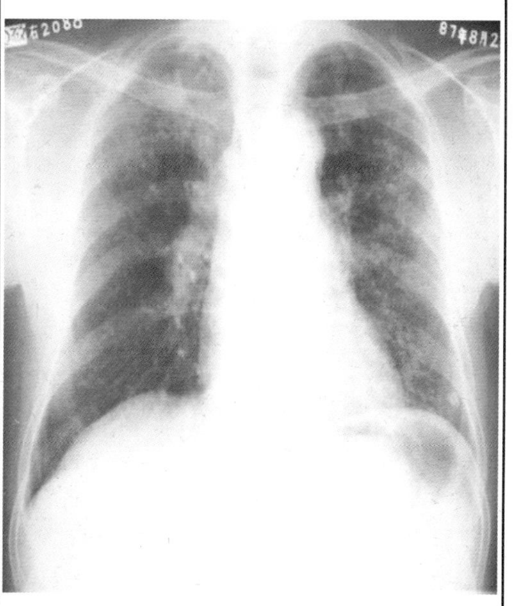

拍片时间：1987年8月

3/+	3/+
2/2	2/3
2/3	2/3

q/r影　总体密集度Ⅲ级

诊断：　$Ⅱ^{+}$

<table>
<tr>
<td>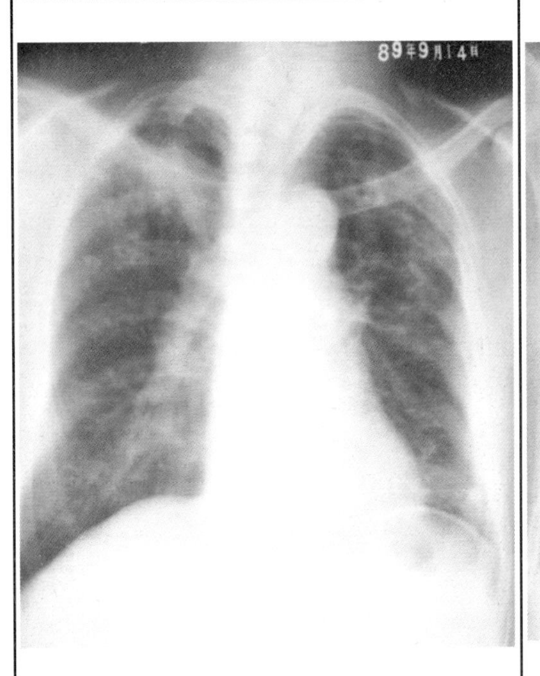
</td>
<td>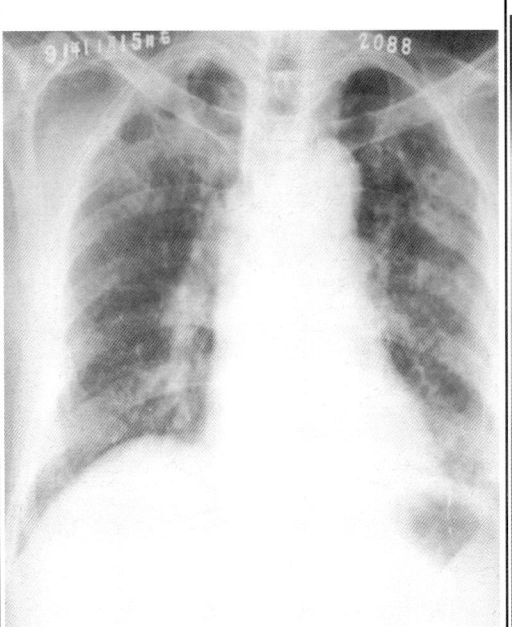
</td>
<td>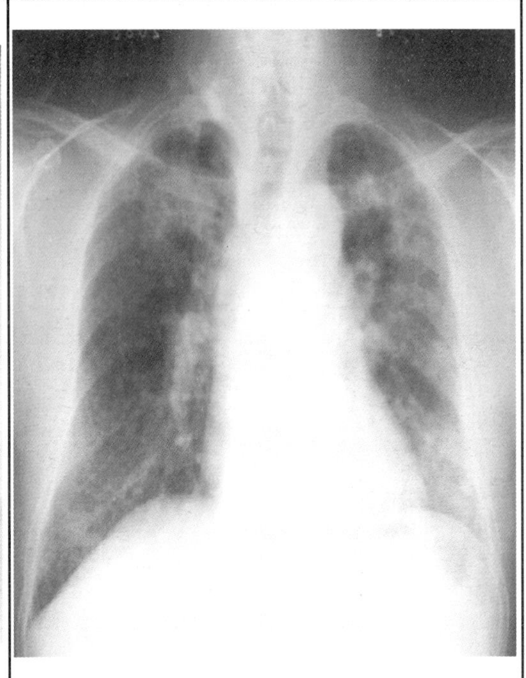</td>
</tr>
<tr>
<td>拍片时间：1989年5月
右上大阴影 2.0×3.0cm；左上1.5×4.0cm 大阴影。
诊断：III</td>
<td>拍片时间：1991年11月
两上大阴影 左6.0×2.0cm、右4.0×1.5cm。
诊断：III</td>
<td>拍片时间：1997年8月
两上大阴影；总面积大于右上肺区。
诊断：III^{+}</td>
</tr>
</table>

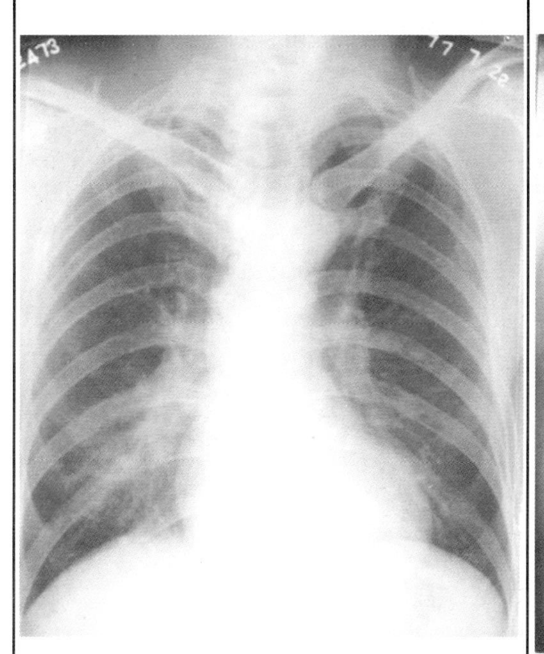

X线片号：2473

生于1926年　1953-1963年（凿岩工）

拍片时间：1977年7月

0/0	0/0
0/1	1/0
1/1	1/1

p影

诊断：Ⅰ

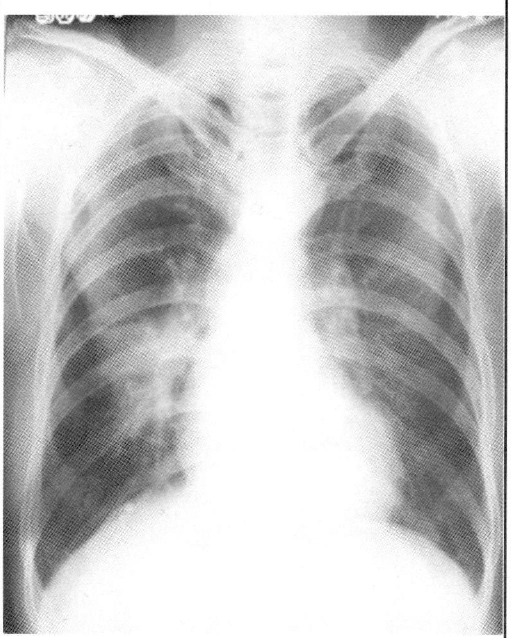

拍片时间：1980年7月

1/1	0/0
1/1	1/1
1/1	1/1

p/q影　总体密集度Ⅰ级　右中叶不张

诊断：$Ⅰ^+$

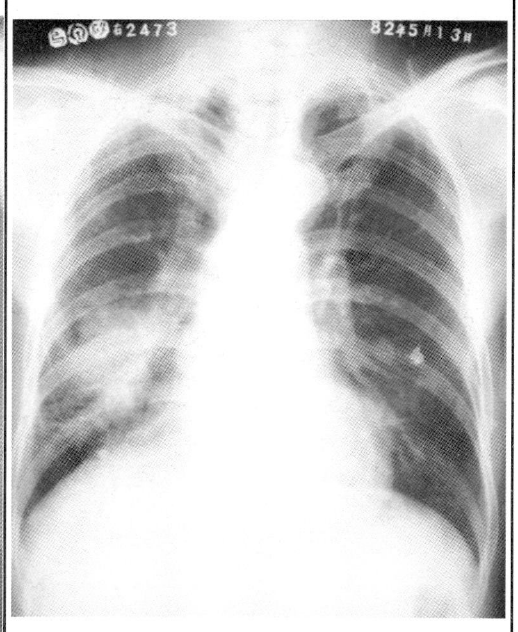

拍片时间：1982年5月

3/+	1/0
2/2	1/1
	1/1

p/q影　右下大阴影5.0×4.0cm

诊断：Ⅲ

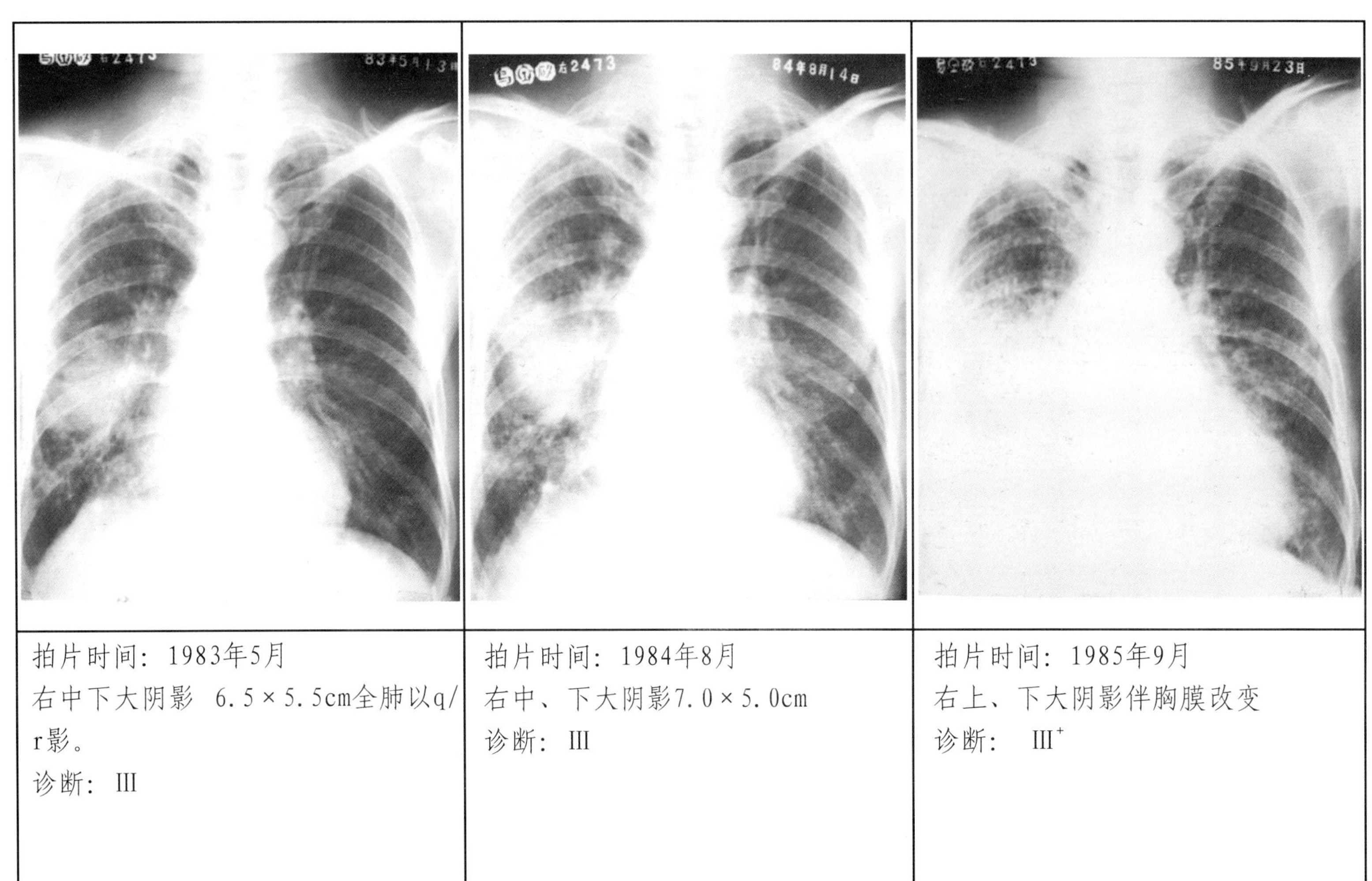

拍片时间：1983年5月 右中下大阴影 6.5×5.5cm全肺以q/r影。 诊断：III	拍片时间：1984年8月 右中、下大阴影7.0×5.0cm 诊断：III	拍片时间：1985年9月 右上、下大阴影伴胸膜改变 诊断：III^{+}

<table>
<tr>
<td>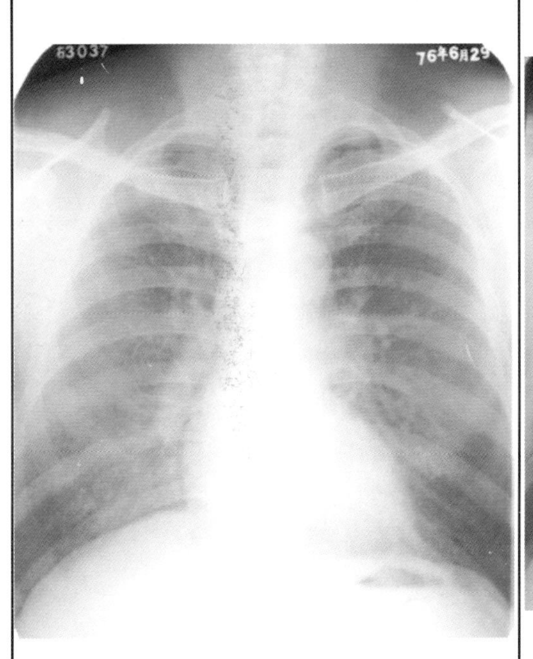
</td>
<td>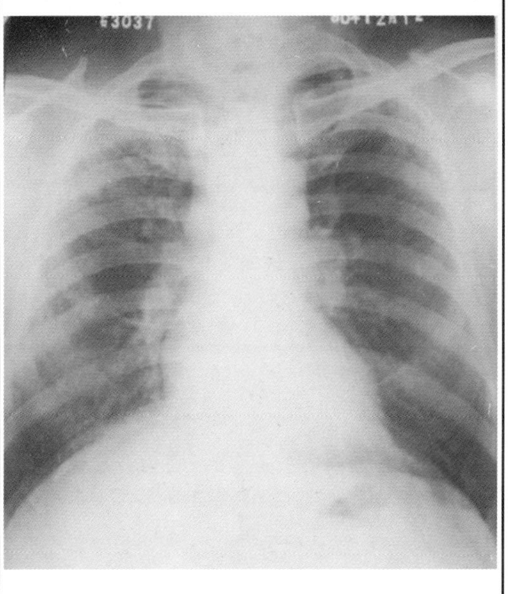
</td>
<td>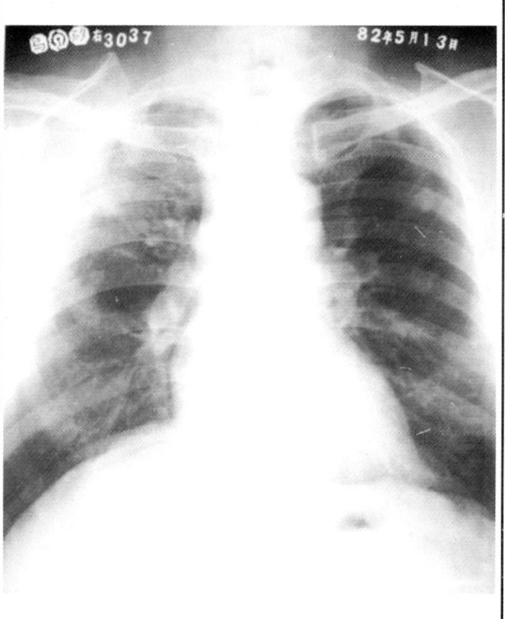
</td>
</tr>
<tr>
<td>X线片号：3037
生于1927年　1952-1960年（凿岩工）
拍片时间：1976年6月

1/0 | 0/0
1/1 | 1/0
0/0 | 0/0

p影
诊断：Ⅰ</td>
<td>拍片时间：1980年12月

3/+ | 3/+
1/1 | 1/1
2/1 | 1/1

p/q影　两上小阴影聚集
诊断：Ⅱ⁺</td>
<td>拍片时间：1982年5月
两上大阴影右1.5×4.0cm、左1.0×5.0cm
诊断：Ⅲ</td>
</tr>
</table>

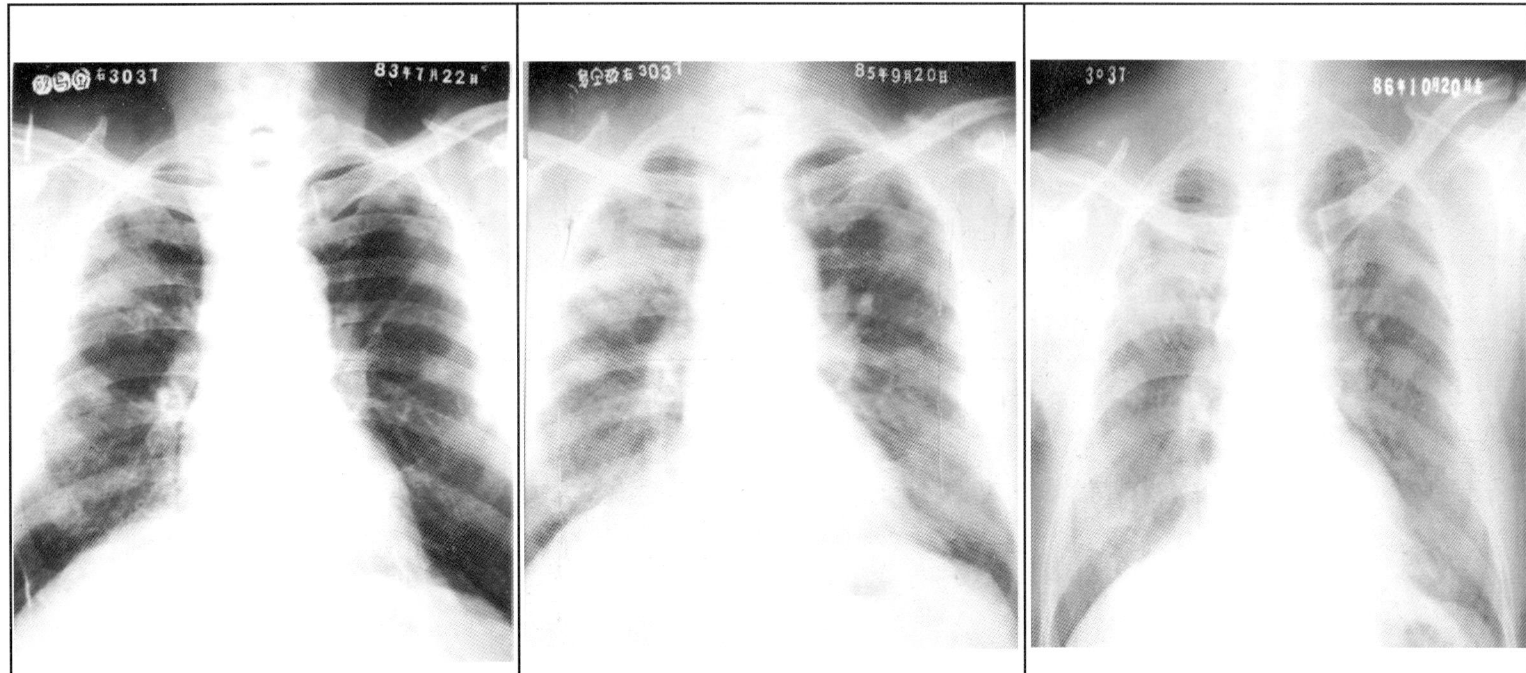

拍片时间：1983年7月 两上大阴影呈“八字”融合 诊断：III	拍片时间：1985年5月 两上、两中大阴影总面积大于右上肺区。 诊断：III+	拍片时间：1986年10月 右上、右中4.0×6.0cm、2.0×1.5cm；左上、左中4.0×2.0cm、1.5×1.5cm 诊断：III+

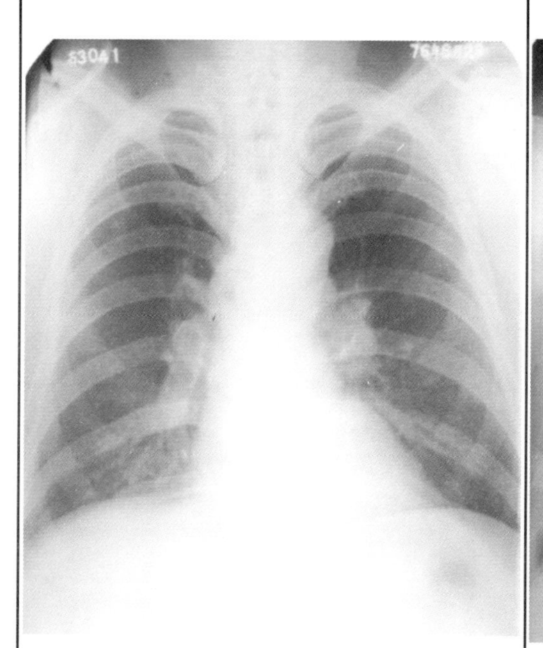

X线片号：3041

生于1930年　1952-1960年（凿岩工）

拍片时间：1976年6月

0/1	0/1
1/0	1/1
1/1	1/1

p影

诊断：　I

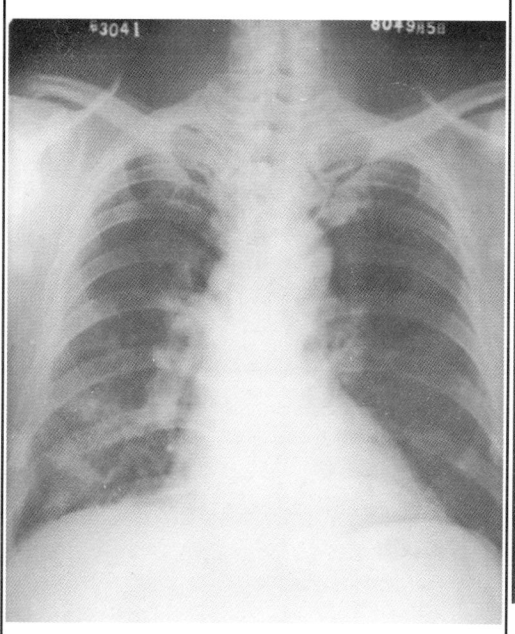

拍片时间：1980年9月

2/1	1/2
2/2	2/2
3/+	3/3

p/q影　右下小阴影聚集

诊断：II^{+}

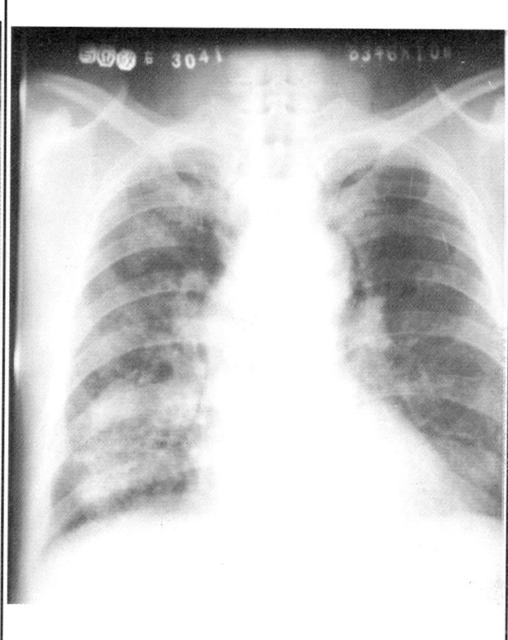

拍片时间：1983年6月

q/r影　右上中下分别3.0×4.0cm、3.0×4.0cm、3.0×5.0cm大阴影

诊断：　III

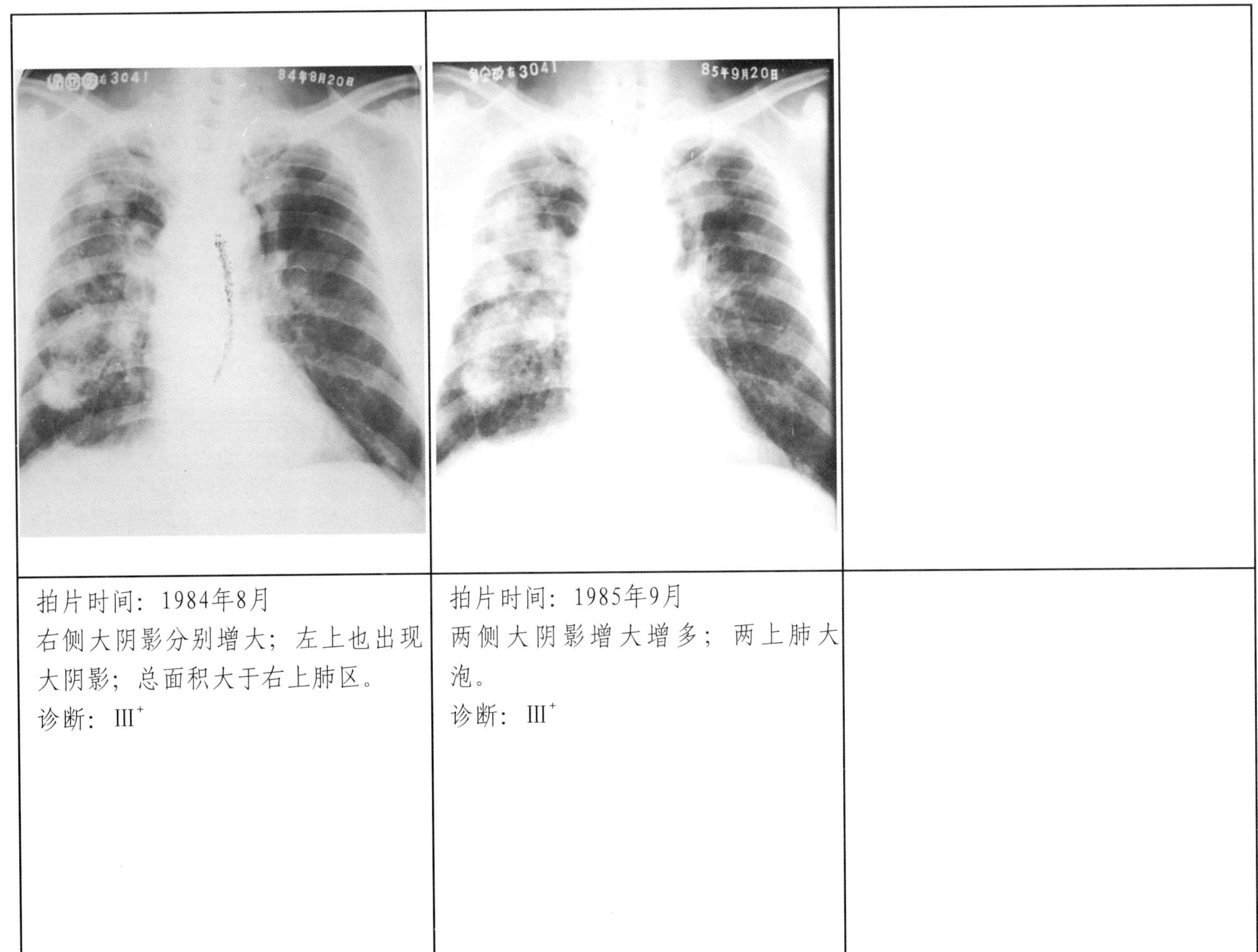

拍片时间：1984年8月 右侧大阴影分别增大；左上也出现大阴影；总面积大于右上肺区。 诊断：III^{+}	拍片时间：1985年9月 两侧大阴影增大增多；两上肺大泡。 诊断：III^{+}	

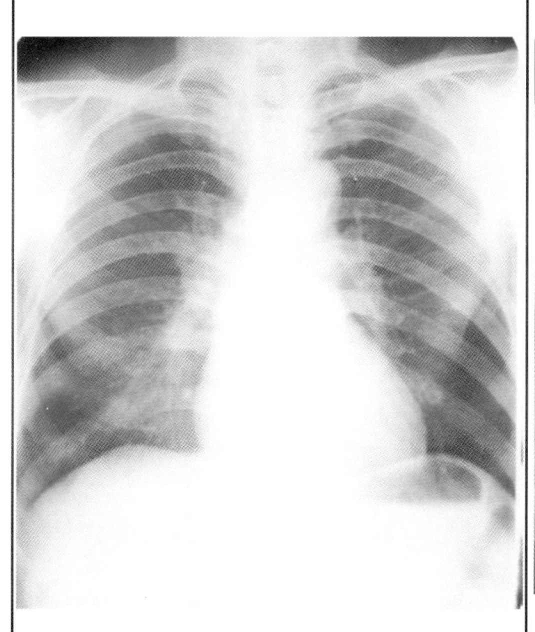

X线片号：3039

生于1928年　1955-1959年

拍片时间：1976年7月

0/0	0/0
0/1	0/0
0/0	0/0

p影

诊断：0^+

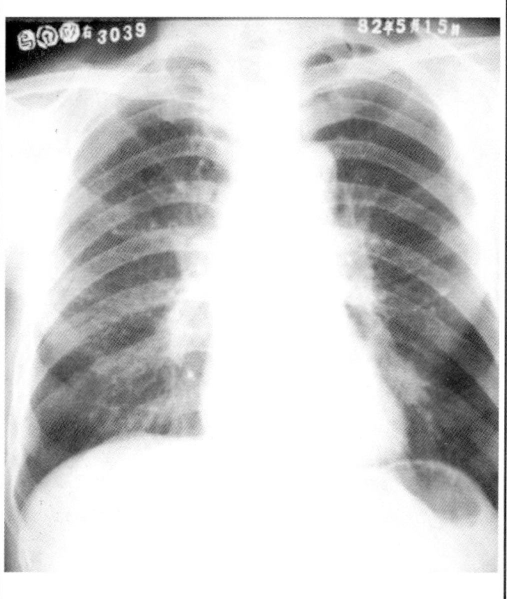

拍片时间：1982年5月

1/0	0/1
1/1	0/1
1/1	0/1

p影　总体密集度Ⅰ级

诊断：Ⅰ

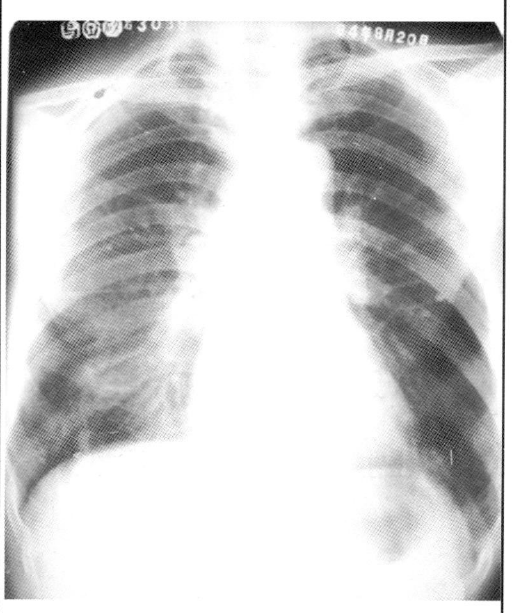

拍片时间：1984年8月

1/1	1/1
2/2	1/2
2/2	1/2

p/q影　总体密集度Ⅱ级

诊断：Ⅱ

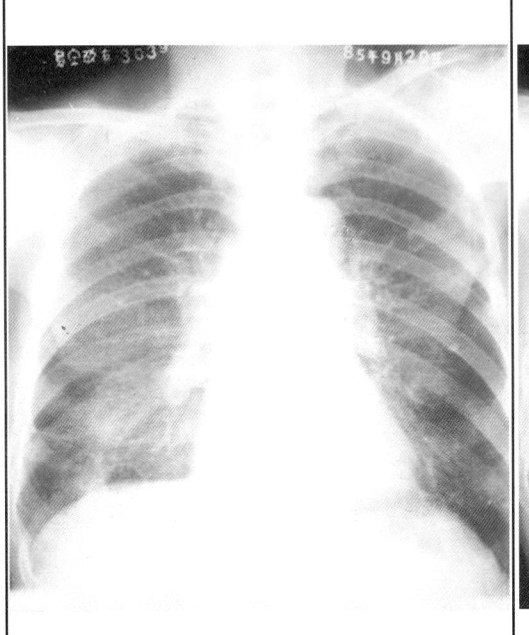

拍片时间：1985年9月

1/2	1/1
2/3	2/2
3/+	1/2

右下小阴影聚集

诊断： II⁺

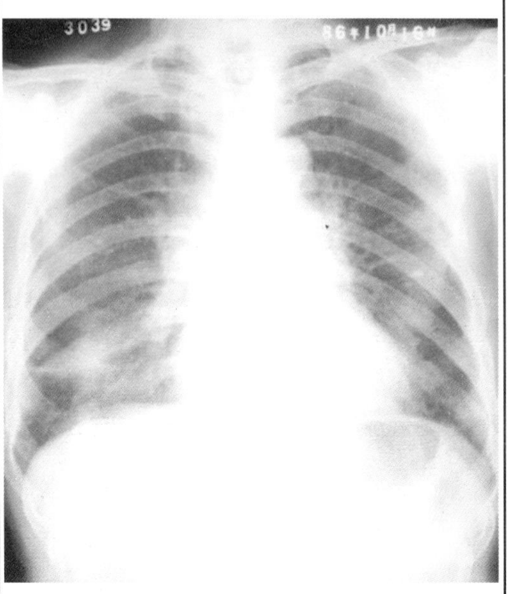

拍片时间：1986年10月

右下大阴影1.5×3.0cm；右上小阴影聚集

诊断： III

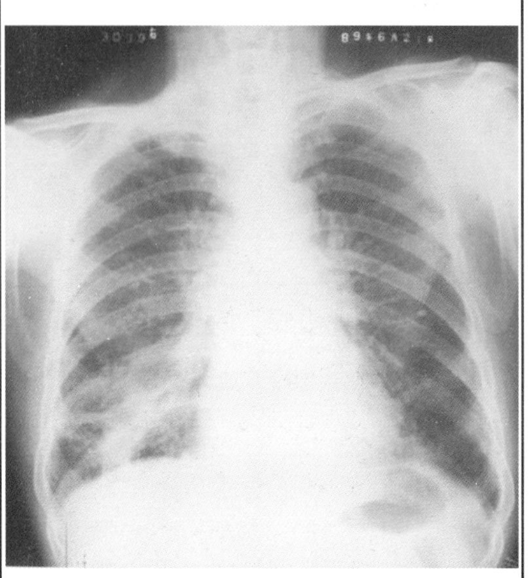

拍片时间：1989年6月

右下大阴影2.5×4.5cm

诊断： III

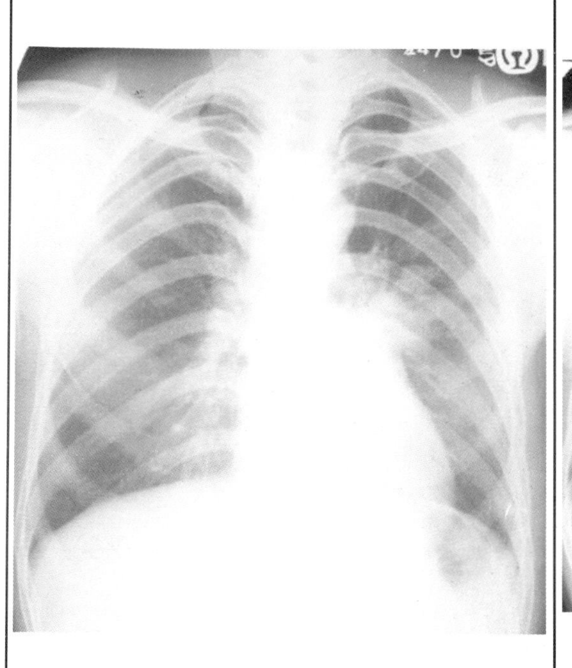

X线片号：470

生于1929年　1953-1961年（凿岩工）

拍片时间：1975年7月

0/0	0/0
0/1	1/1
0/0	0/0

p影　右肺门片状影

诊断：　0+T

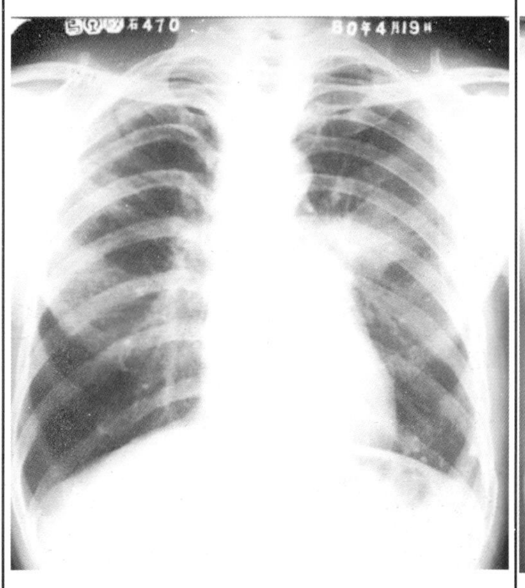

拍片时间：1980年4月

3/+	0/0
1/1	1/1
0/0	0/1

p/q影　右上小阴影聚集；左肺门外片状影。

诊断：　II^{+}　+T

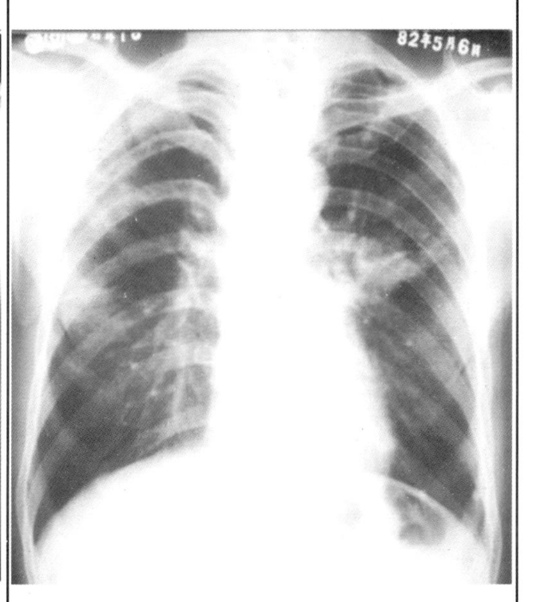

拍片时间：1982年5月

右上2.0×2.0cm、2.0×3.0cm；右中2.0×3.0cm大阴影。

诊断：III+T

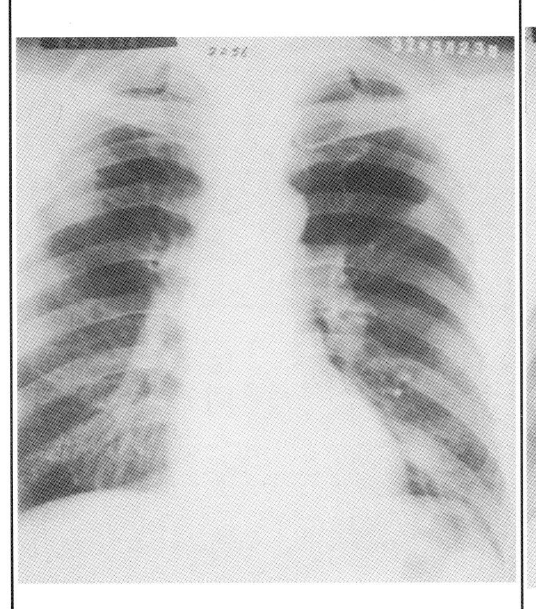 	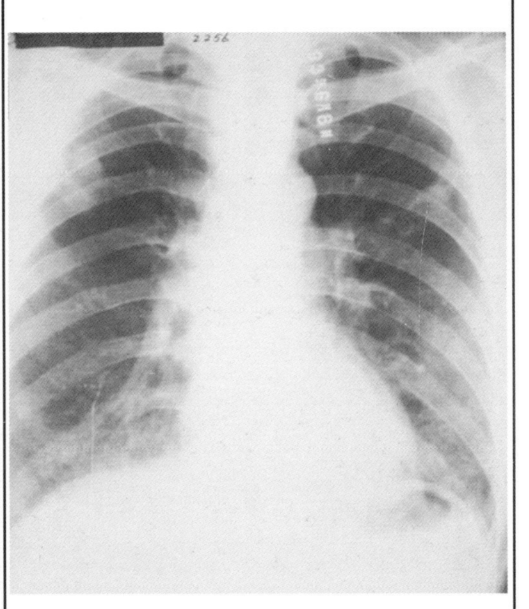 	
拍片时间：1992年5月 右上块周气肿，左上阴影变淡、增大，呈2.0×2.0cm左下有炎性改变 诊断： Ⅲ+T	拍片时间：1993年6月 两肺中下小阴影明显增多，3级密集度，两上大阴影 诊断：Ⅲ+T	

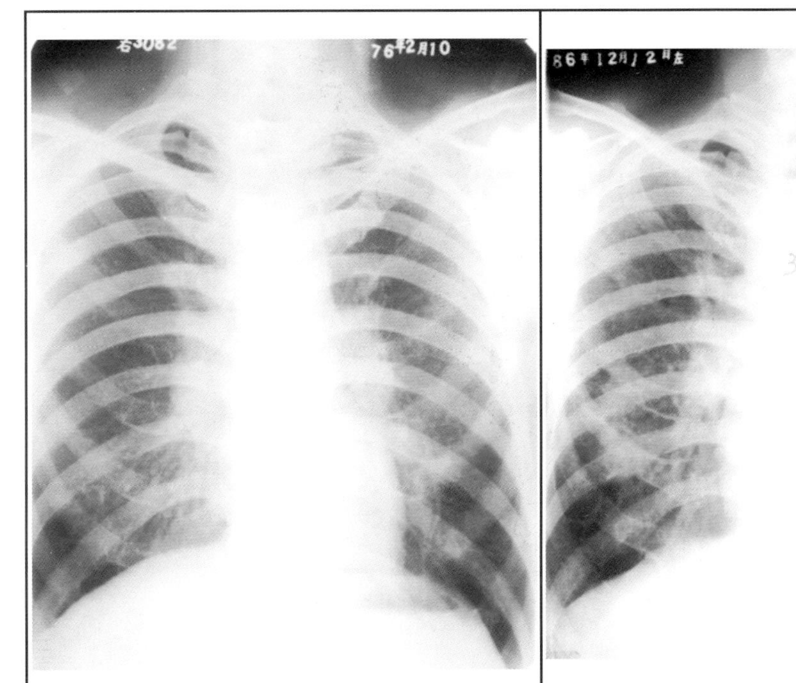

X线片号：3082

生于1929年　1955-1959年（开山工）

拍片时间：1976年2月

0/0	0/0
0/1	1/1
0/1	0/0

q/p影　总体密集度Ⅰ级

诊断：Ⅰ

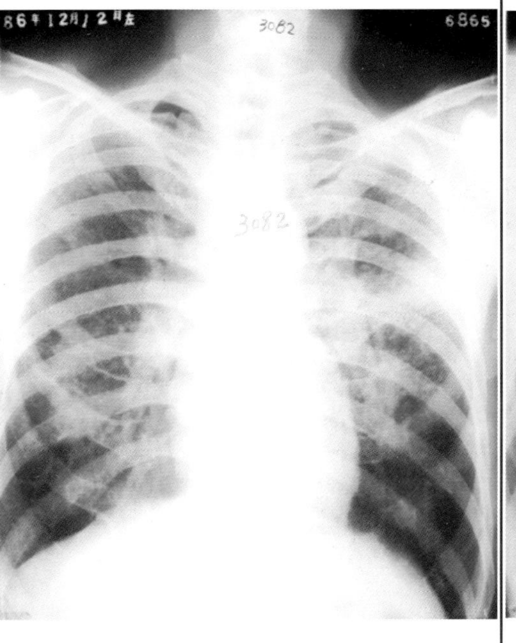

拍片时间：1986年10月

3/+	3/2
3/3	3/2
1/1	1/1

右上小阴影聚集，从心缘到外带有斑片影，两下气肿；p/q影

诊断：II^{+}+T

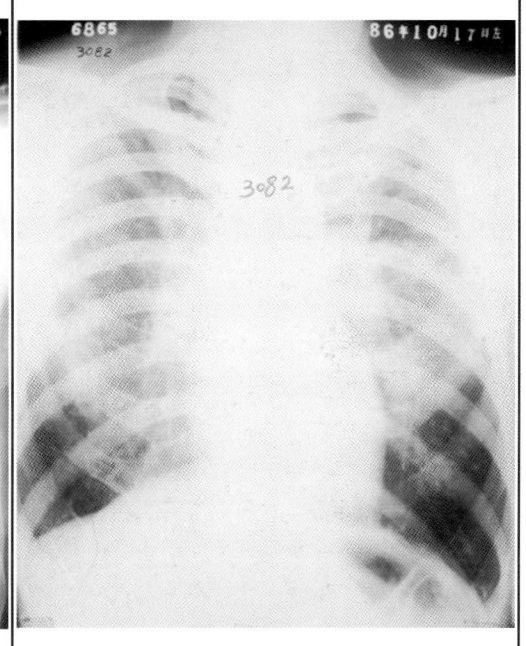

拍片时间：1986年12月

3/+	3/2
3/3	3/2
2/2	2/2

左中大的斑片影，下缘边界清晰；右上小阴影聚集；p/q影。

诊断：II^{+}+T

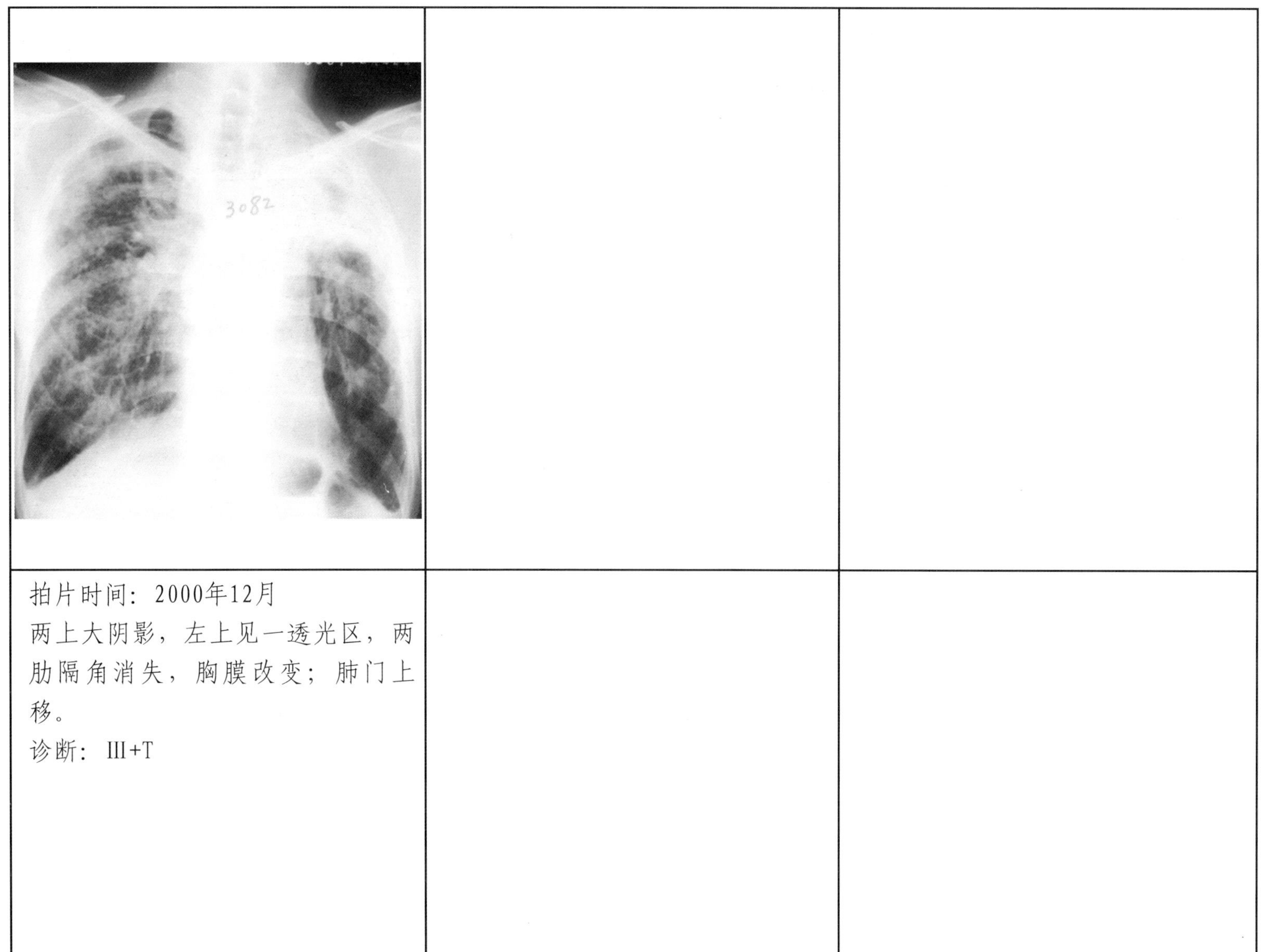

拍片时间：2000年12月

两上大阴影，左上见一透光区，两肋隔角消失，胸膜改变；肺门上移。

诊断：III+T

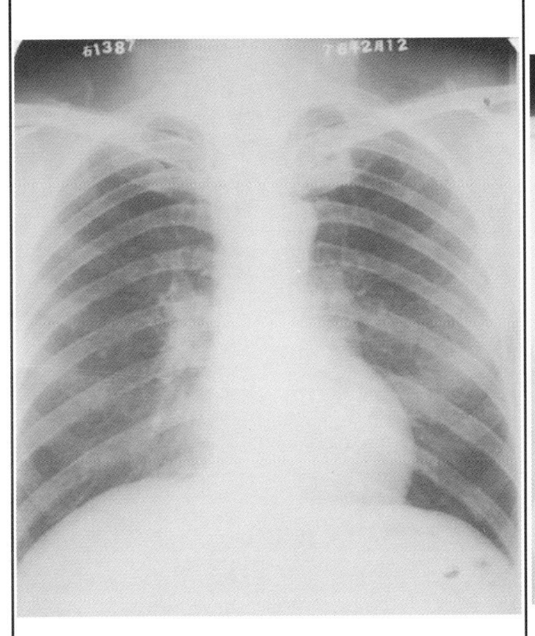

X线片号：1387

生于1930年 1952-1959年（隧道工）

拍片时间：1976年2月12日

0/0	1/0
0/0	1/1
0/1	0/1

p影

诊断： I

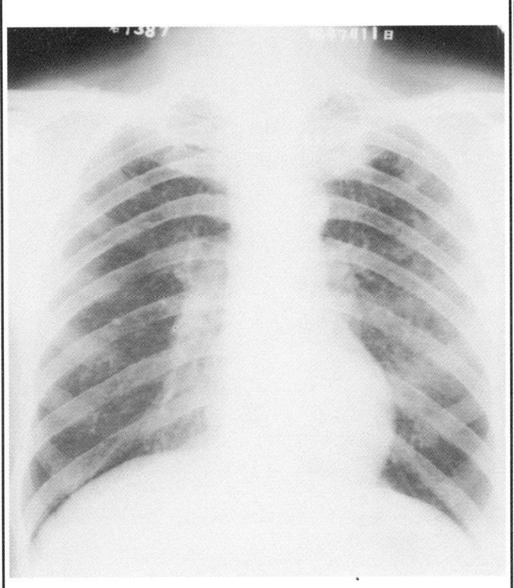

拍片时间：1978年7月11日

1/1	2/1
2/2	2/2
2/1	2/1

q/p影　总体密集度Ⅱ级

诊断： Ⅱ

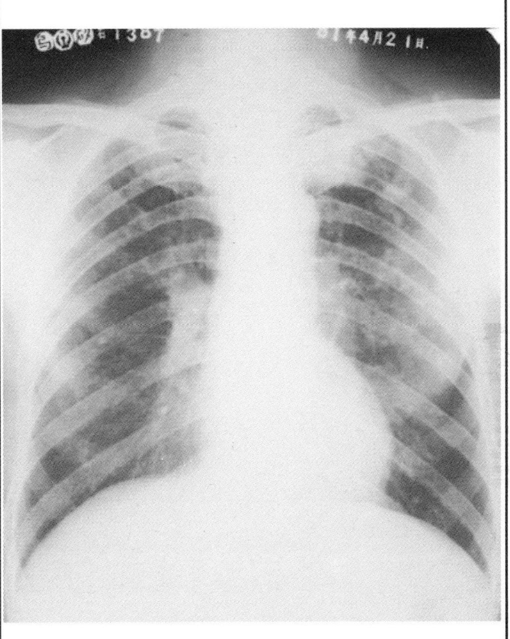

拍片时间：1981年4月21日

3/+	3/+
3/3	3/3
2/2	2/1

两肺小阴影聚集

诊断： $Ⅱ^{+}$

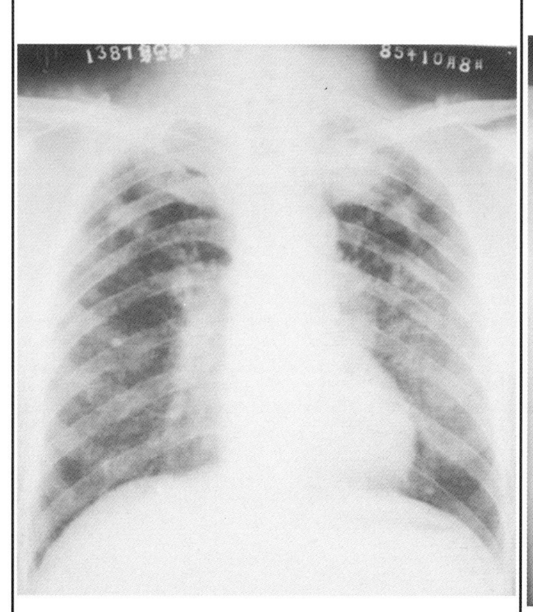	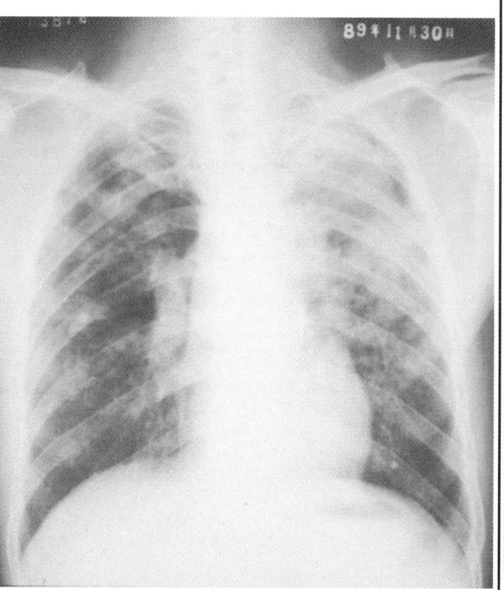	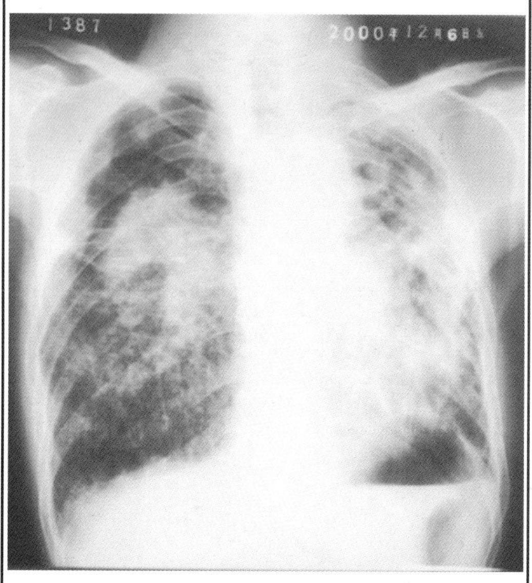
拍片时间：1985年10月8日 右上大阴影为3.0×6.0cm 诊断：III	拍片时间：1989年11月30日 两上大阴影右6.0×10.0cm、左2.5×2.0cm 诊断：III	拍片时间：2000年12月6日 两上中大阴影；总面积度于右上肺区。胸膜改变，纵隔左移；两肺呈蜂窝样改变。 诊断：III^{+}

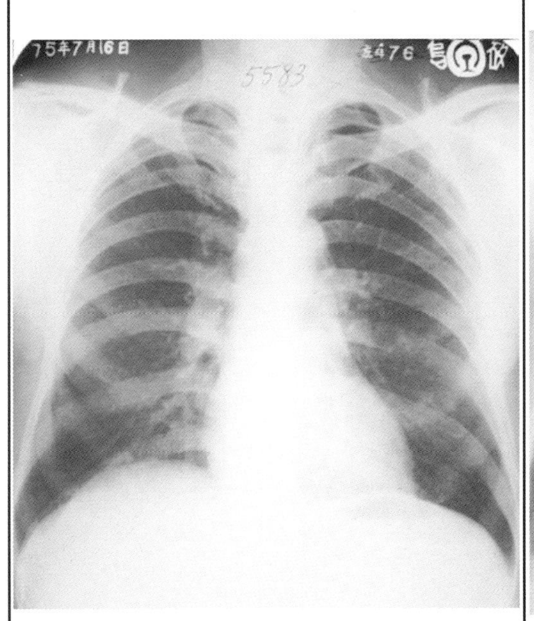

X线片号：5583

生于1928年　1951-1961年接尘（凿岩工）

拍片时间：1975年7月

0/0	0/0
0/1	1/1
0/0	1/0

p影

诊断：Ⅰ

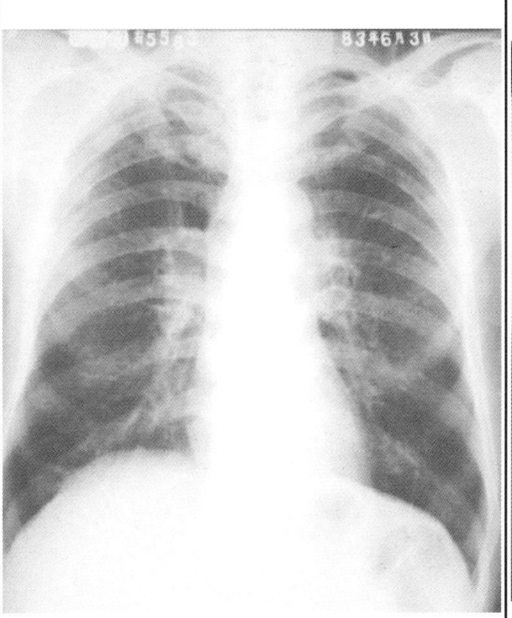

拍片时间：1983年6月

1/0	0/1
1/1	1/1
1/0	0/1

p影

诊断：Ⅰ

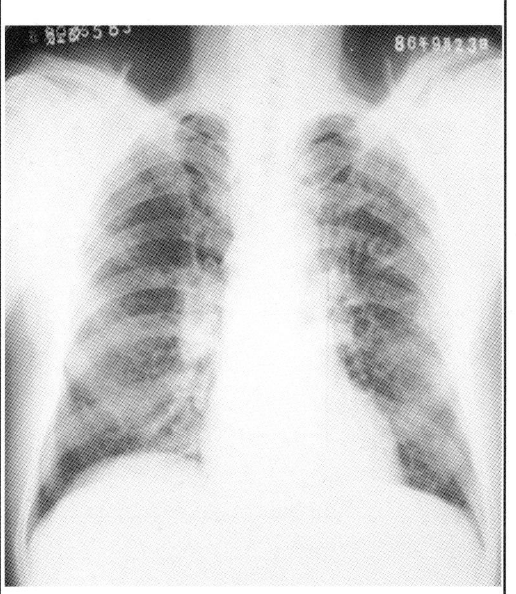

拍片时间：1986年9月

1/1	1/1
2/2	1/2
2/1	2/2

p/q影

诊断：Ⅱ

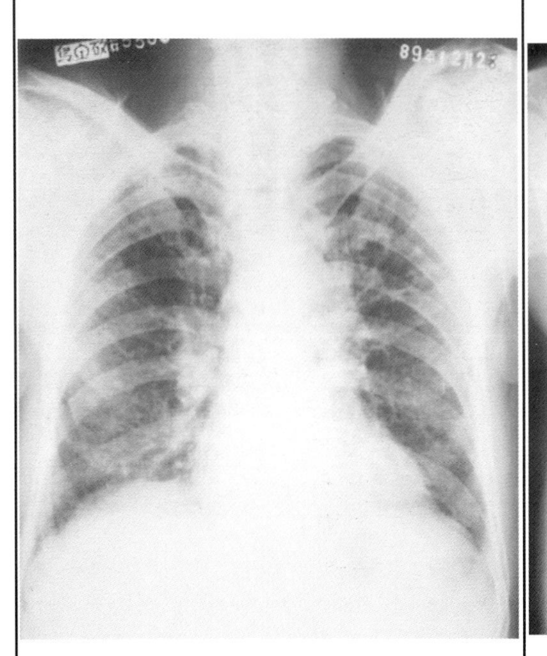

拍片时间：1989年12月

3/+	2/2
3/+	2/2
2/2	2/2

右上中小阴影聚集

诊断：II^{+}

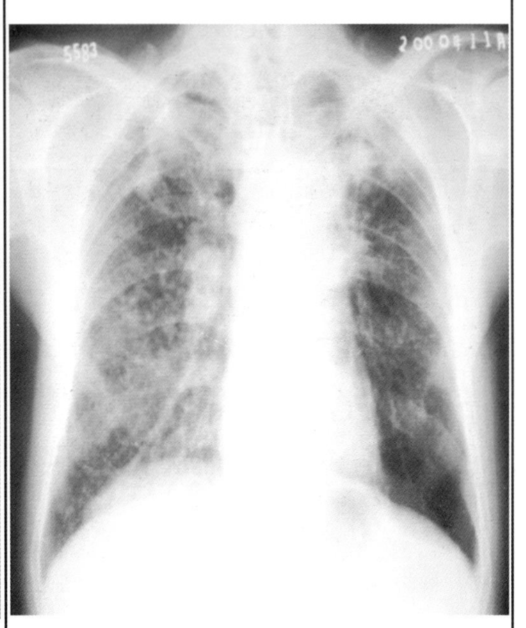

拍片时间：2000年11月

两上八字型融合；两肺野弥布q/r影

诊断：III

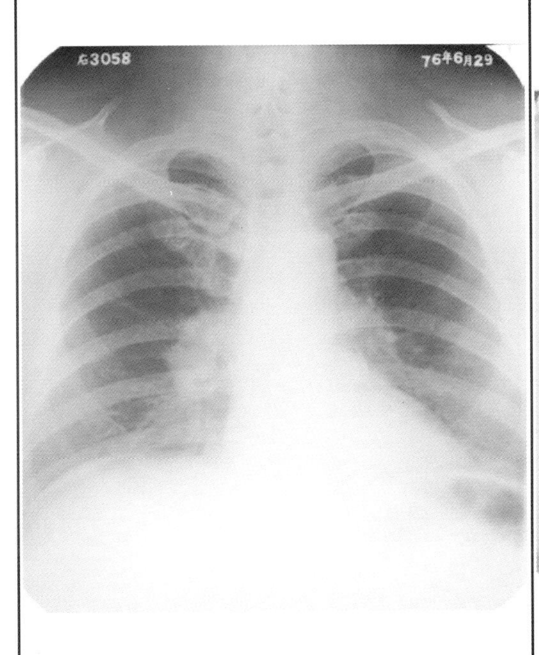

X线片号：3058

生于1927年　1950-1960年（隧道工）拍片时间：1976年6月

1/1	1/0
1/1	1/1
0/0	2/2

p/q影　总体密集度Ⅰ级　右肺门增大

诊断：Ⅰ$^{+}$

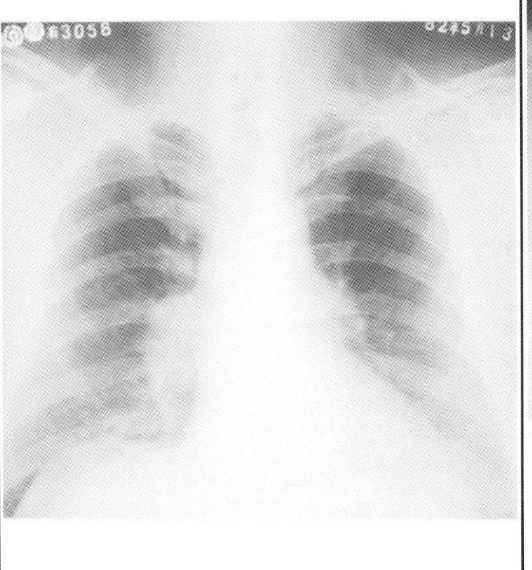

拍片时间：1982年5月23日

1/2	1/1
2/2	2/2
2/2	2/3

右肺门增大

q/q影　总体密集度Ⅱ级

诊断：Ⅱ$^{+}$

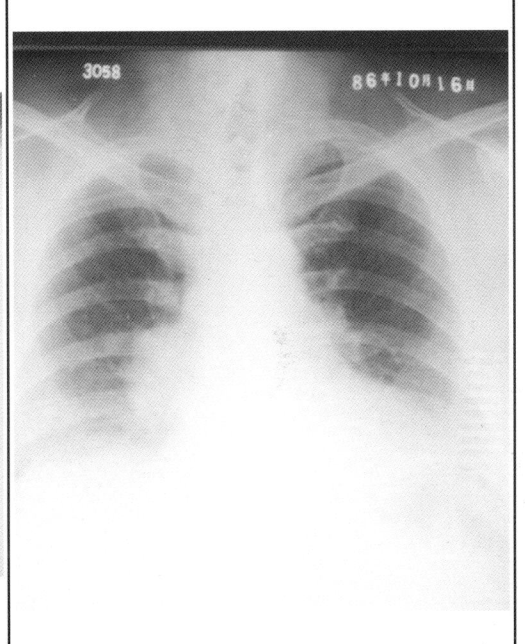

拍片时间：1986年10月16日

2/1	2/1
2/2	2/3
3/3	3/3

右胸膜改变

q/r影　总体密集度Ⅲ级

诊断：Ⅱ$^{+}$

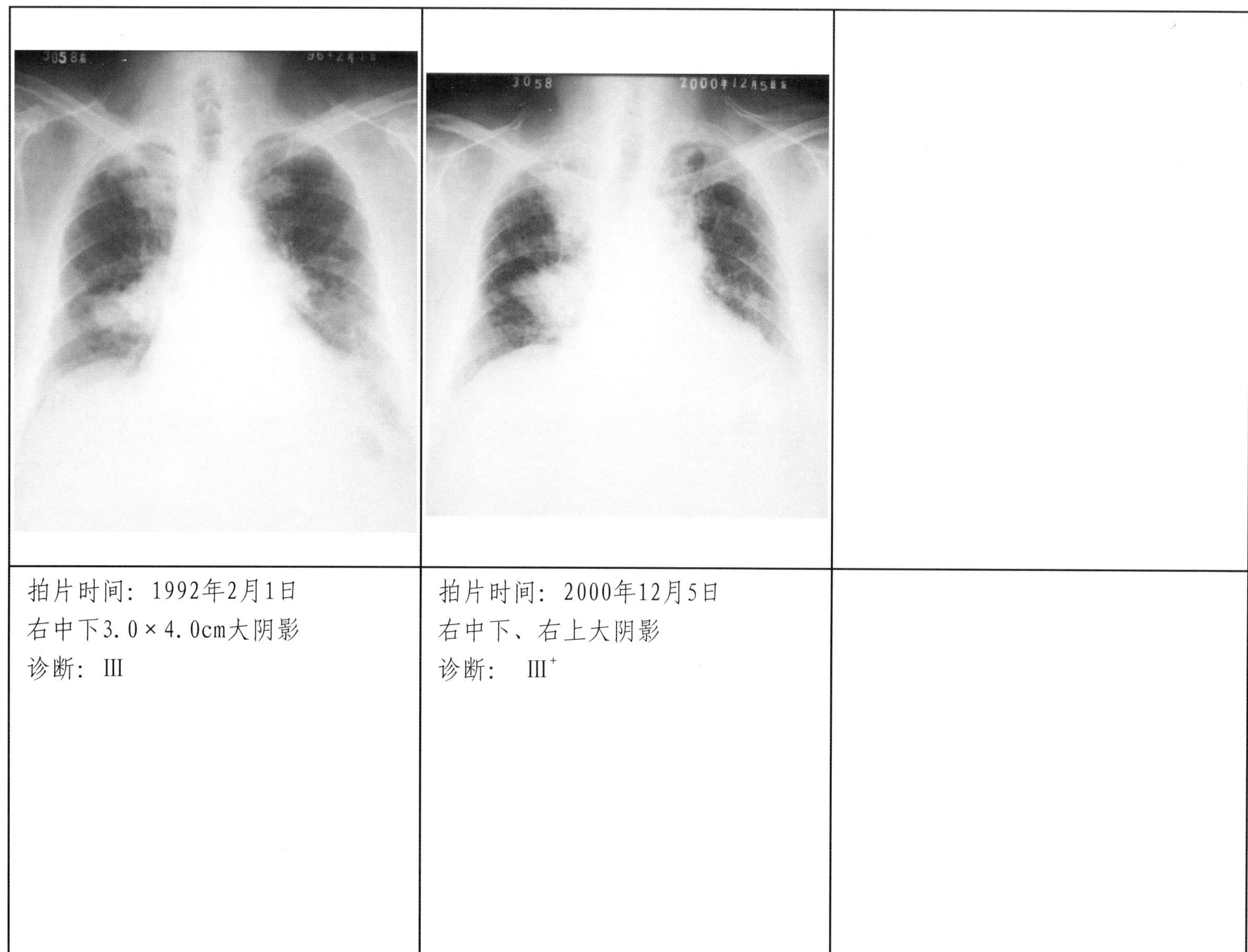

拍片时间：1992年2月1日
右中下3.0×4.0cm大阴影
诊断：III

拍片时间：2000年12月5日
右中下、右上大阴影
诊断：III^{+}

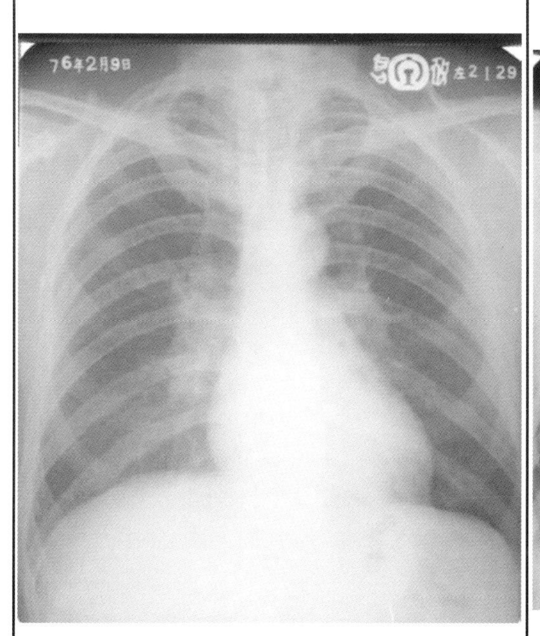

X线片号：2129

生于1931年　1953-1958年（开山工）

拍片时间：1976年2月9日

0/0	0/0
1/1	0/1
0/1	1/0

p影

诊断：I

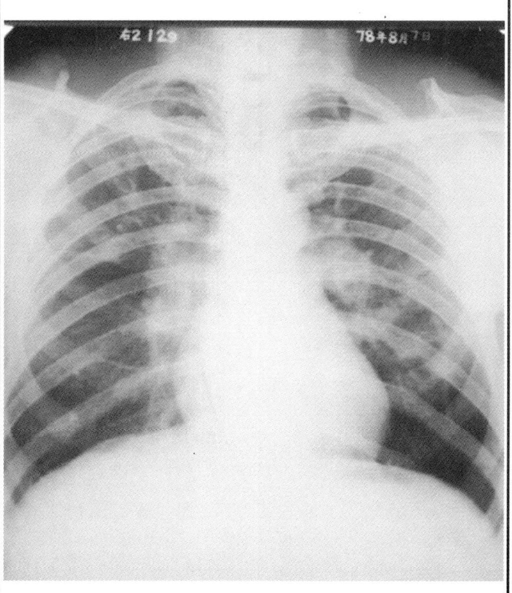

拍片时间：1978年8月7日

3/+	3/+
1/1	2/2
1/1	0/1

两上有0.5×3.0cm大阴影，不够III

p/q影

诊断：II$^+$

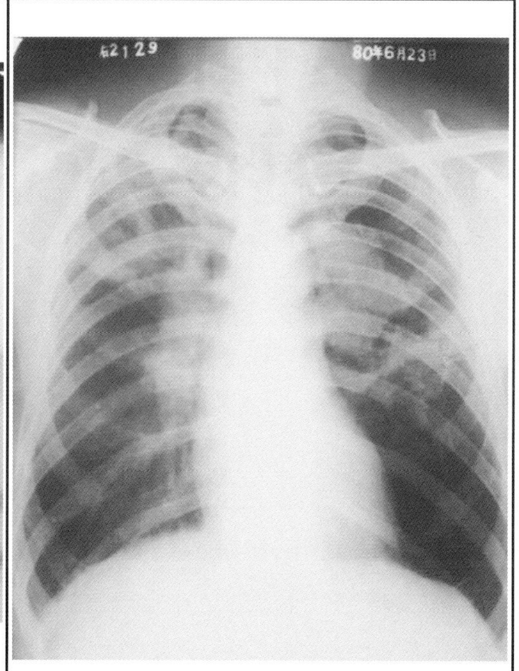

拍片时间：1980年6月23日

两上”八字”大阴影分别为5.0×4.0cm、5.0×3.5cm,左下气肿；右中大阴影、肺大泡

诊断：III$^+$

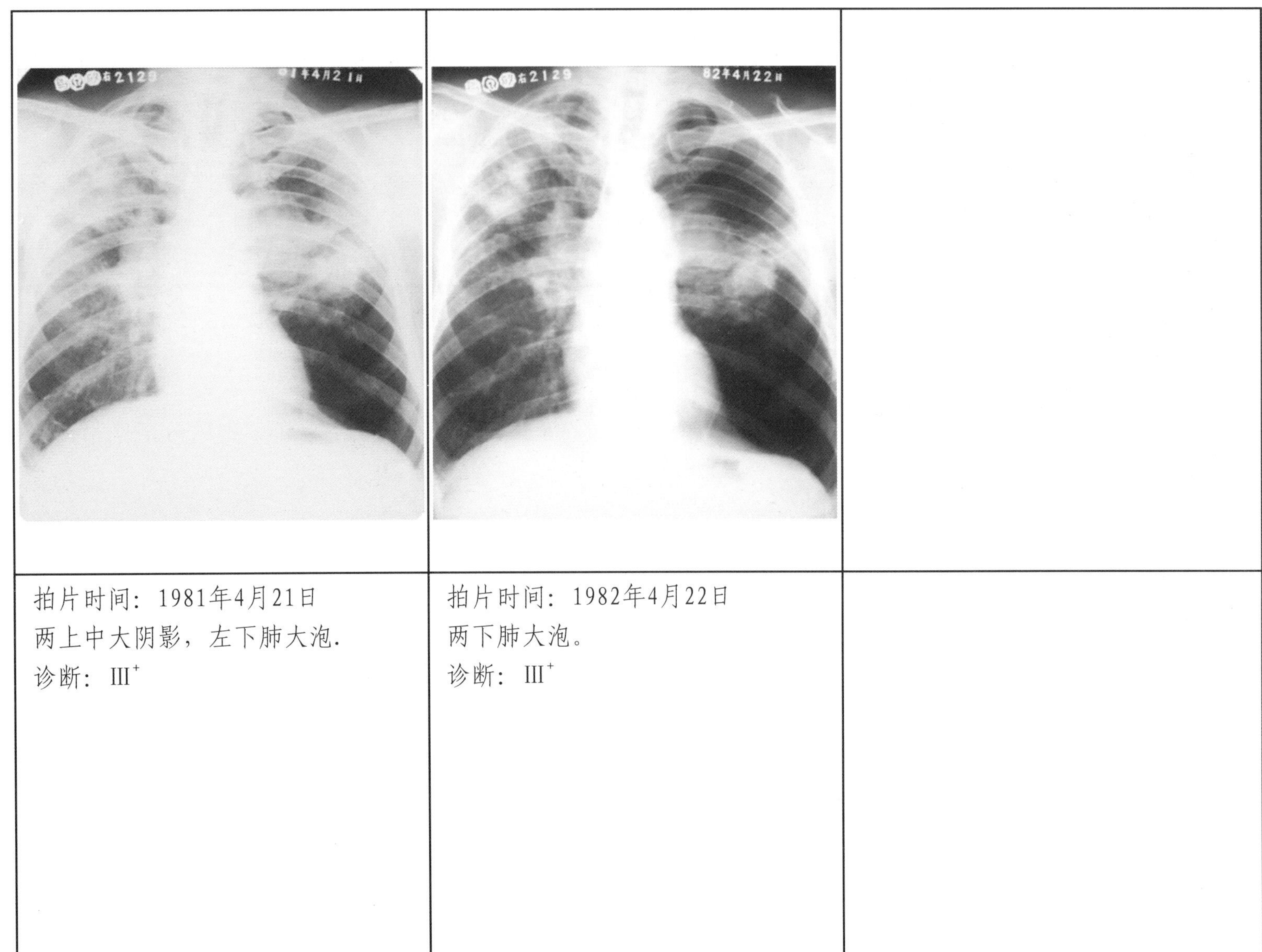

拍片时间：1981年4月21日
两上中大阴影，左下肺大泡.
诊断：III^{+}

拍片时间：1982年4月22日
两下肺大泡。
诊断：III^{+}

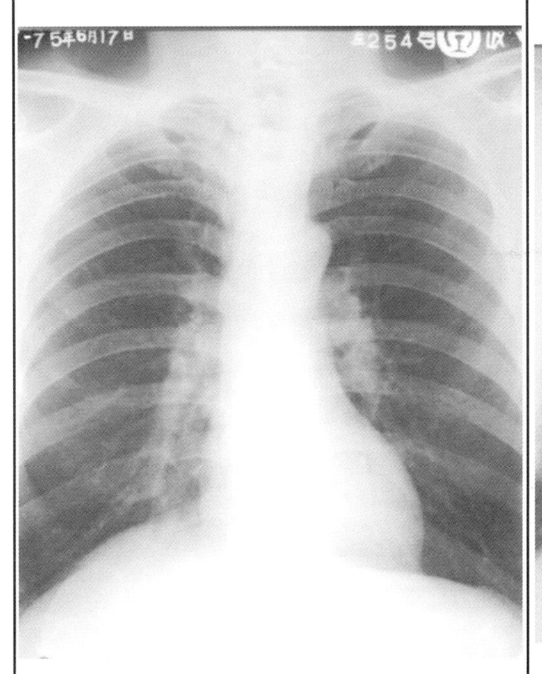

X线片号：0254

生于1932年　1953-1960年（开山工）

拍片时间：1975年6月17日

0/0	0/0
0/0	0/1
1/0	1/1

p/q影　总体密集度Ⅰ级

诊断：Ⅰ

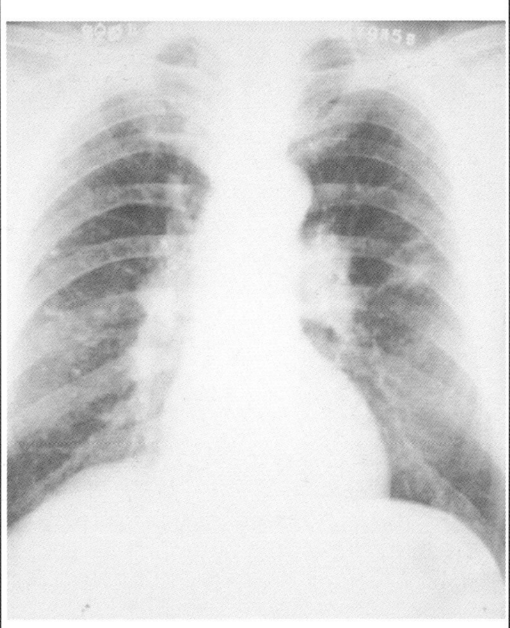

拍片时间：1986年9月5日

1/1	1/2
3/3	3/3
3/2	3/2

左中小阴影聚集

q/r影

诊断：$Ⅱ^{+}$

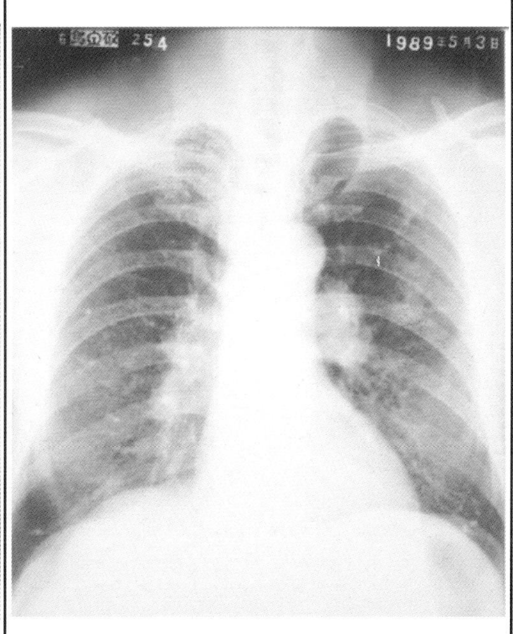

拍片时间：1989年5月3日

左中小阴影聚集

诊断：$Ⅱ^{+}$

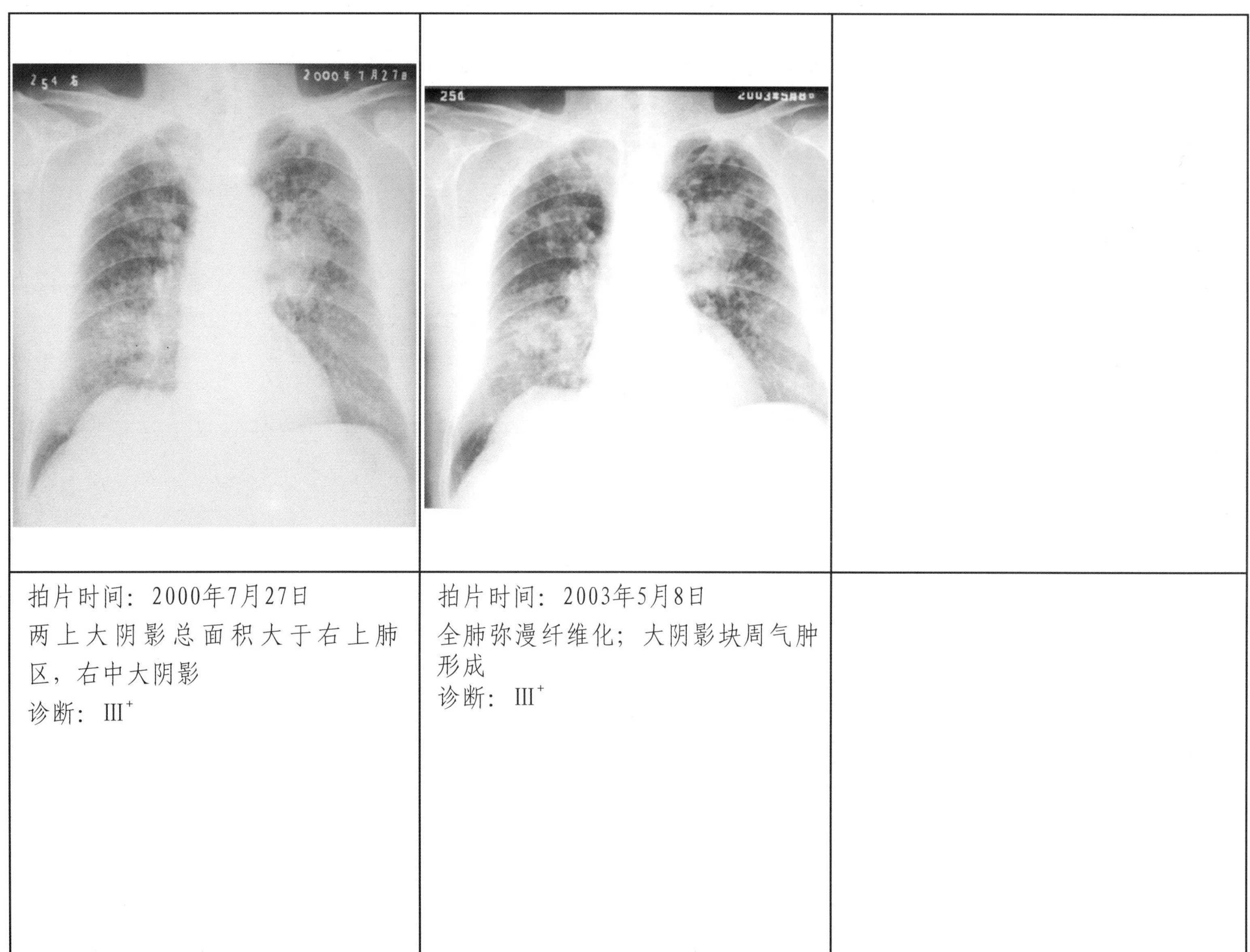

拍片时间：2000年7月27日 两上大阴影总面积大于右上肺区，右中大阴影 诊断：III^{+}	拍片时间：2003年5月8日 全肺弥漫纤维化；大阴影块周气肿形成 诊断：III^{+}	

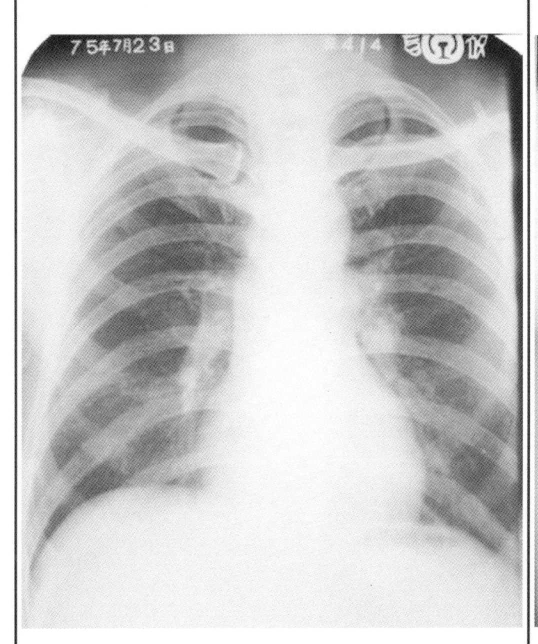

X线片号：0414

生于1926年 1952-1960年（隧道工）

拍片时间：1975年7月

0/0	0/0
0/1	1/1
0/1	0/1

p影

诊断：0^+

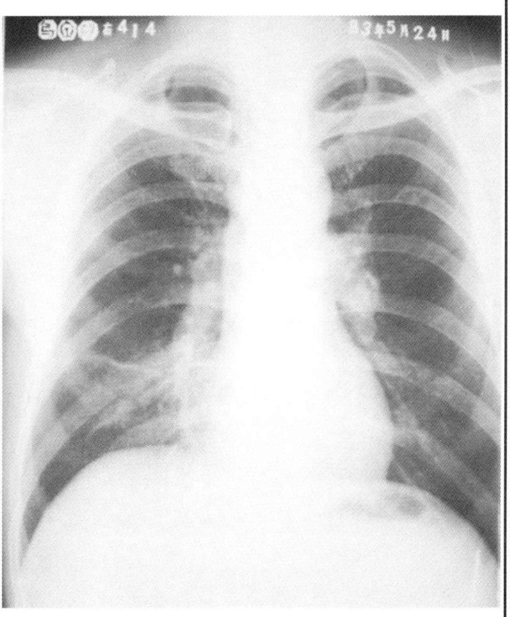

拍片时间：1983年5月

0/0	0/0
1/0	1/1
1/1	0/1

p影　总体密集度Ⅰ级

诊断：Ⅰ

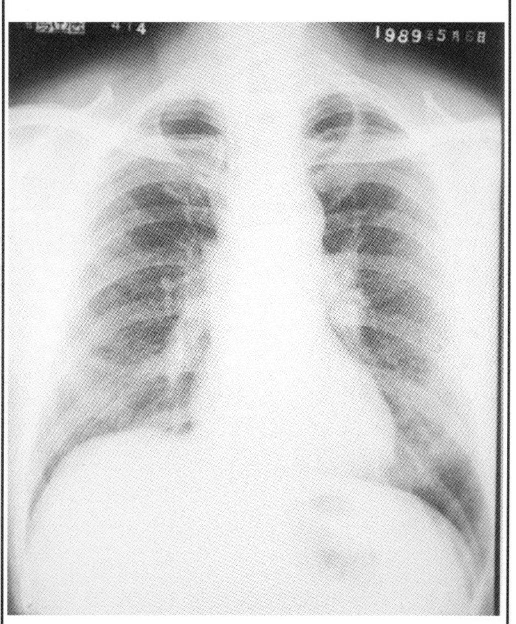

拍片时间：1989年5月

1/1	1/1
2/2	2/2
2/1	2/2

p/q影　总体密集度Ⅱ级

诊断：Ⅱ

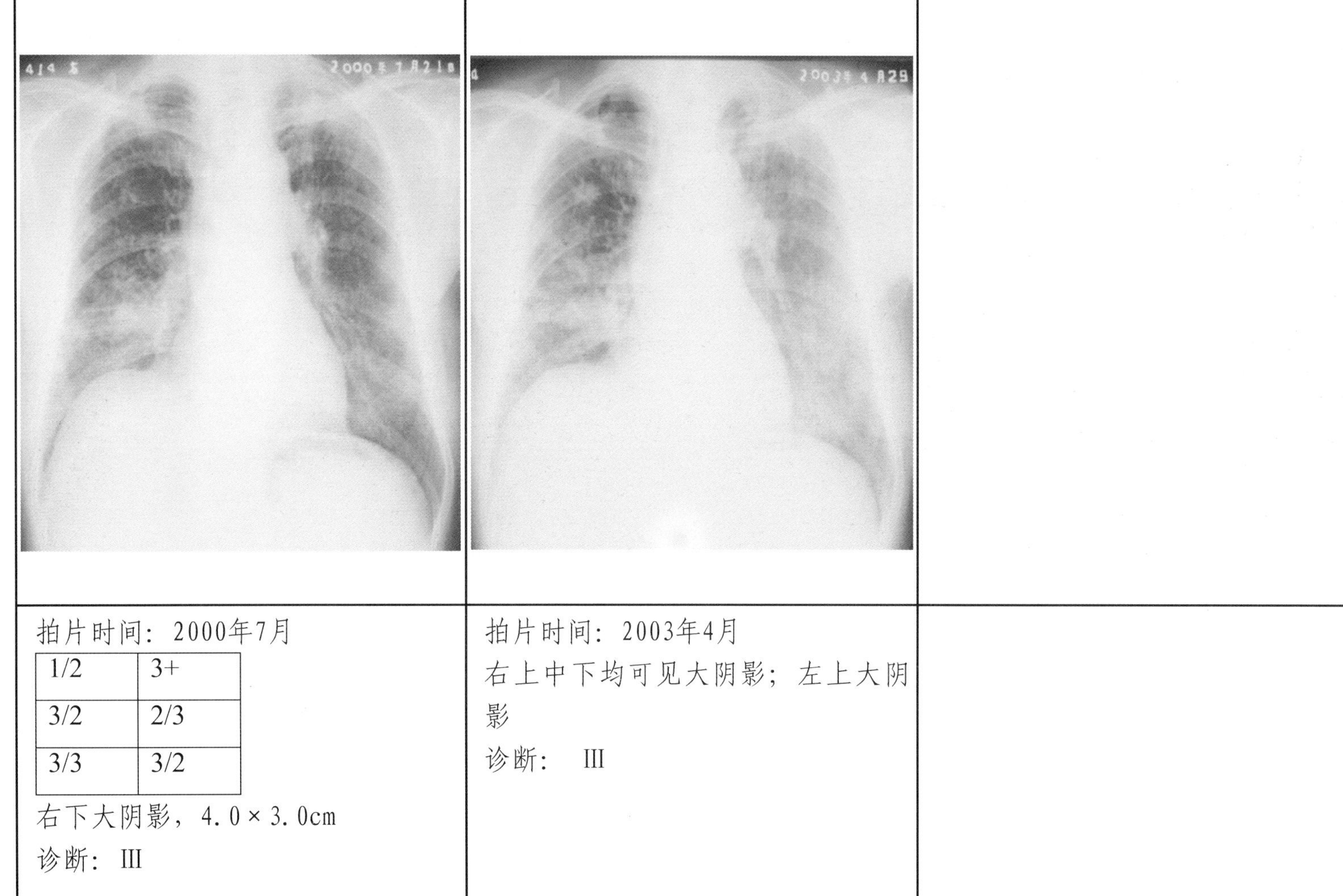

拍片时间：2000年7月

1/2	3+
3/2	2/3
3/3	3/2

右下大阴影，4.0×3.0cm

诊断：Ⅲ

拍片时间：2003年4月

右上中下均可见大阴影；左上大阴影

诊断：Ⅲ

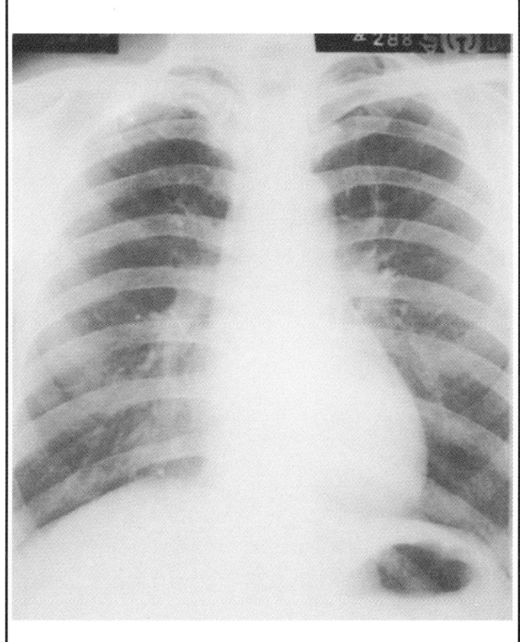

X线片号：288

生于1926年　1951-1960年（开山工）

拍片时间：1975年2月

0/1	0/0
0/1	1/1
0/0	0/1

诊断：Ⅰ

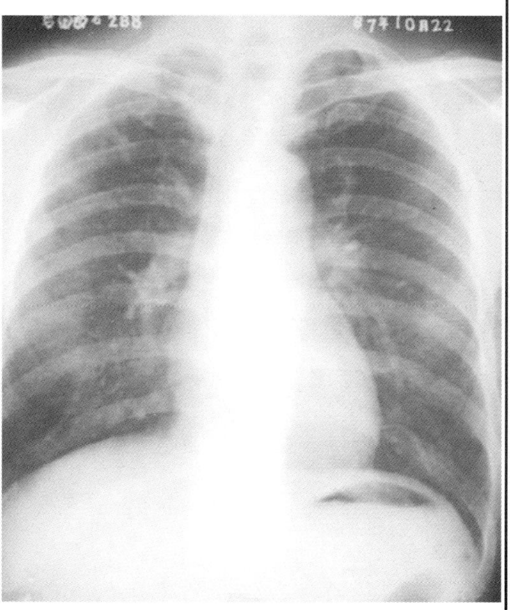

拍片时间：1987年10月

1/1	1/0
1/1	1/1
1/1	1/1

p影　总体密集度Ⅱ级

诊断：Ⅰ$^{+}$

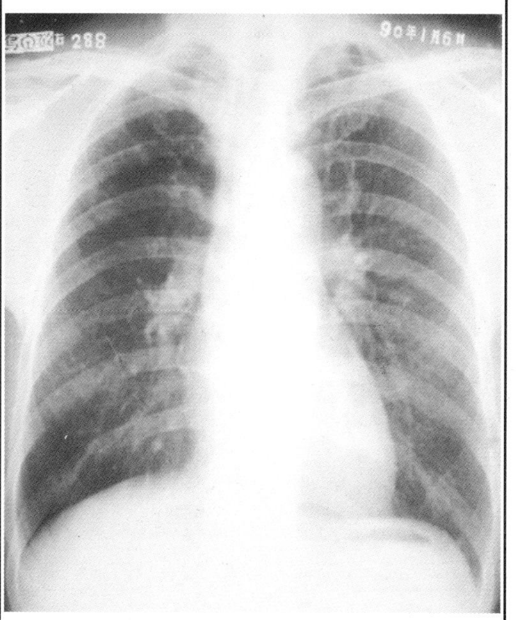

拍片时间：1990年1月

1/1	1/1
1/2	2/2
2/1	2/2

p/q影　总体密集度Ⅱ级

诊断：Ⅱ

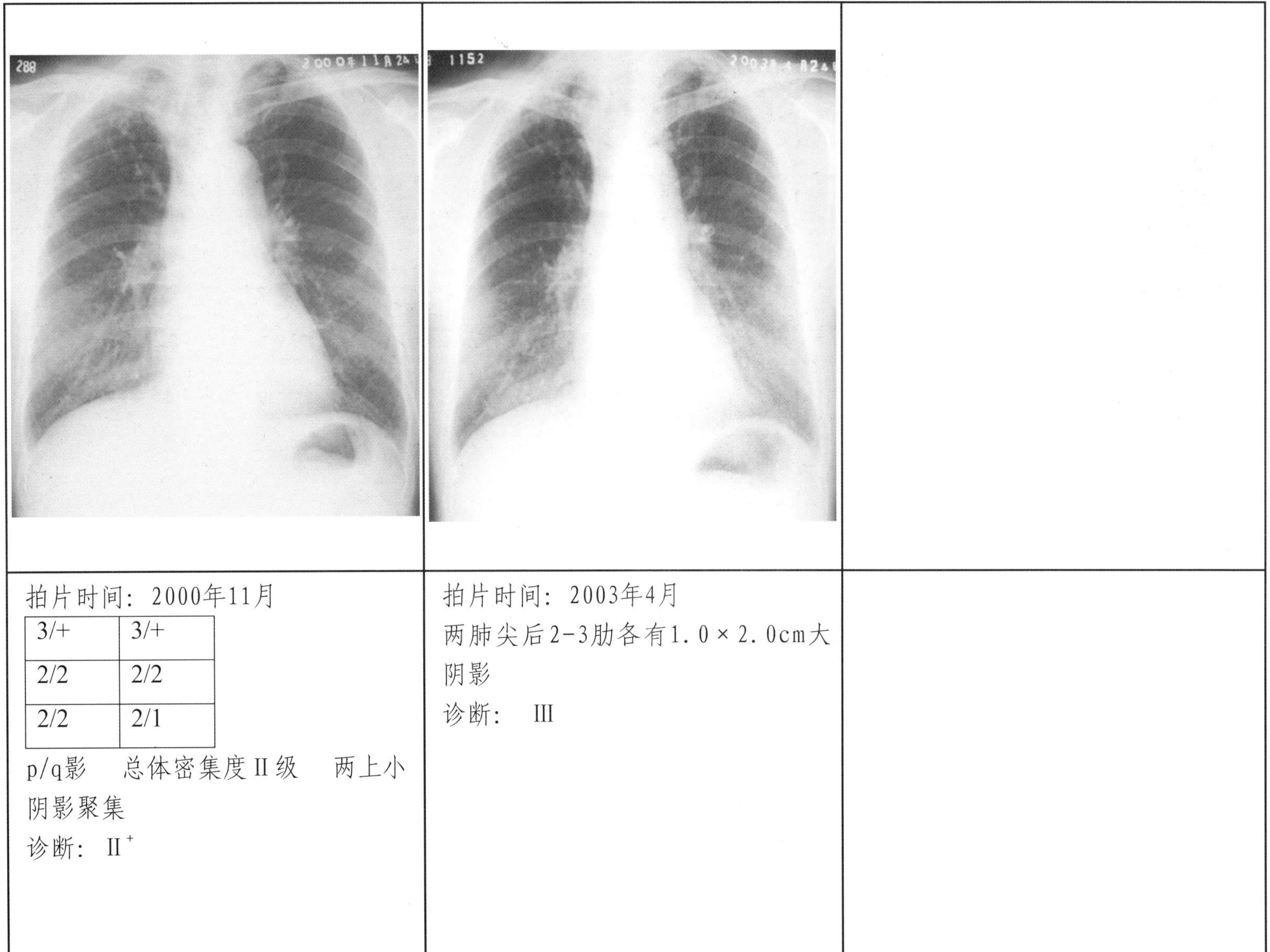

拍片时间：2000年11月

3/+	3/+
2/2	2/2
2/2	2/1

p/q影　总体密集度Ⅱ级　两上小阴影聚集

诊断：Ⅱ$^{+}$

拍片时间：2003年4月

两肺尖后2-3肋各有1.0×2.0cm大阴影

诊断：Ⅲ

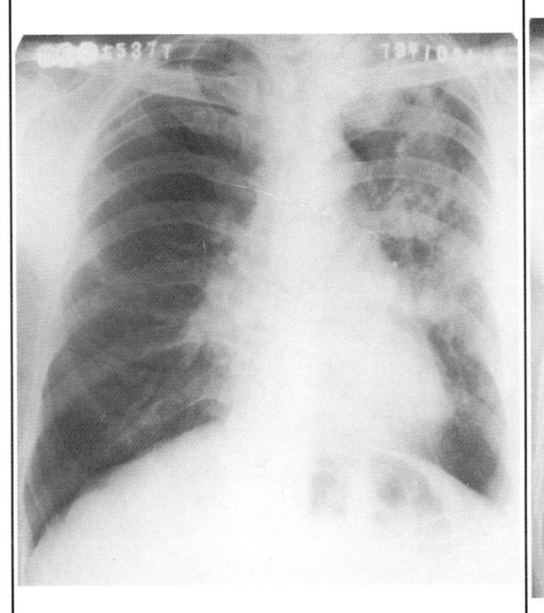

X线片号：5377

生于1931年　1950-1959年（开山工）拍片时间：1979年10月

0/0	0/0
1/1	0/0
0/1	0/1

左上有密度不均的大片影有灶门联系

诊断：0^{+}+T

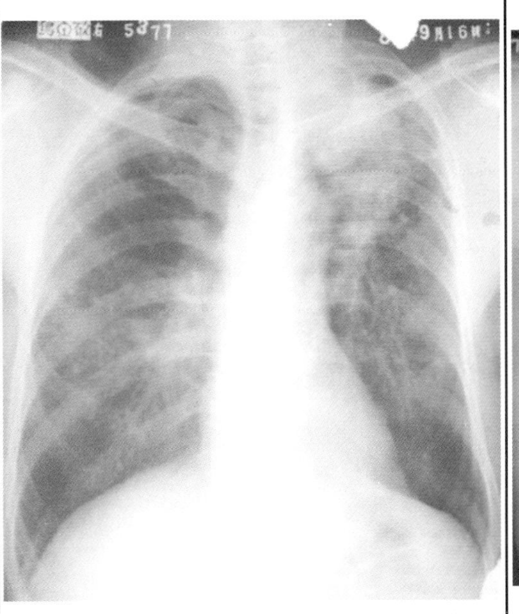

拍片时间：1982年9月

0/1	0/0
1/1	0/1
1/1	0/1

p/q影　总体密集度Ⅰ级　左上大片影；外上有透光区

诊断：Ⅰ+T

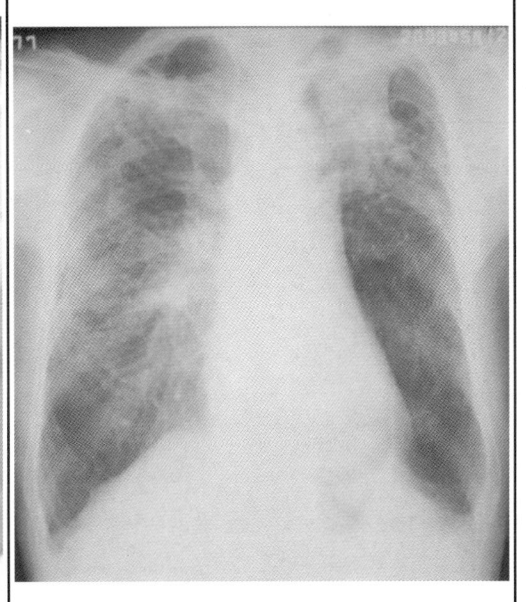

拍片时间：1983年5月

1/1	0/0
1/1	1/1
1/1	1/1

p/q影　总体密集度Ⅰ级　左上阴影同前；右中胸膜改变

诊断：$Ⅰ^{+}$+T

<table>
<tr>
<td>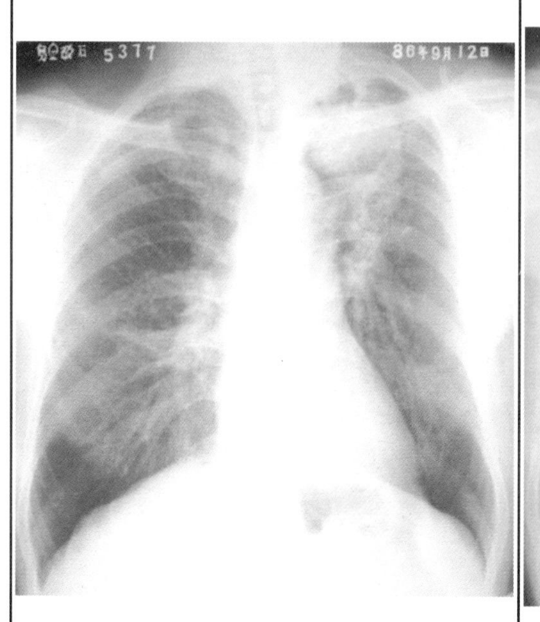
</td>
<td>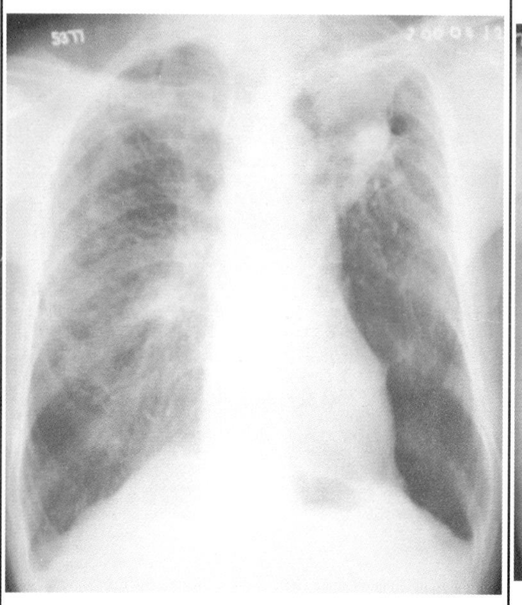</td>
<td>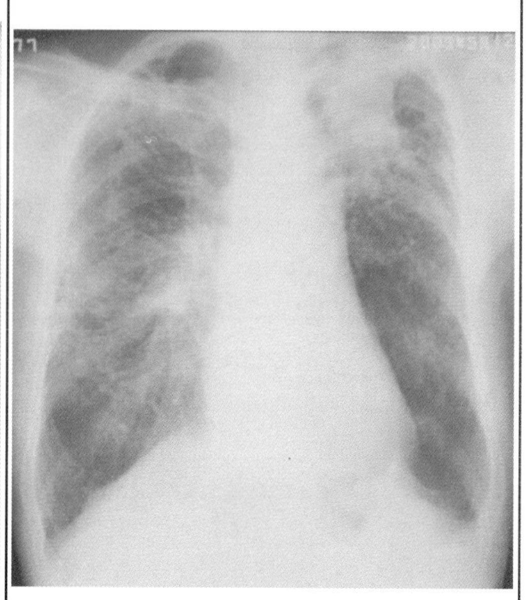</td>
</tr>
<tr>
<td>拍片时间：1986年9月
<table>
<tr><td>2/1</td><td>0/0</td></tr>
<tr><td>2/2</td><td>2/2</td></tr>
<tr><td>2/1</td><td>2/1</td></tr>
</table>
p/q影　总体密集度Ⅱ级　左上片影略缩小；但透光区边缘增厚。
诊断：Ⅱ+T</td>
<td>拍片时间：2000年12月
左上阴影部分钙化，仍有透光区；右上1.2×5.0cm大阴影；胸膜改变。
诊断：　Ⅲ+T</td>
<td>拍片时间：2003年8月
左上阴影回缩；透光区仍存在；右上大阴影及胸膜改变。
诊断：　Ⅲ+T</td>
</tr>
</table>

<table>
<tr>
<td>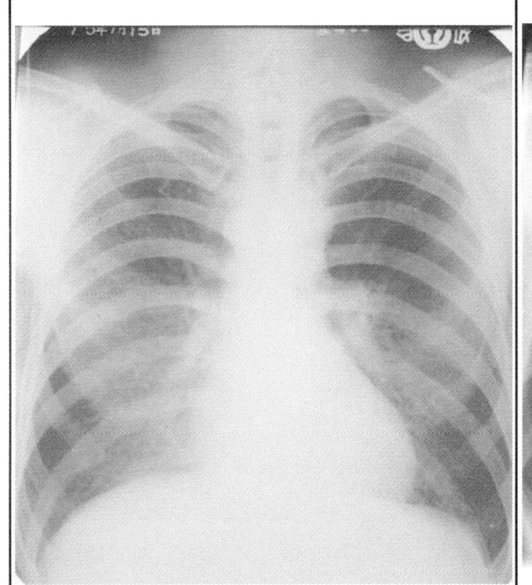</td>
<td>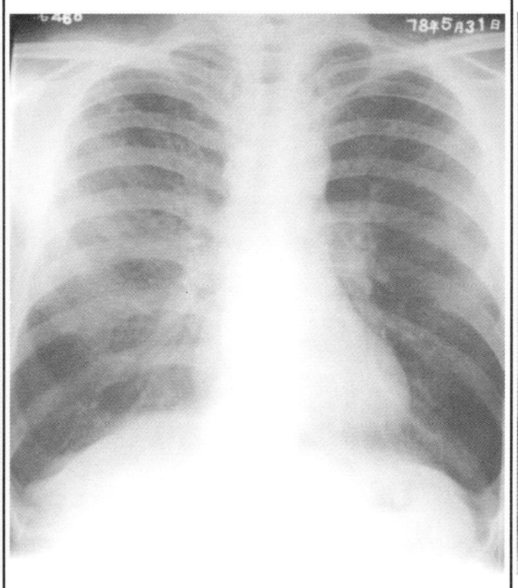</td>
<td>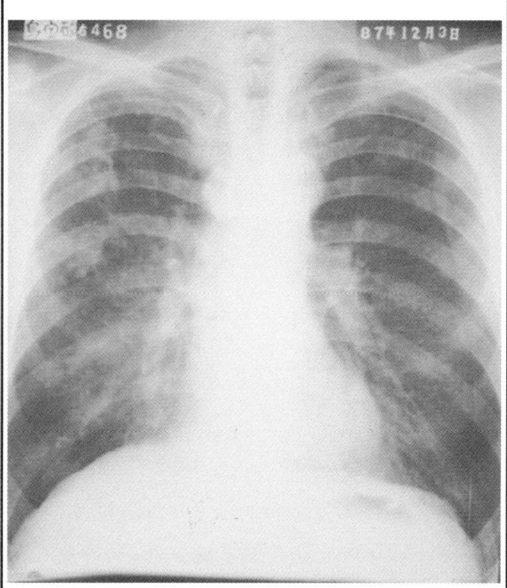</td>
</tr>
<tr>
<td>X线片号：0468
生于1935年　1954-1962年（开山工）
拍片时间：1975年7月

0/1 | 0/0
1/1 | 1/1
1/1 | 1/0

p/q影　总体密集度Ⅰ级　右肺门淋巴结钙化
诊断：Ⅰ</td>
<td>拍片时间：1978年5月

1/1 | 0/1
2/2 | 2/1
2/2 | 1/1

p/q影　总体密集度Ⅱ级
诊断：Ⅱ+</td>
<td>拍片时间：1987年12月

3/+ | 3/+
2/2 | 1/2
3/2 | 2/3

右上至右中2.0×7.0cm大阴影
诊断：Ⅲ</td>
</tr>
</table>

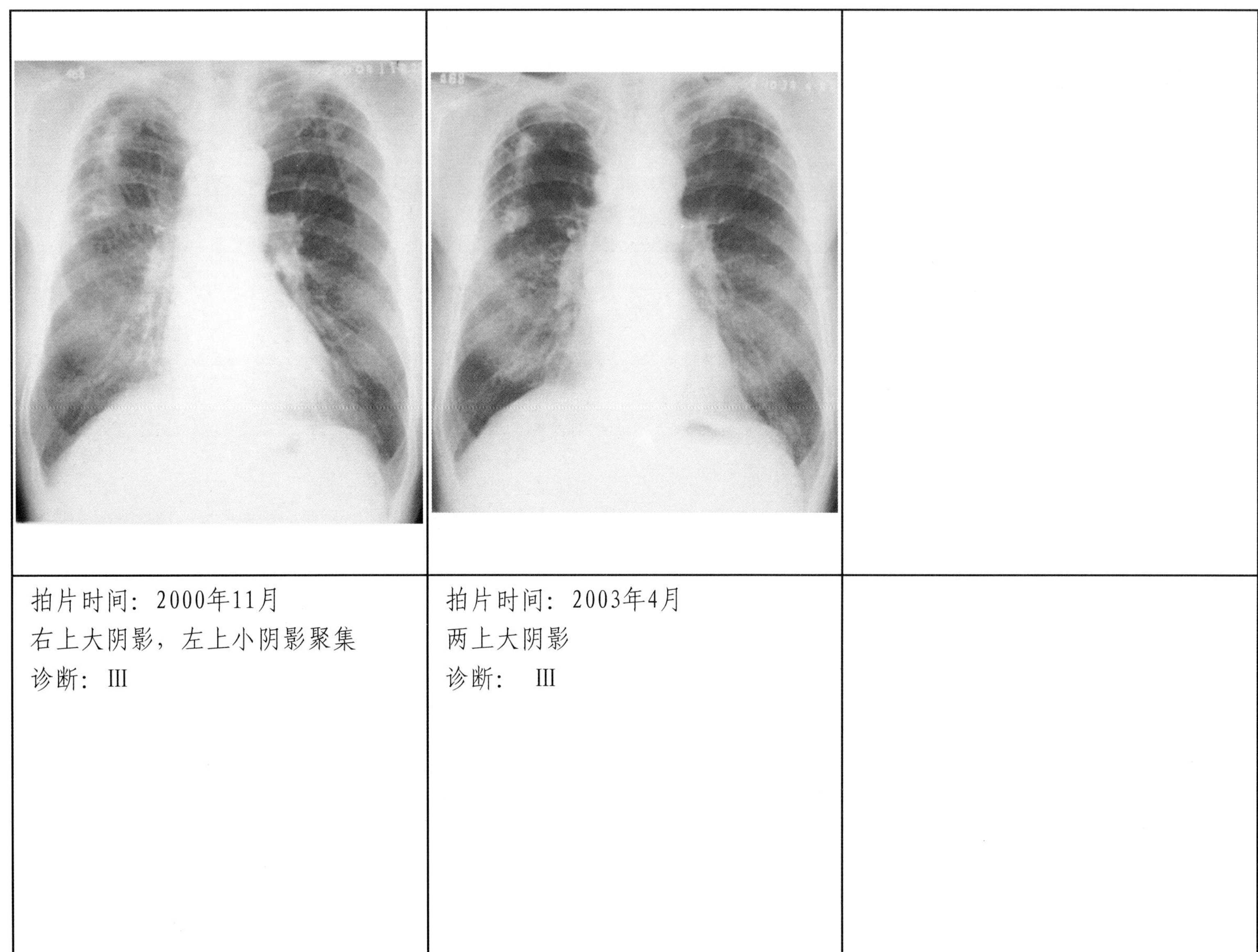

拍片时间：2000年11月 右上大阴影，左上小阴影聚集 诊断：III	拍片时间：2003年4月 两上大阴影 诊断： III	

<table>
<tr>
<td>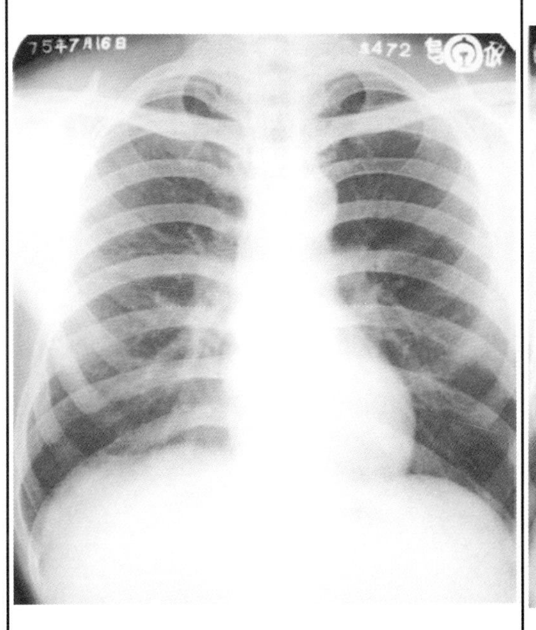</td>
<td>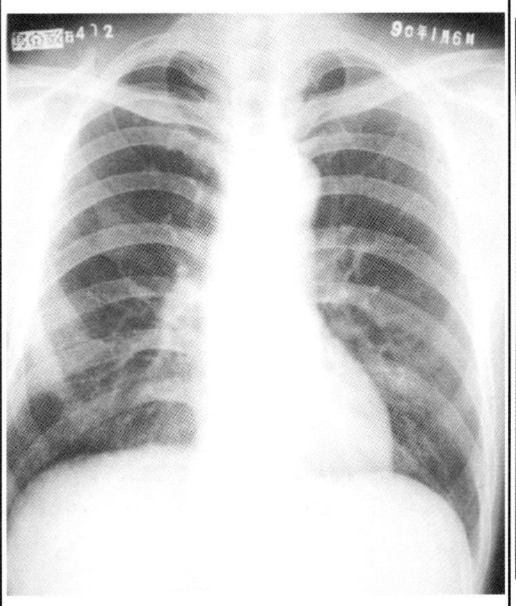</td>
<td>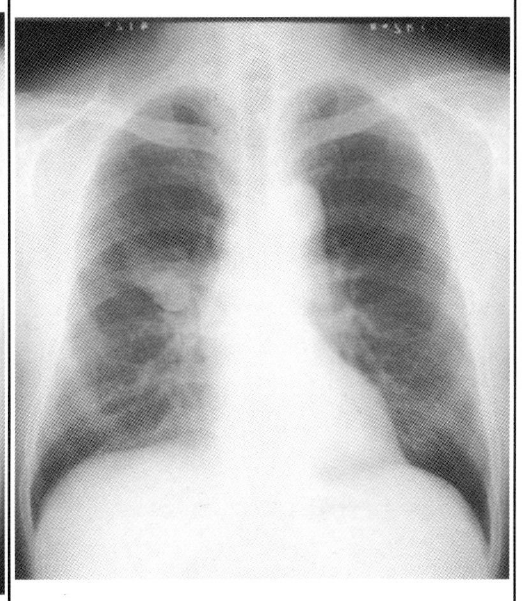</td>
</tr>
<tr>
<td>X线片号：0472
生于1933年　1957年4月-1958年9月（开山工）
拍片时间：1975年7月16日
0/0 | 0/0
1/0 | 0/1
0/1 | 0/1
右上纹理增多延伸伴卫星征　　p影</td>
<td>拍片时间：1990年1月6日
0/0 | 0/1
3/+ | 1/1
0/1 | 0/1
p影　右中小阴影聚集
诊断：II+</td>
<td>拍片时间：1995年11月
右中5.0×2.5cm大阴影 外周气肿
p/q影
诊断：III</td>
</tr>
</table>

<table>
<tr>
<td>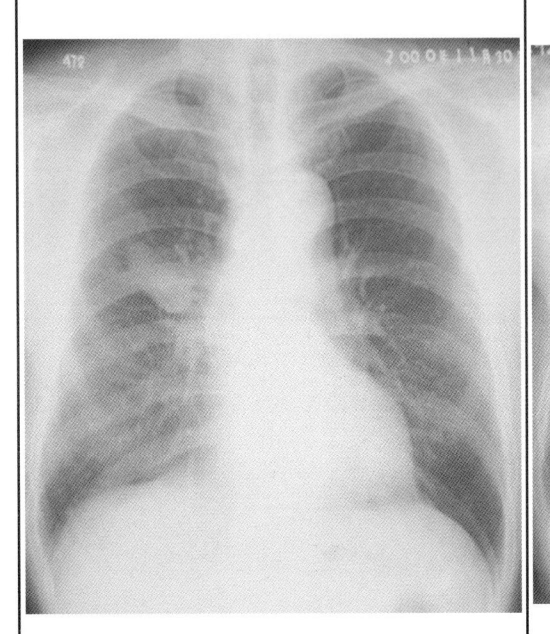</td>
<td>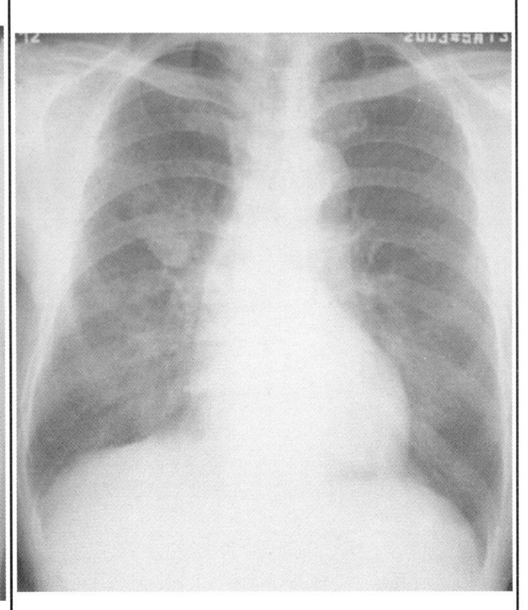</td>
<td></td>
</tr>
<tr>
<td>拍片时间：2000年11月3日
<table>
<tr><td>1/1</td><td>2/1</td></tr>
<tr><td>2/1</td><td>2/2</td></tr>
<tr><td>1/2</td><td>2/1</td></tr>
</table>
右中5.0×2.5cm大阴影 外周气肿
p/q影
诊断：III</td>
<td>拍片时间：2003年5月13日
右中大阴影；有伪足症；有向外上的伪足征 ；
诊断：III</td>
<td></td>
</tr>
</table>

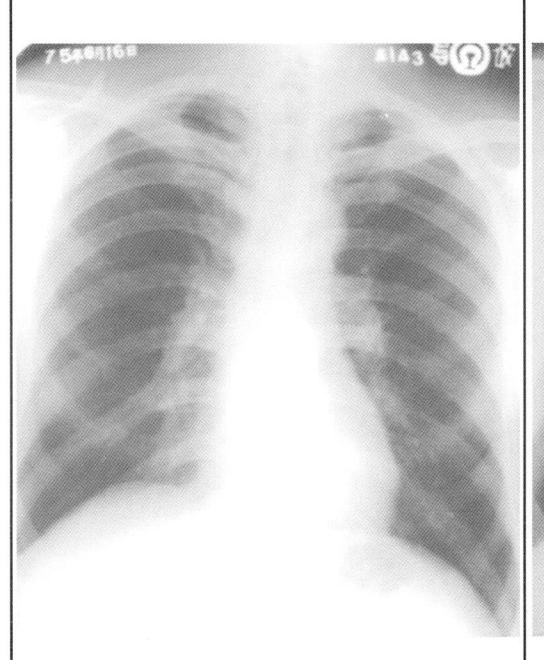

X线片号：0143

生于1935年　1951-1965年（开山工）

拍片时间：1975年6月16日

0/0	0/0
0/0	0/0
0/0	0/0

诊断：0

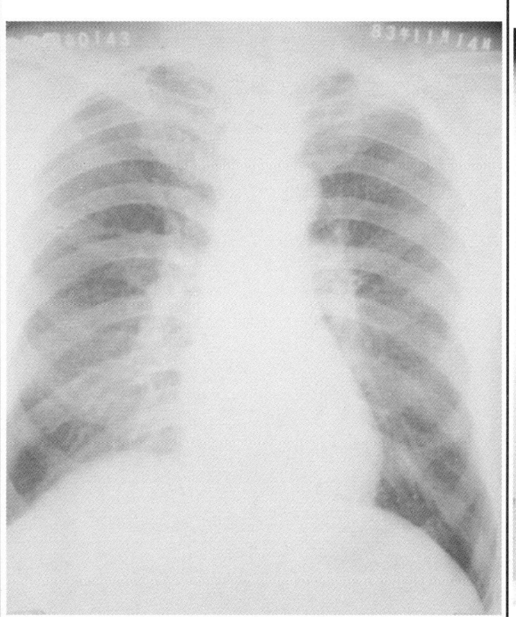

拍片时间：1983年11月14日

1/1	1/0
2/2	2/2
2/2	2/2

p影

诊断：II

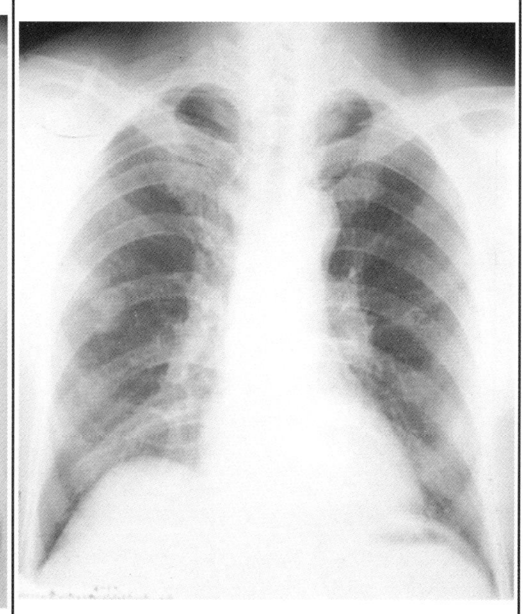

拍片时间：1986年9月12日

2/2	1/1
3/+	2/2
2/2	2/2

右中小阴影聚集

诊断：II^{+}

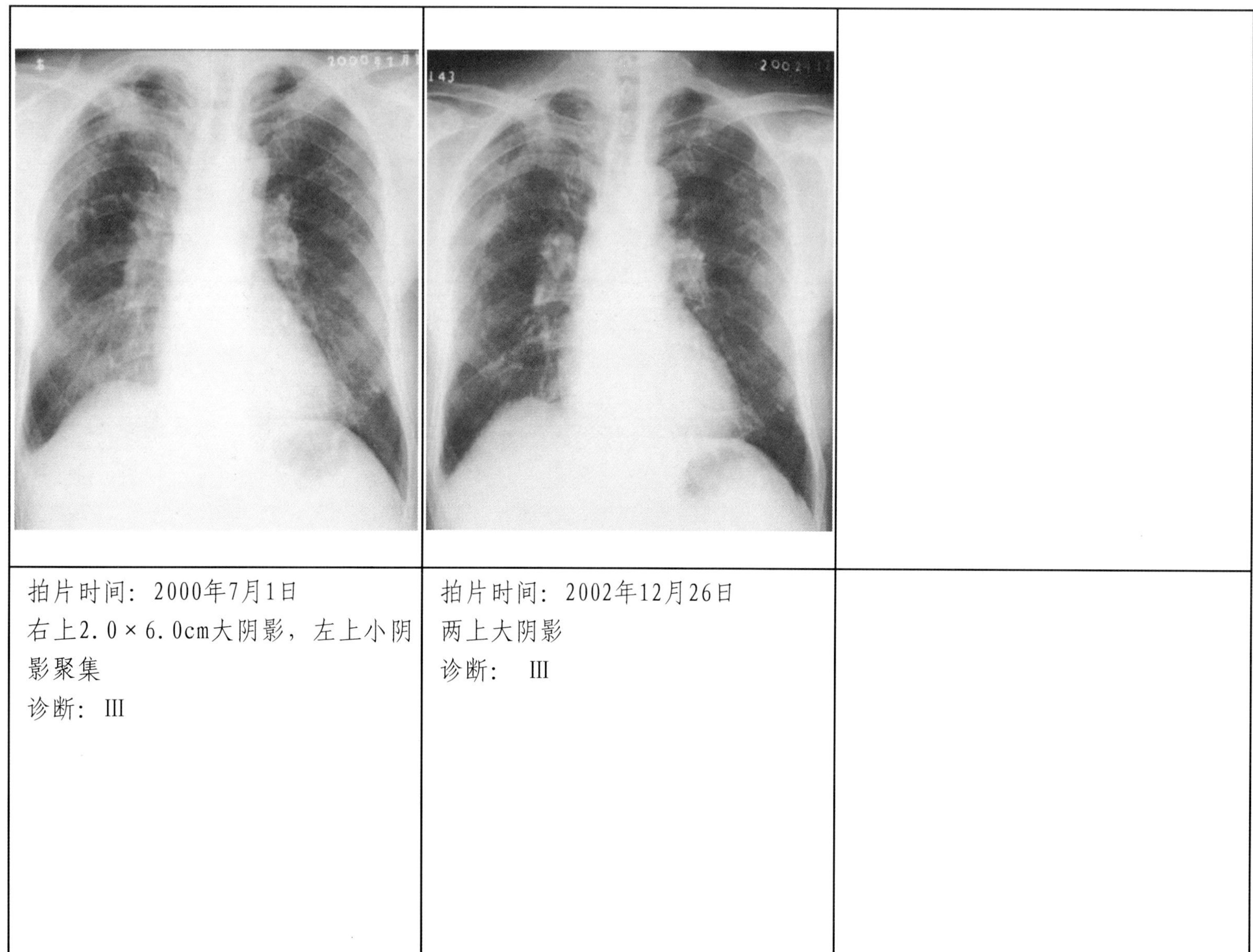

拍片时间：2000年7月1日

右上2.0×6.0cm大阴影，左上小阴影聚集

诊断：III

拍片时间：2002年12月26日

两上大阴影

诊断：III

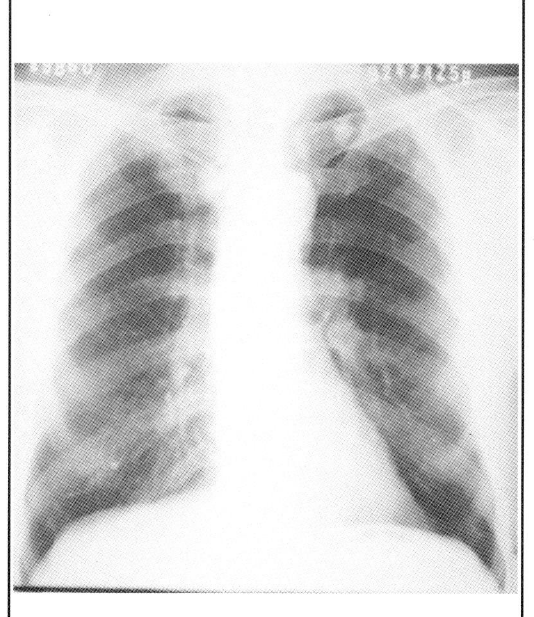

X线片号：9860

生于1927年　1954-1955年接尘（开山工、推土车司机）

拍片时间：1992年2月

0/0	0/0
0/0	0/0
1/0	1/1

左上有钙化程度的锁条影

p影　总体密集度 I 级

诊断：I

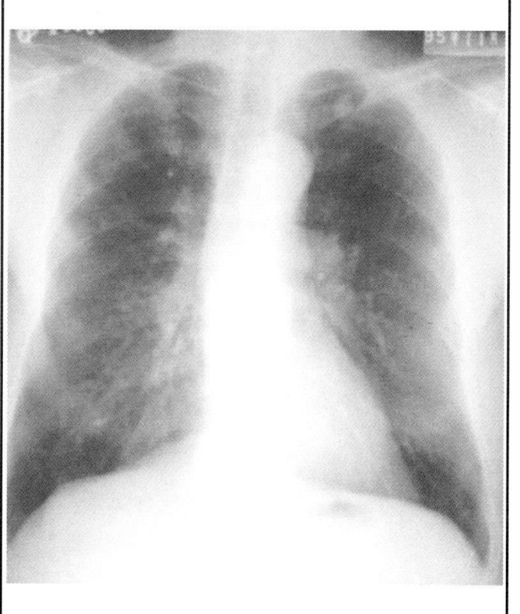

拍片时间：1995年11月

0/0	0/1
1/1	2/2
1/1	1/1

右上2.5×1.5　大阴影，有块周气肿

诊断：III

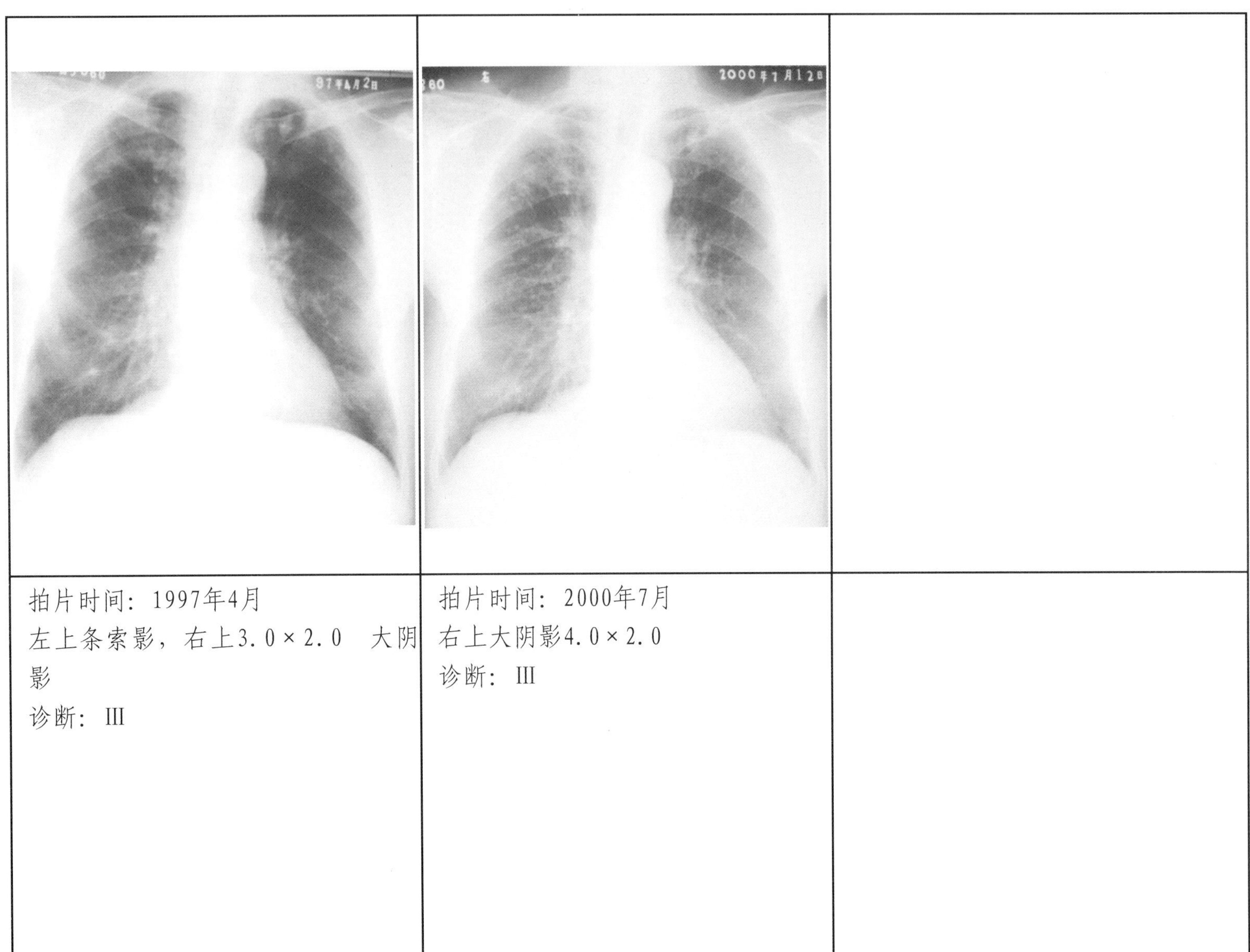

拍片时间：1997年4月
左上条索影，右上3.0×2.0　大阴影
诊断：III

拍片时间：2000年7月
右上大阴影4.0×2.0
诊断：III

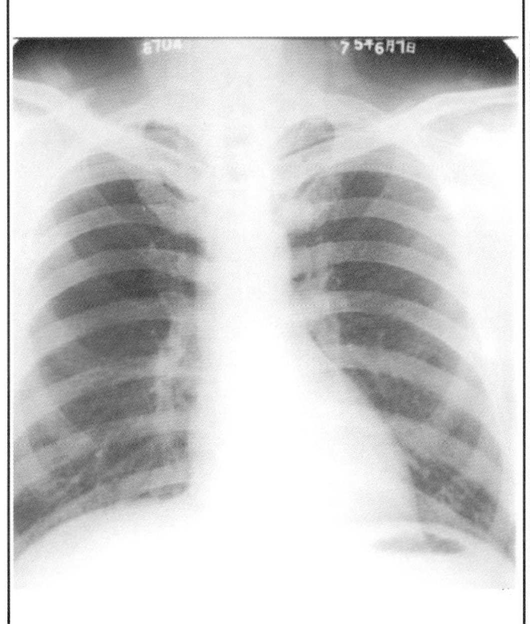

X线片号：704

生于1936年 1957-1959年接尘（开山工）

拍片时间：1975年6月

0/0	0/0
0/1	0/1
0/0	0/0

p影

诊断：0^+

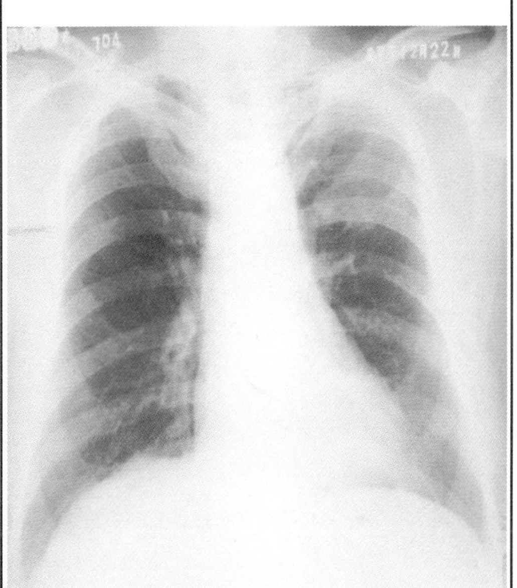

拍片时间：1987年12月

0/1	3/+
1/0	1/1
1/1	1/1

p影　左上小阴影聚集

诊断：II^+

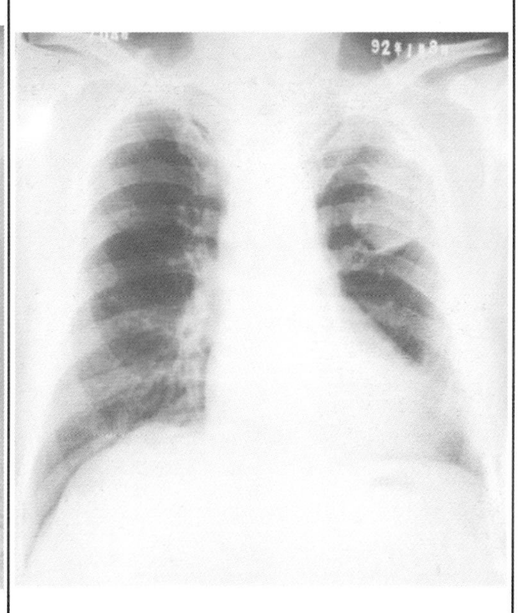

拍片时间：1992年1月

左上4.0×4.0cm大阴影，块周气肿形成

诊断：III

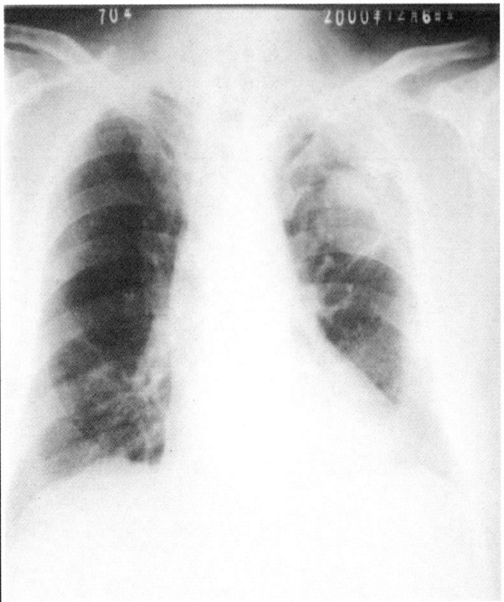 拍片时间：2000年12月 阴影密度增高，体积增大 诊断：III		

<table>
<tr>
<td>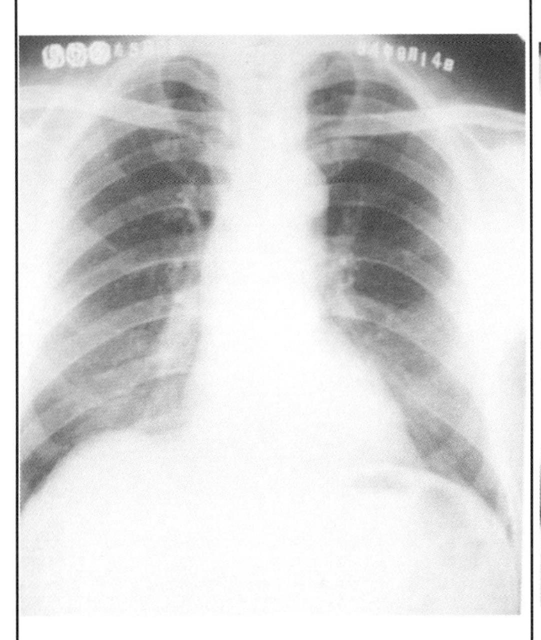</td>
<td>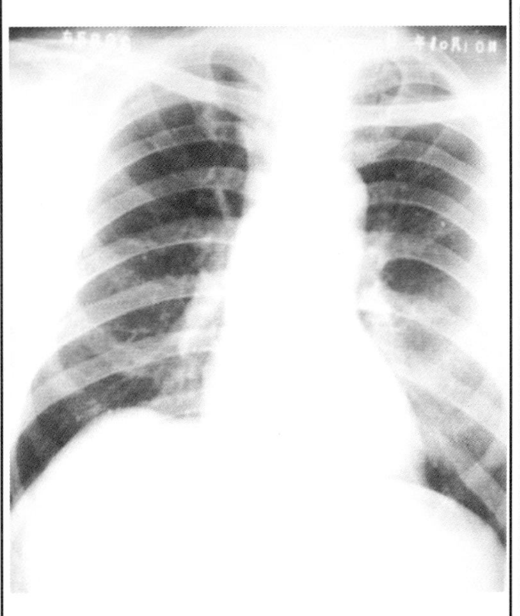</td>
<td>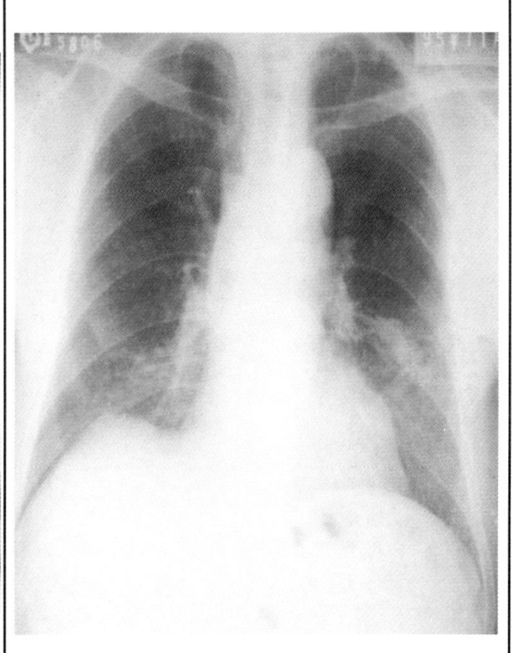</td>
</tr>
<tr>
<td>X线片号:
生于1933年 1955-1958年接尘（开山工）
拍片时间: 1984年8月
<table><tr><td>0/0</td><td>0/0</td></tr><tr><td>1/1</td><td>1/0</td></tr><tr><td>0/1</td><td>1/0</td></tr></table>p影　总体密集度Ⅰ级
诊断:　Ⅰ</td>
<td>拍片时间: 1991年10月
<table><tr><td>0/1</td><td>1/0</td></tr><tr><td>1/1</td><td>2/1</td></tr><tr><td>1/0</td><td>1/1</td></tr></table>p/q影　总体密集度Ⅱ级
诊断:　Ⅰ+</td>
<td>拍片时间: 1995年11月
左中见一梭形块影，约5.0×1.5cm，其它肺野小阴影聚集
诊断:　Ⅲ</td>
</tr>
</table>

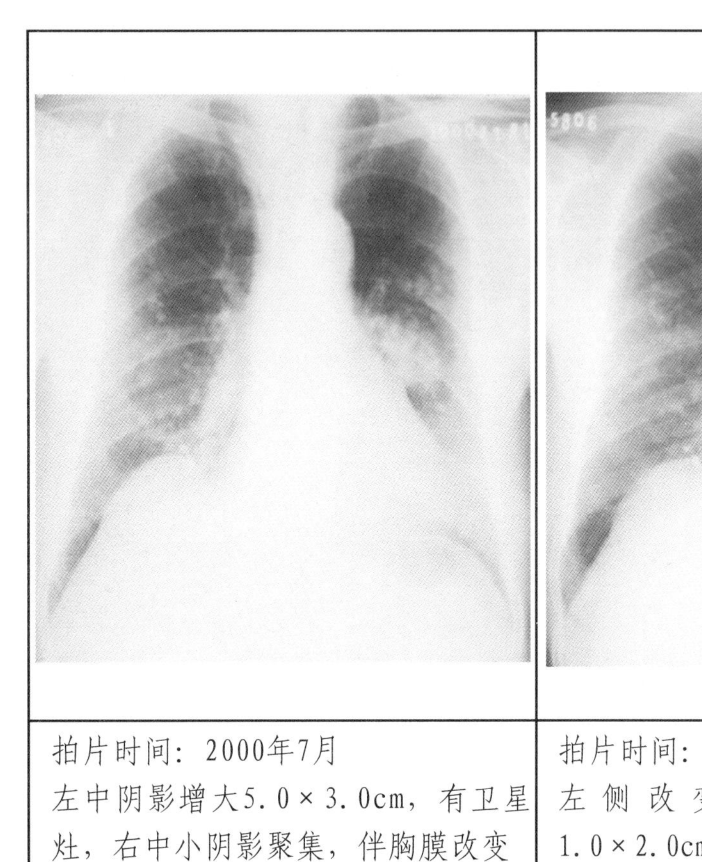	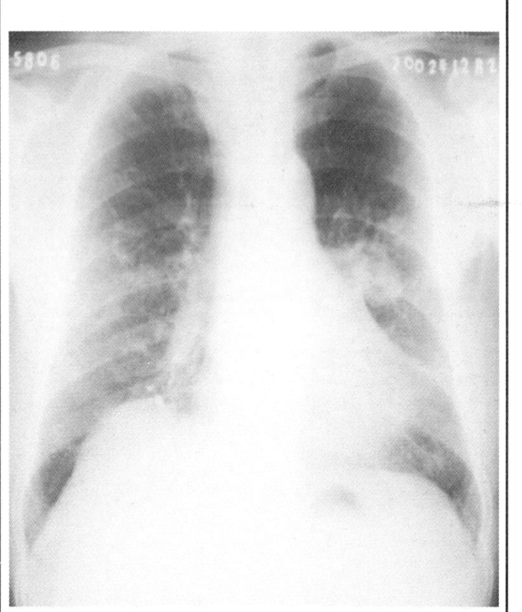	
拍片时间：2000年7月 左中阴影增大5.0×3.0cm，有卫星灶，右中小阴影聚集，伴胸膜改变 诊断： III	拍片时间：2002年12月 左侧改变同前，右侧出现1.0×2.0cm大阴影，有块周气肿 诊断： III	

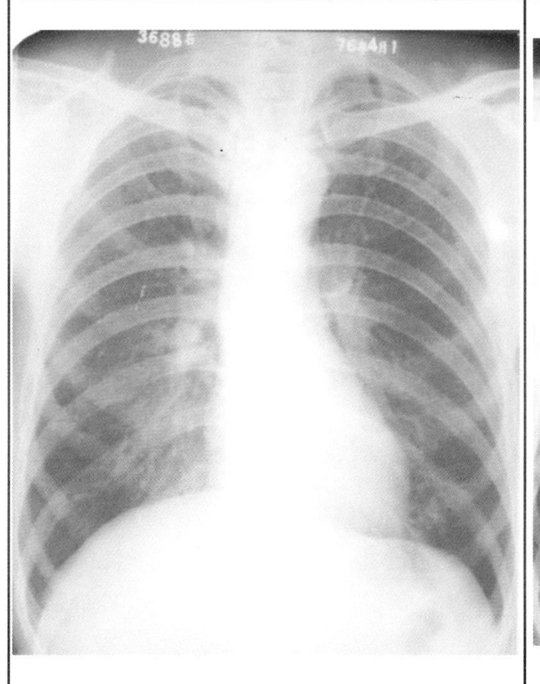

X线片号：3368

1955年1月-1959年9月年（开山工）

拍片时间：1976年4月1日

0/1	1/0
1/1	0/1
1/0	1/1

p/q影　总体密集度 I

诊断：I

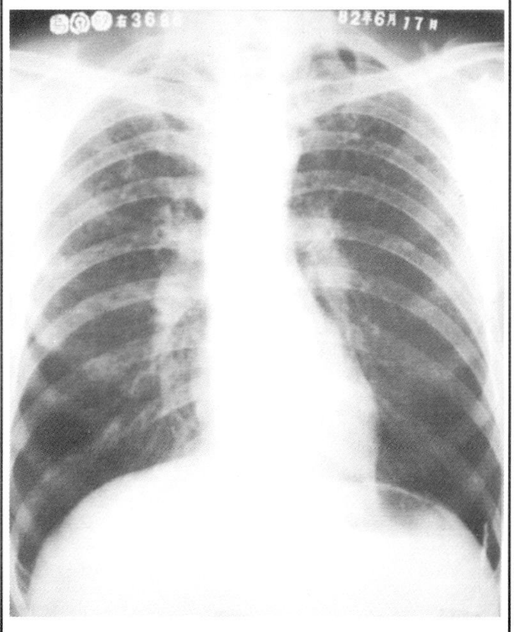

拍片时间：1982年6月17日

2/2	2/2
2/2	1/2
1/1	1/1

p/q影　总体密集度 II

诊断：II

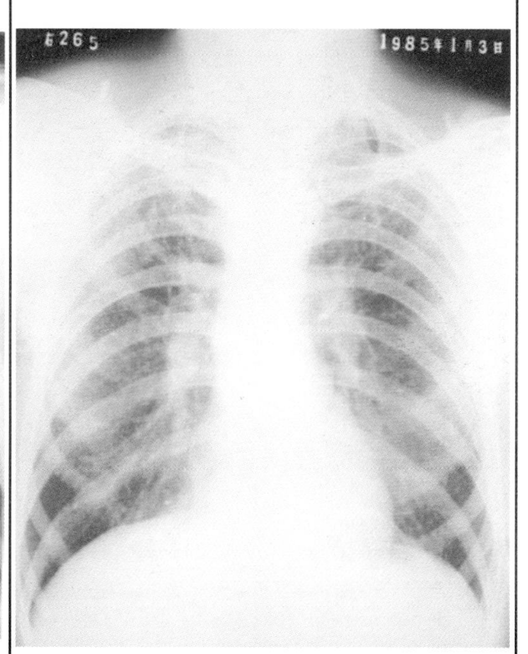

拍片时间：1985年1月3日

3/2	2/2
2/3	2/3
2/2	2/2

q影　总体密集度III

诊断：II^{+}

<table>
<tr>
<td>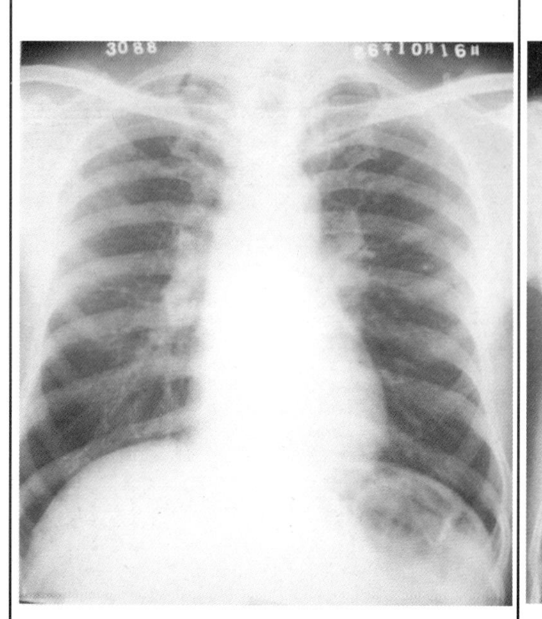
</td>
<td>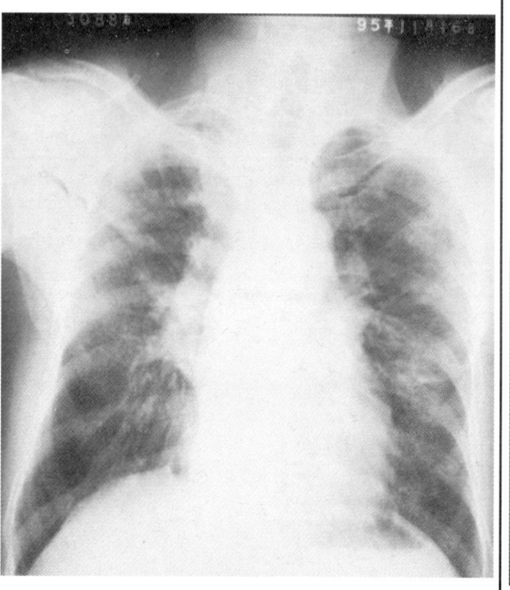</td>
<td>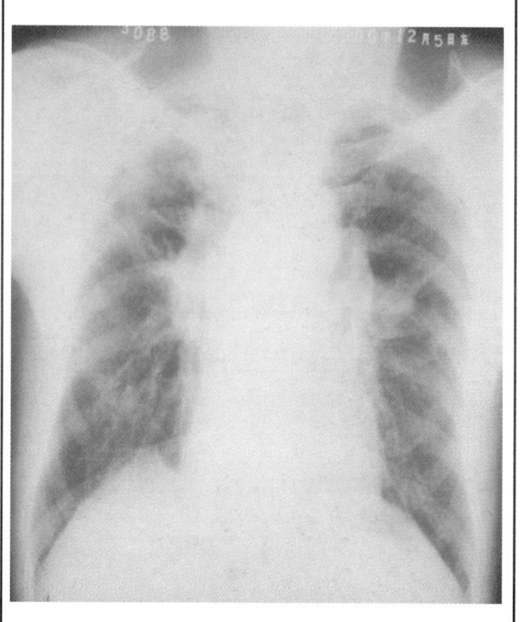</td>
</tr>
<tr>
<td>拍片时间：1986年10月16日
<table>
<tr><td>3/+</td><td>1/2</td></tr>
<tr><td>2/3</td><td>2/3</td></tr>
<tr><td>2/3</td><td>2/2</td></tr>
</table>
诊断：Ⅱ⁺</td>
<td>拍片时间：1995年11月16日
两上小阴影聚集
诊断：Ⅱ⁺</td>
<td>拍片时间：2000年12月5日
右上外带1.5×3.0cm大阴影，左中呈梭型大阴影；左中肺不张。
诊断：Ⅲ</td>
</tr>
</table>

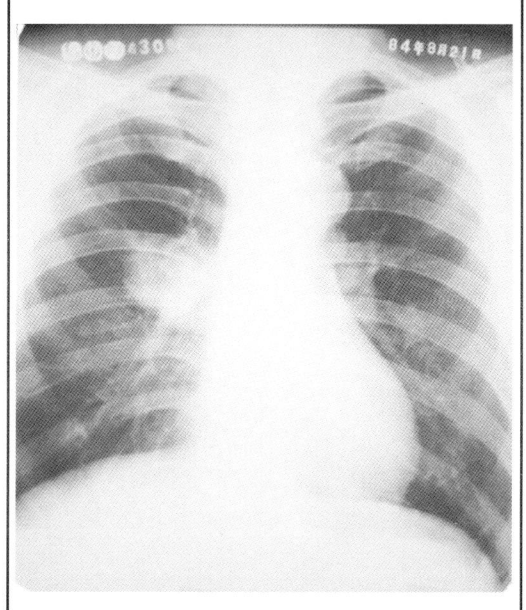	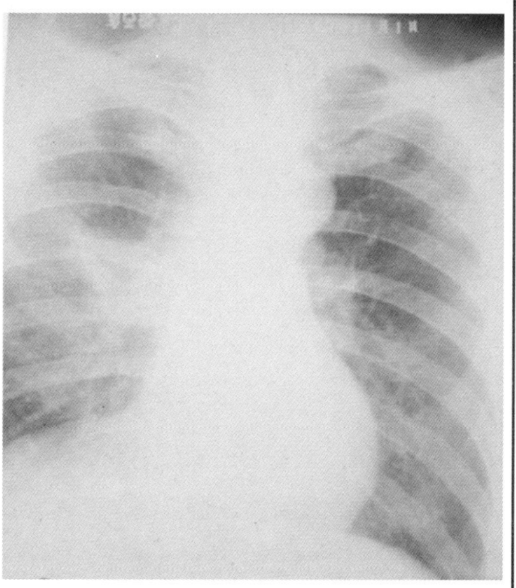	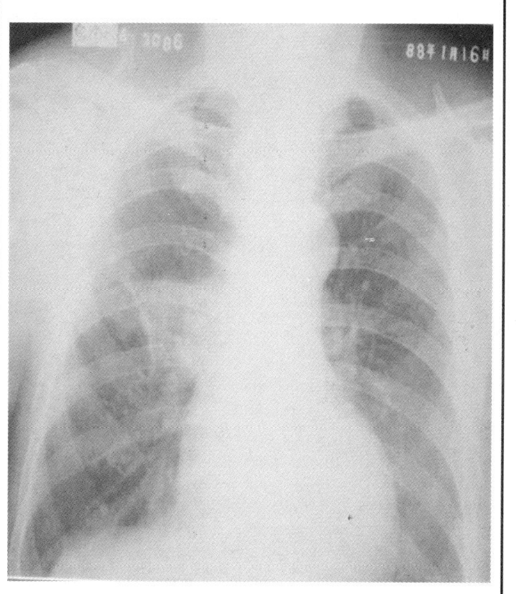

X线片号：3086

生于1930年　1956-1960年（开山工）

拍片时间：1984年8月21日

0/0	0/0
1/1	1/0
0/1	1/0

p影，右肺门外大片絮影

诊断：Ⅰ$^{+}$+T

拍片时间：1985年11月1日

1/1	1/0
1/1	1/1
1/1	1/1

p影　右肺门外条索影

诊断：Ⅰ$^{+}$+T

拍片时间：1988年1月16日

1/1	1/1
2/2	2/2
2/1	2/1

p/q影，右肺门外片絮影及条索影

诊断：Ⅱ$^{+}$+T

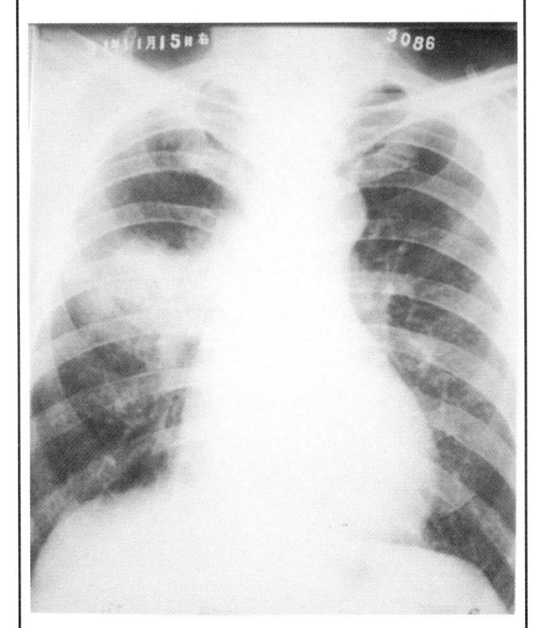

拍片时间：1991年12月19日

1/1	3/+
2/2	2/2
2/1	2/2

右中4.0×4.0cm大阴影

诊断：III+T

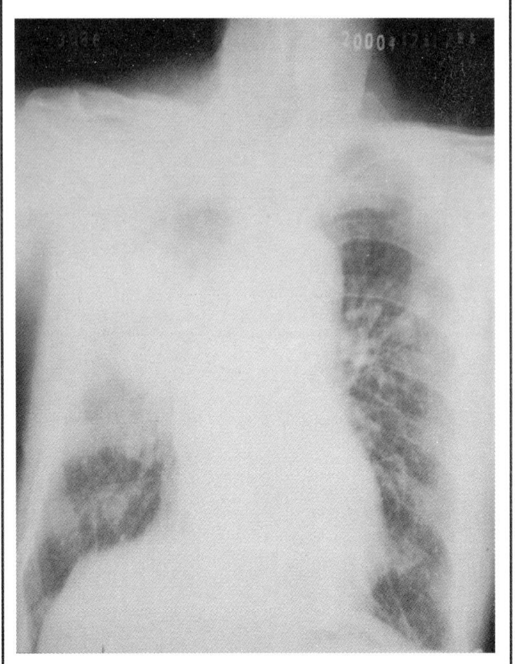

拍片时间：2000年12月

右中上、左上大阴影，总面积大于右上肺区

诊断：III^{+}+T

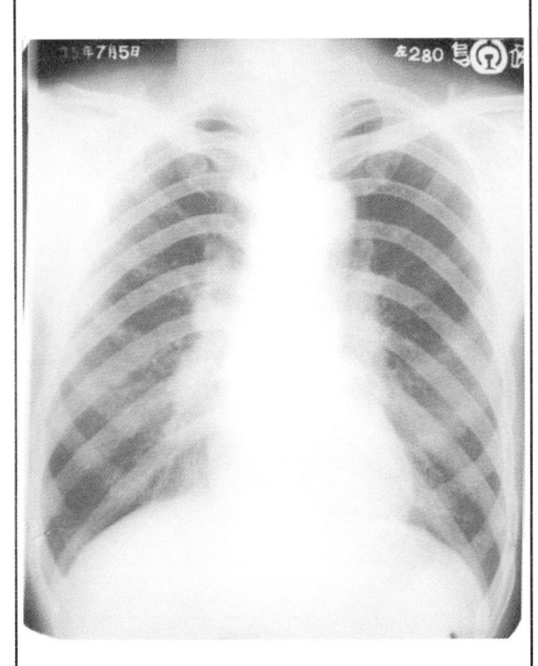

X线片号：280

生于1932年　1953-1960年（隧道工）

拍片时间：1975年7月

0/1	0/0
1/1	1/0
0/0	0/1

p影

诊断：Ⅰ

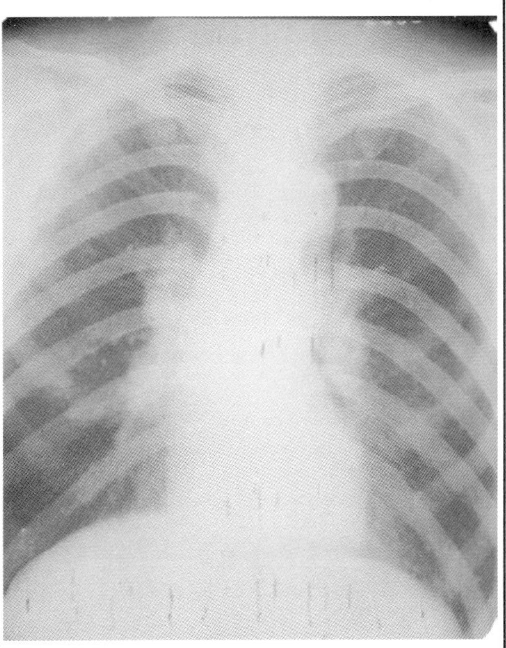

拍片时间：1977年6月

1/0	1/0
1/1	1/1
1/1	1/0

p影

诊断：Ⅰ^{+}

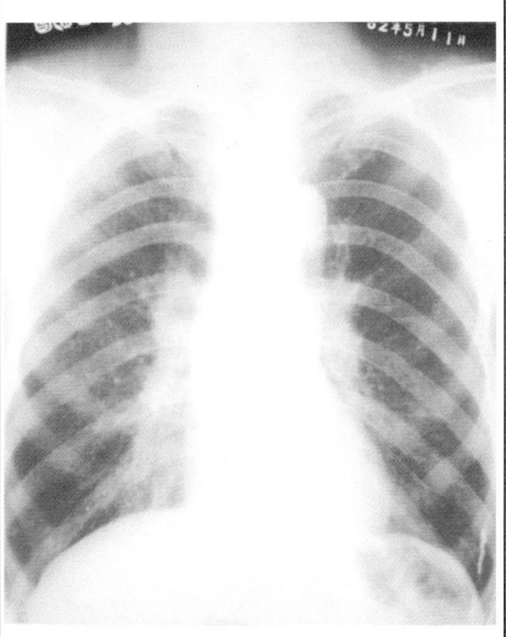

拍片时间：1982年5月

1/1	1/1
1/1	1/1
1/1	1/0

p/q影

诊断：Ⅰ^{+}

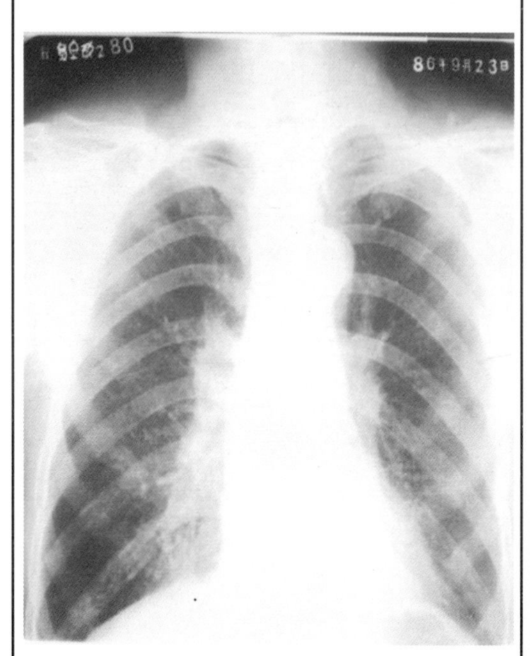

拍片时间：1986年9月

1/1	3/+
2/1	2/1
1/1	2/2

p/q影　左上小阴影聚集

诊断：II^{+}

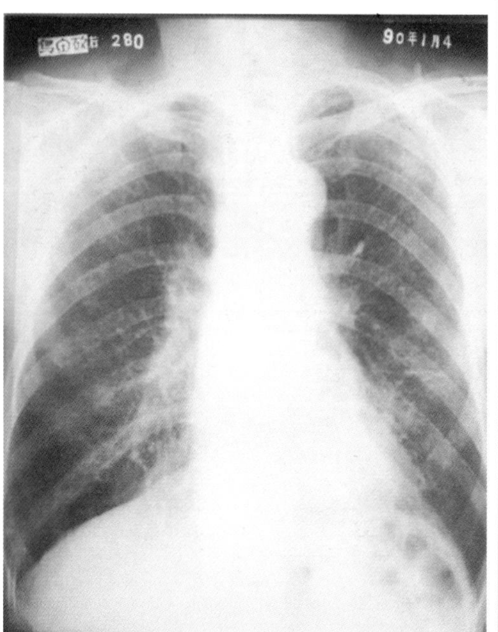

拍片时间：1990年1月

3/+	3/+
2/2	2/2
1/2	2/2

左上1.0×6.0cm大阴影，右上小阴影聚集

诊断：　III

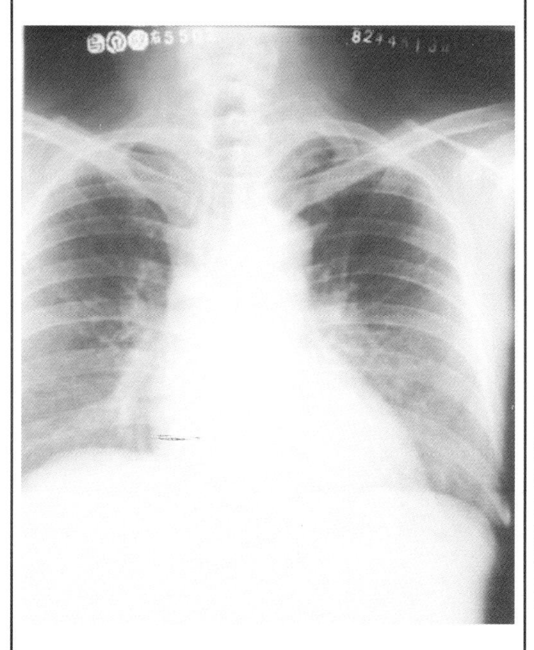

X线片号：5502

1951-1959年（隧道工）

拍片时间：1982年4月13日

0/1	1/1
1/1	2/2
1/1	2/2

p影　总体密集度Ⅱ

诊断：Ⅱ

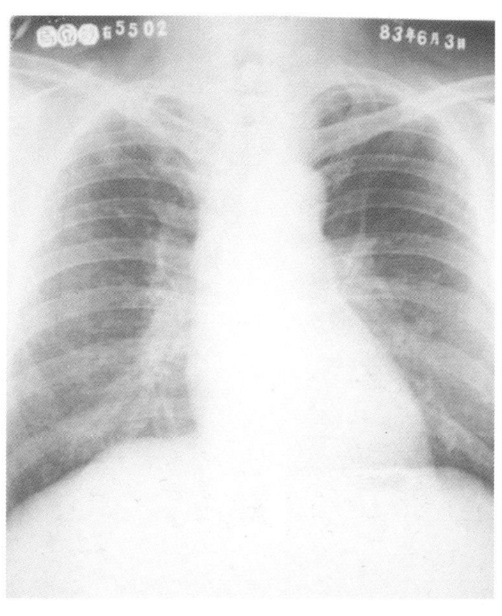

拍片时间：1983年6月3日

2/2	1/2
2/2	2/2
2/2	2/2

p/q影　总体密集度Ⅱ

诊断：Ⅱ

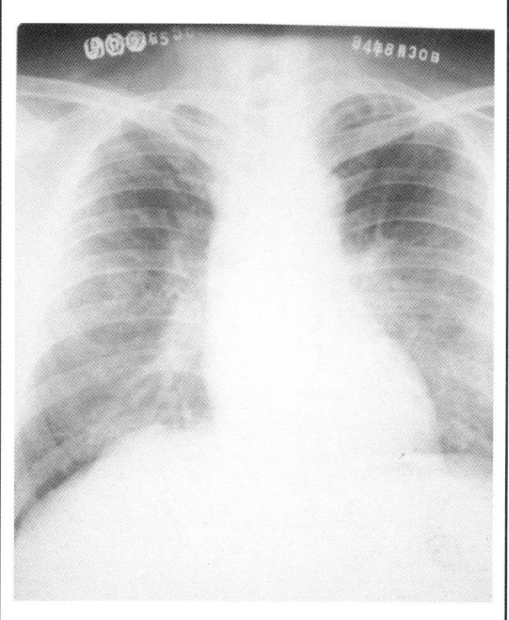

拍片时间：1984年8月30日

3/+	3/+
3/3	3/3
3/3	3/3

p/q影　两上小阴影聚集　总体密集度Ⅲ

诊断：$Ⅱ^{+}$

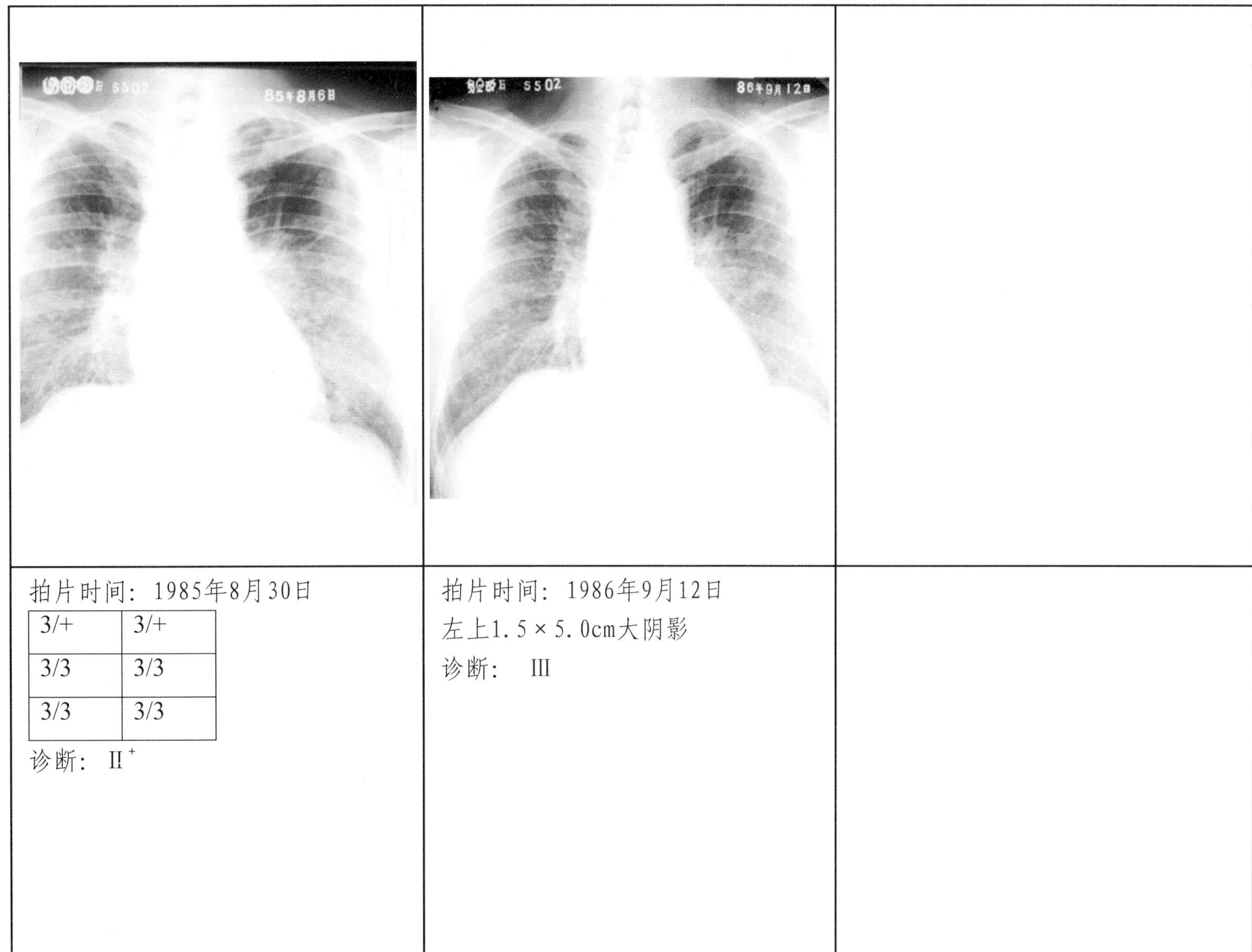

拍片时间：1985年8月30日

3/+	3/+
3/3	3/3
3/3	3/3

诊断：II^{+}

拍片时间：1986年9月12日

左上1.5×5.0cm大阴影

诊断： III

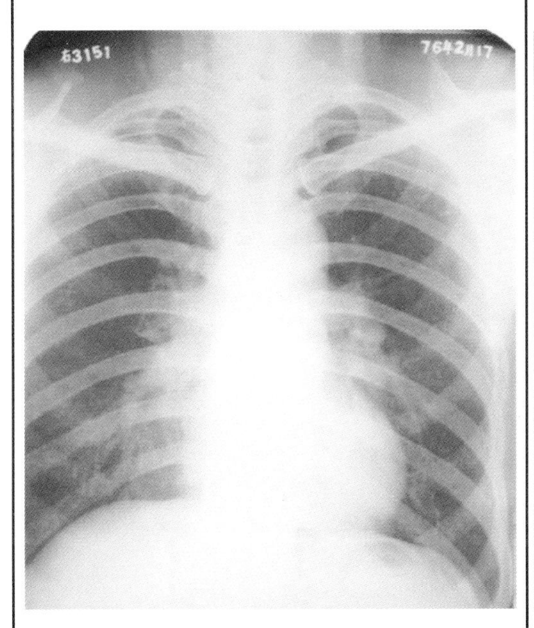

X线片号：315

生于1927年　1952-1957年接尘（凿岩工）

拍片时间：1976年2月17日

1/0	0/1
1/1	1/1
1/0	0/1

p影　总体密集度Ⅰ级

诊断：Ⅰ

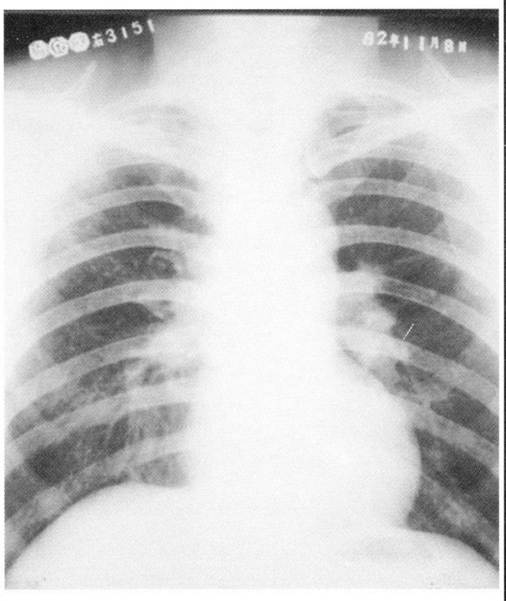

拍片时间：1982年11月8日

2/2	1/0
2/2	2/2
2/2	2/2

p/q影　总体密集度Ⅱ级

诊断：Ⅱ

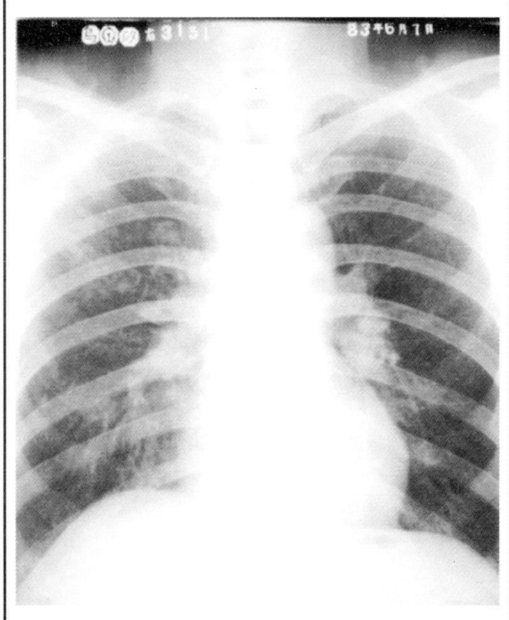

拍片时间：1983年6月7日

3/+	1/2
2/2	2/2
2/2	2/2

q影　右上小阴影聚集

诊断：$Ⅱ^{+}$

<table>
<tr><td>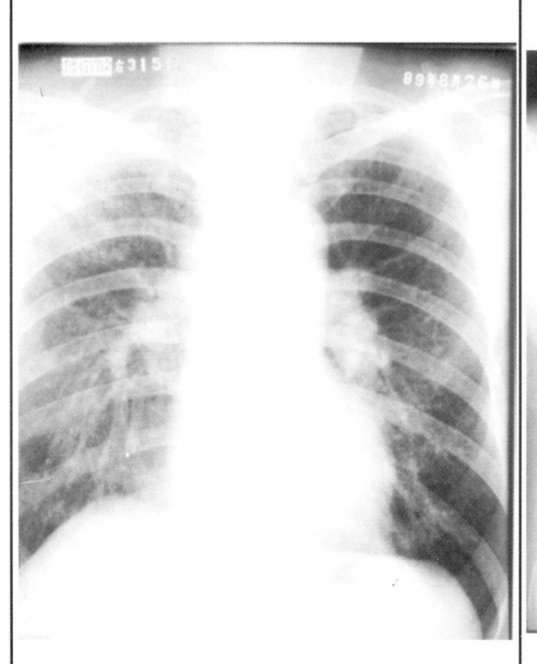</td><td>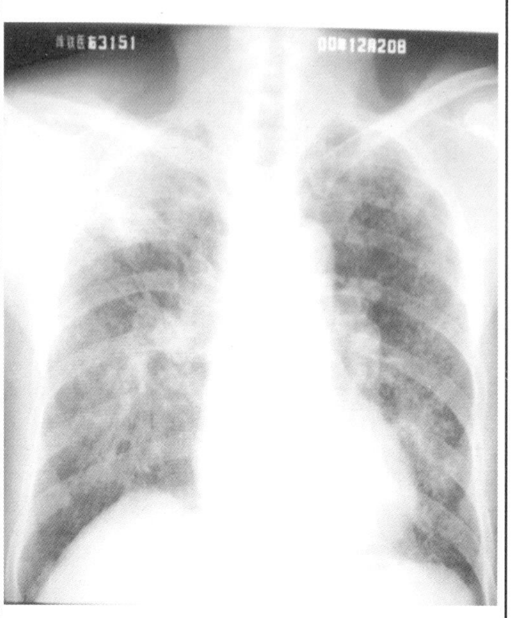</td><td></td></tr>
<tr><td>拍片时间：1989年8月26日

| 3/+ | 3/+ |
| 3/3 | 3/3 |
| 2/3 | 2/3 |

p/q影　右上2.0×3.0cm大阴影
诊断：　III</td><td>拍片时间：2000年12月20日
右上4.0×3.0cm 大阴影
诊断：　III</td><td></td></tr>
</table>

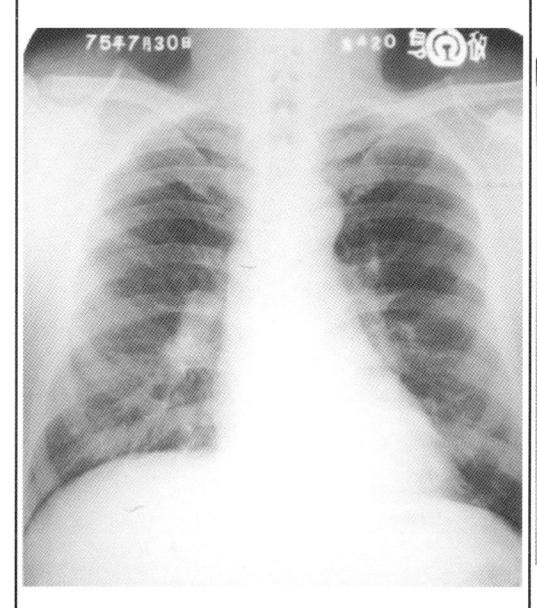

X线片号：420

生于1932年　1950-1962年接尘（凿岩、清碴工）

拍片时间：1975年7月

0/0	0/0
1/1	0/1
0/0	0/0

p影

诊断：0^{+}

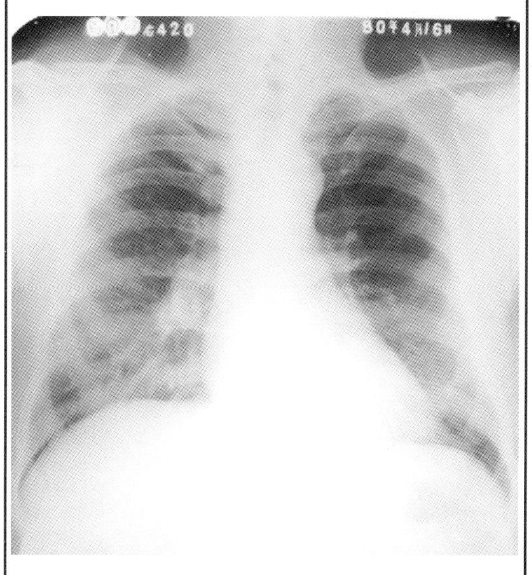

拍片时间：1980年4月

1/1	0/0
1/2	1/1
1/1	1/0

p/q影　总体密集度Ⅰ级

诊断：Ⅰ

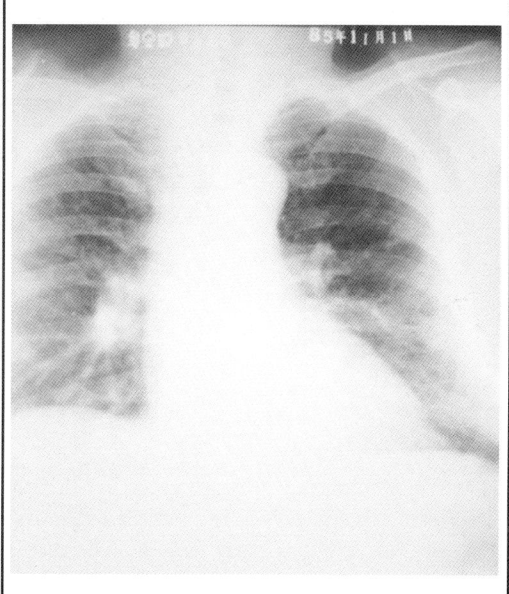

拍片时间：1985年11月

1/1	1/1
2/2	2/2
2/2	2/2

p/q影　总体密集度Ⅱ级

诊断：Ⅱ

<table>
<tr>
<td>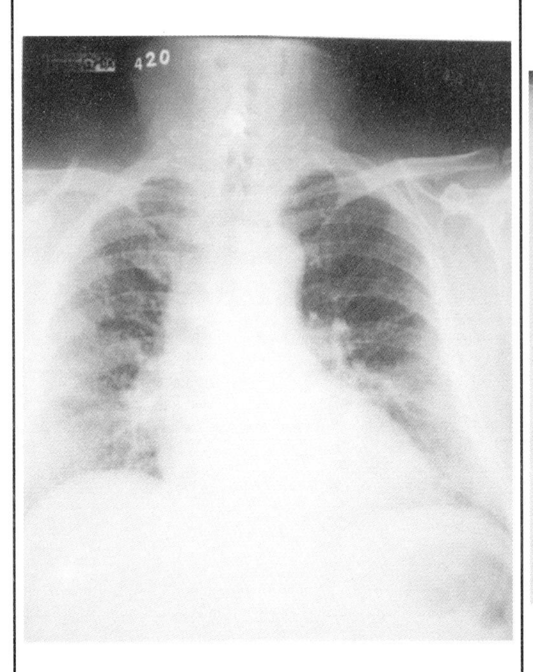</td>
<td>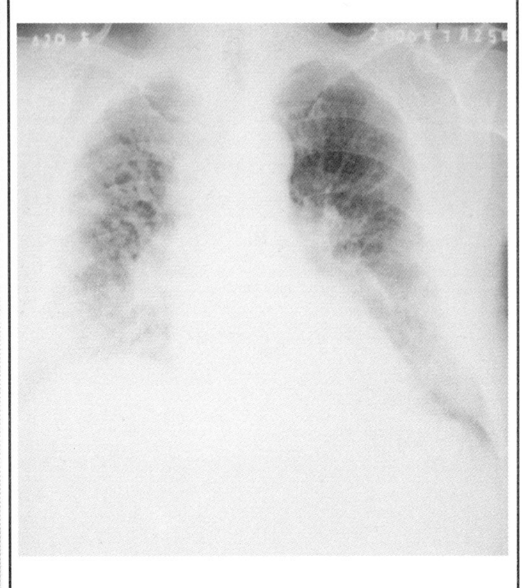</td>
<td>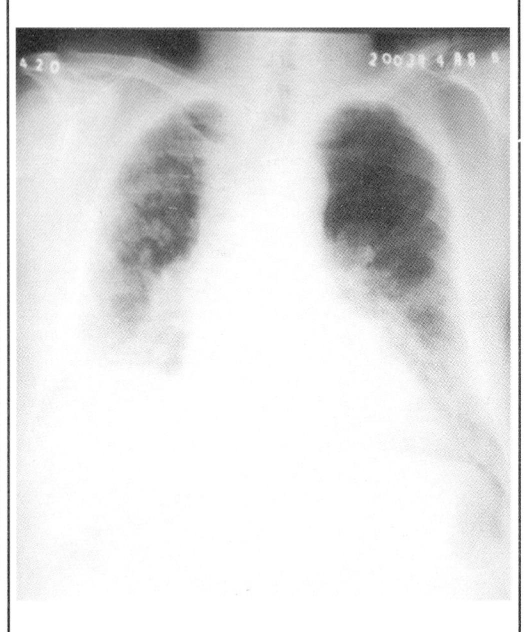</td>
</tr>
<tr>
<td>拍片时间：1989年4月
2/2　1/2
3/3　3/2
3/3　3/3
p/q影　总体密集度III
诊断：II⁺</td>
<td>拍片时间：2000年4月
右中1.5×2.0cm、2.0×2.0cm大阴影
诊断：III</td>
<td>拍片时间：2003年4月
右中大阴影4.0×2.0cm、3.0×2.0cm大阴影；左上肺大泡
诊断：III</td>
</tr>
</table>

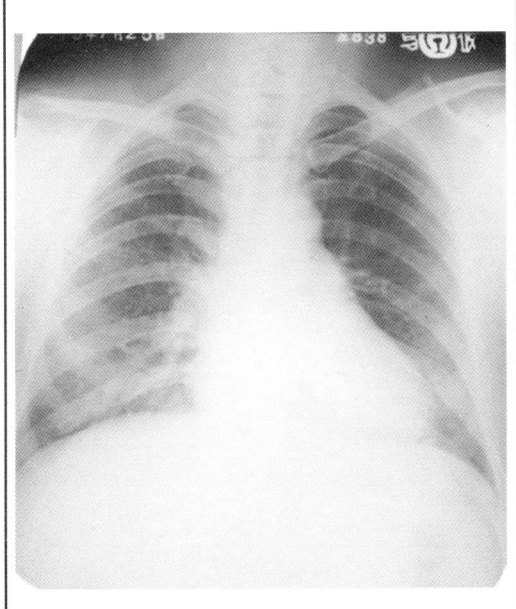

X线片号：838

生于1935年　1954-1960年（隧道、凿岩工）

拍片时间：1975年7月

0/1	0/1
1/1	1/1
1/0	0/1

p影　总体密集度Ⅰ级

诊断：Ⅰ

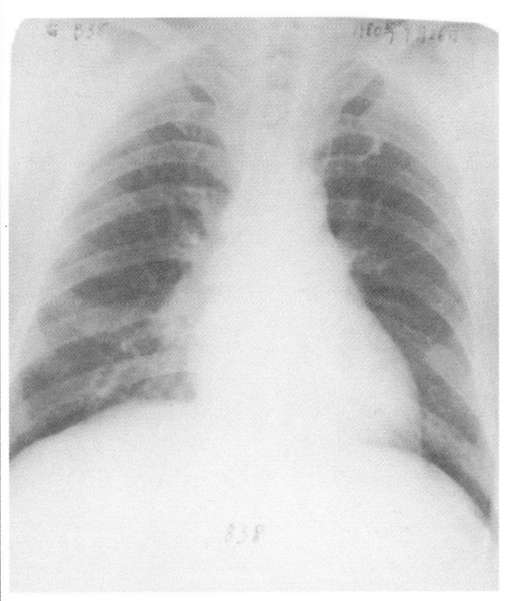

拍片时间：1980年9月

1/1	1/0
1/1	1/1
1/2	1/1

p影　总体密集度Ⅰ级

诊断：$Ⅰ^{+}$

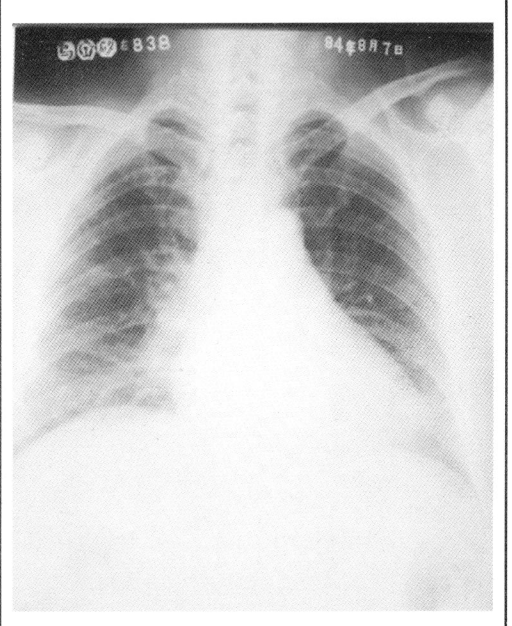

拍片时间：1984年8月

1/1	1/0
1/1	1/1
2/2	2/1

p影　总体密集度Ⅱ级

诊断：Ⅱ

<table>
<tr>
<td>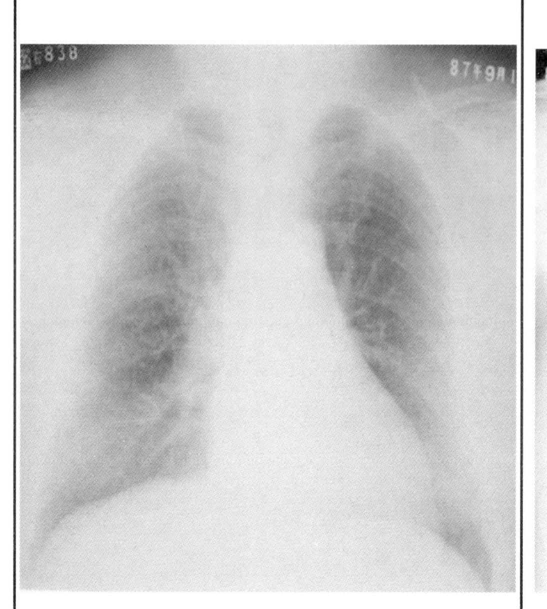</td>
<td>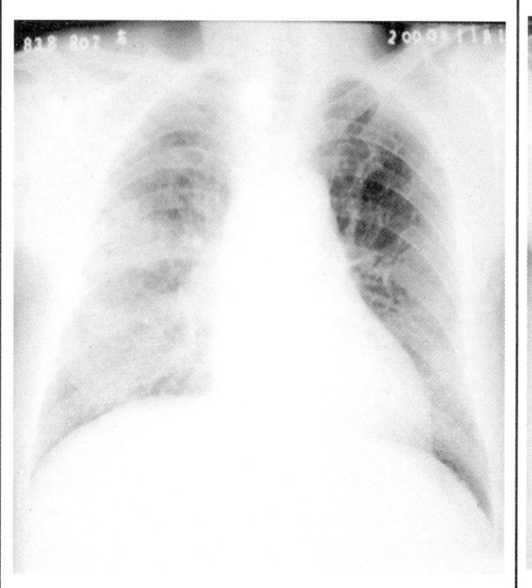</td>
<td>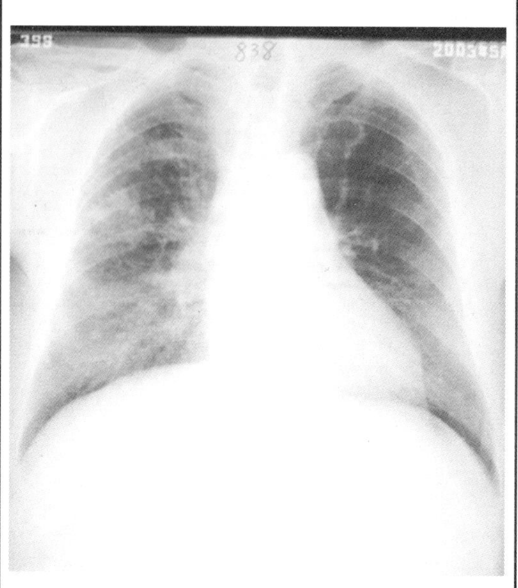</td>
</tr>
<tr>
<td>拍片时间：1987年9月10日
<table><tr><td>2/1</td><td>2/1</td></tr><tr><td>2/2</td><td>2/2</td></tr><tr><td>2/2</td><td>2/2</td></tr></table>p/q影　总体密集度Ⅱ级
诊断：Ⅱ</td>
<td>拍片时间：2000年11月14日
右中4.0×5.0cm大阴影，左上条索影
诊断：Ⅲ+T</td>
<td>拍片时间：2003年5月6日
右中大阴影，有外周气肿，左上条索影
诊断：　Ⅲ+T</td>
</tr>
</table>

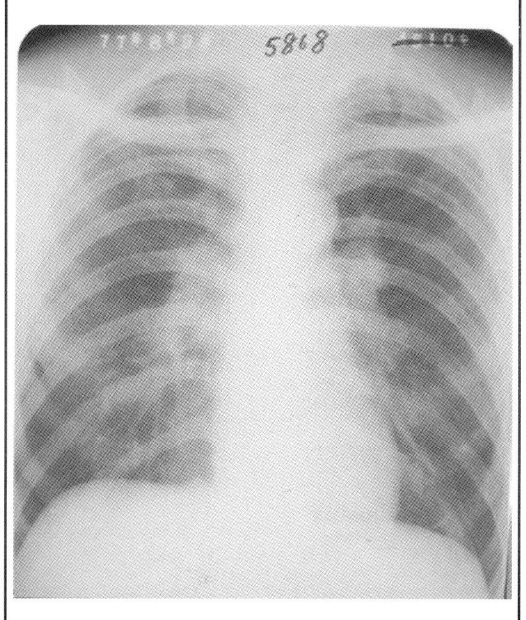

X线片号：5868

生于1922年　1951-1960年接尘（凿岩工）

拍片时间：1977年8月

0/1	0/0
1/0	0/1
1/0	0/1

p影　总体密集度Ⅰ级

诊断：Ⅰ

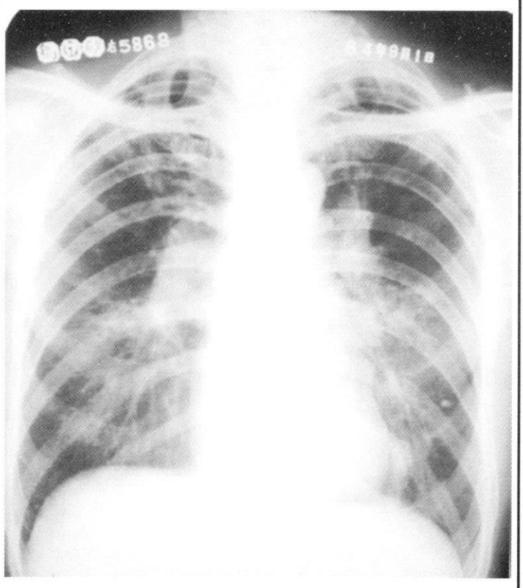

拍片时间：1984年8月

3/+	1/0
1/1	2/2
1/1	1/1

左肺尖及右锁骨下均有0.6×3.0cm大阴影，

诊断：II^{+}

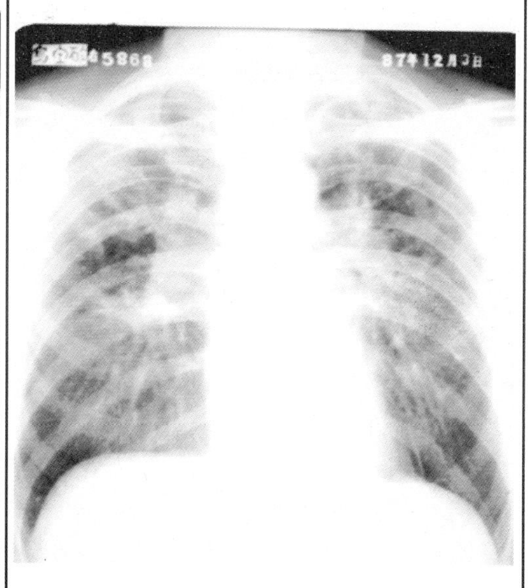

拍片时间：1987年12月

右上、中1.5×3.0cm、1.5×1.5cm大阴影；左上1.0×1.0cm大阴影

诊断：Ⅲ

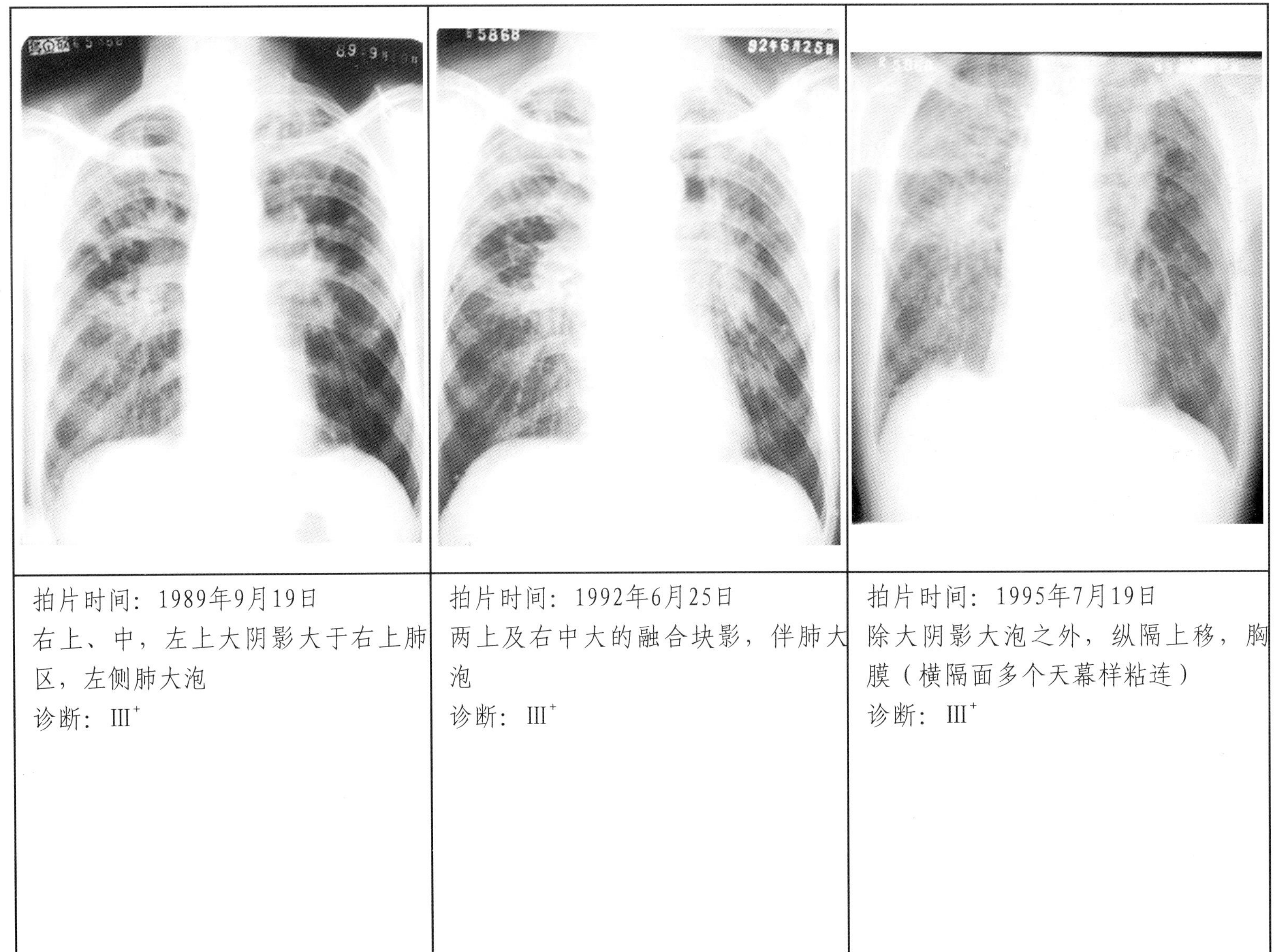

拍片时间：1989年9月19日	拍片时间：1992年6月25日	拍片时间：1995年7月19日
右上、中，左上大阴影大于右上肺区，左侧肺大泡	两上及右中大的融合块影，伴肺大泡	除大阴影大泡之外，纵隔上移，胸膜（横隔面多个天幕样粘连）
诊断：III^+	诊断：III^+	诊断：III^+

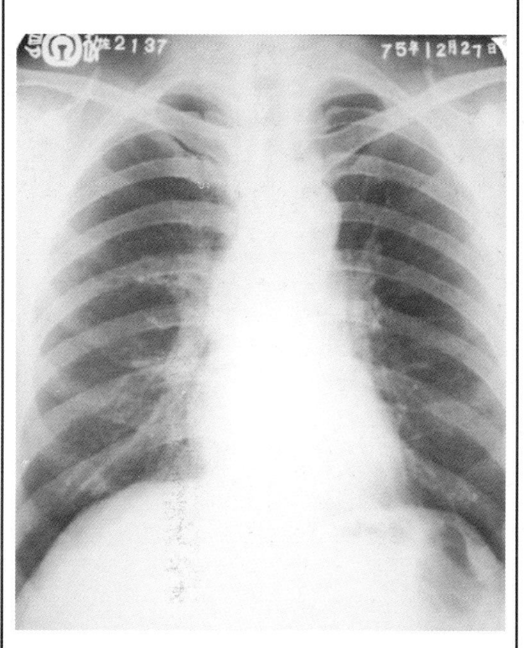

X线片号：2137

生于1929年　1950-1961年（隧道工）

拍片时间：1975年12月27日

0/0	0/0
0/0	0/0
0/0	0/0

诊断：0

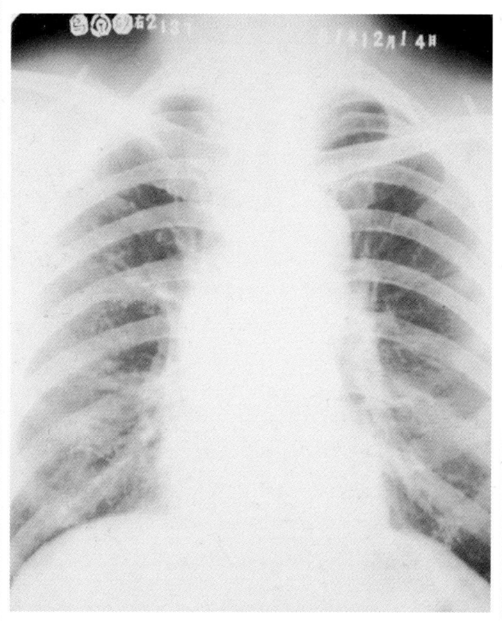

拍片时间：1981年12月14日

0/1	1/0
1/1	0/1
1/1	1/0

p/q影　总体密集度Ⅰ

诊断：Ⅰ

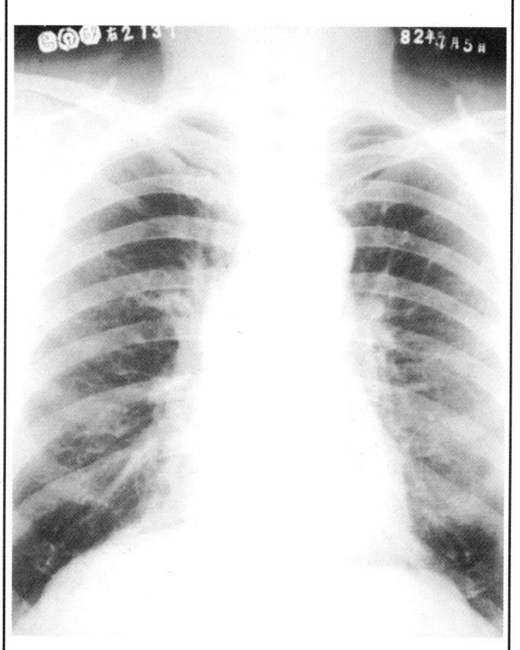

拍片时间：1982年7月5日

1/1	1/0
1/1	1/1
1/1	1/1

p/q影　总体密集度Ⅰ

诊断：$Ⅰ^{+}$

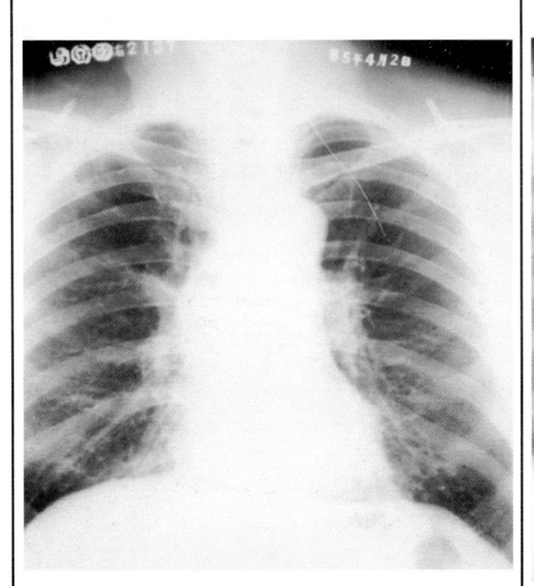

拍片时间：1985年4月2日

3/+	1/1
2/1	2/2
1/2	2/2

右上小阴影聚集

诊断：II^{+}

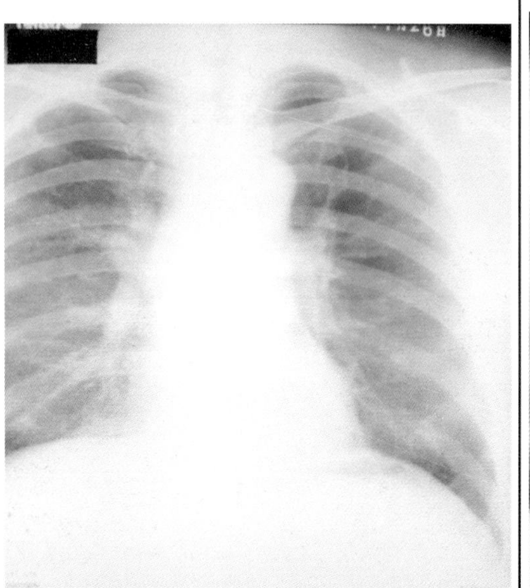

拍片时间：1985年7月26日

右上0.6×5.0cm 大阴影，不够III

诊断：II^{+}

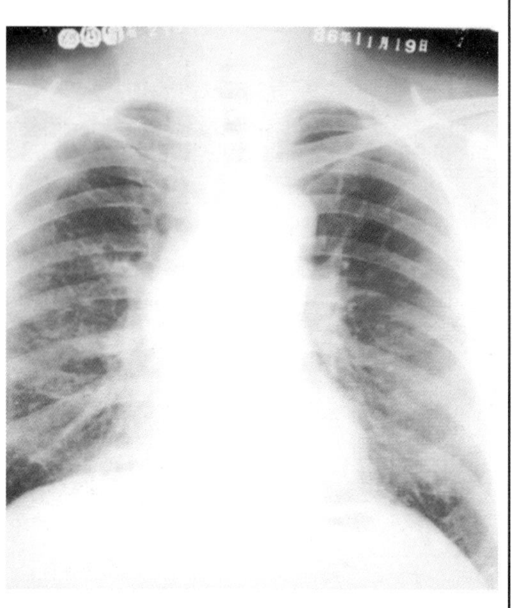

拍片时间：1986年

右上1.0×7.0cm大阴影

诊断：III

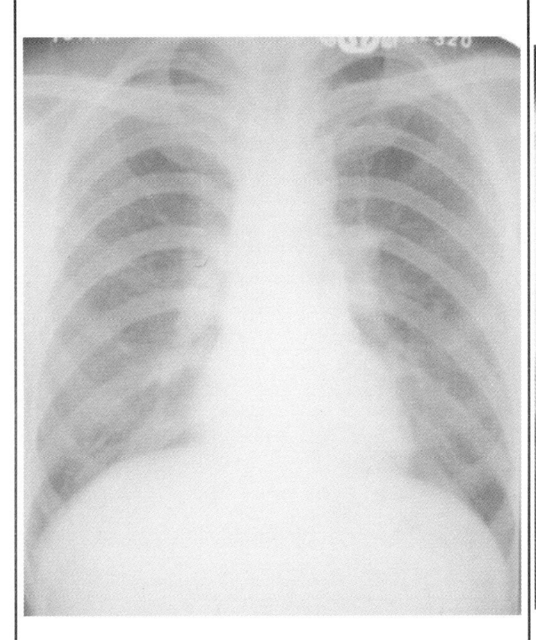

X线片号：2320

生于1928年　1950-1963年（开山工）

拍片时间：1976年1月24日

0/0	0/0
0/1	1/0
0/0	0/1

p影

诊断：0^{+}

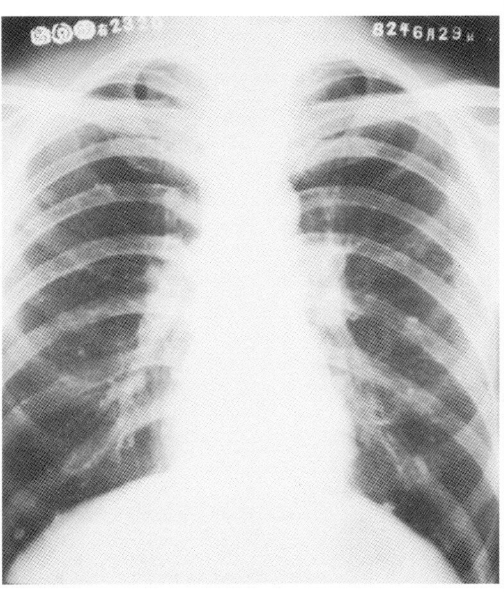

拍片时间：1982年6月29日

0/0	0/0
1/1	1/1
0/0	0/1

p影；总体密集度Ⅰ级　右前二肋间外侧带小斑片影　总体密集度Ⅰ

诊断：Ⅰ

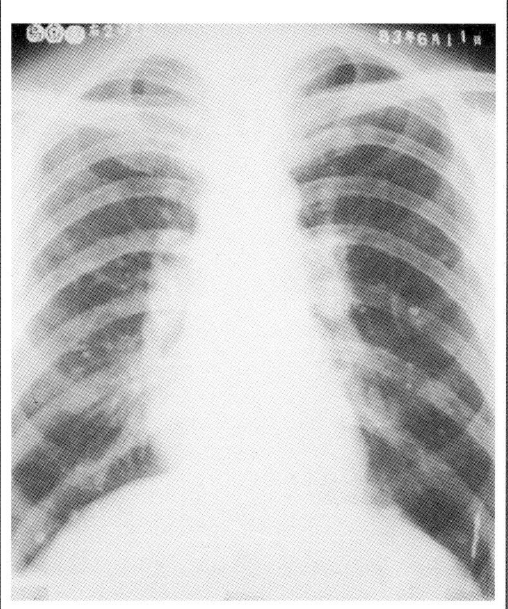

拍片时间：1983年6月11日

3/+	3/+
2/2	2/2
2/1	1/2

p/q影；两上小阴影聚集　总体密集度Ⅱ

诊断：$Ⅱ^{+}$

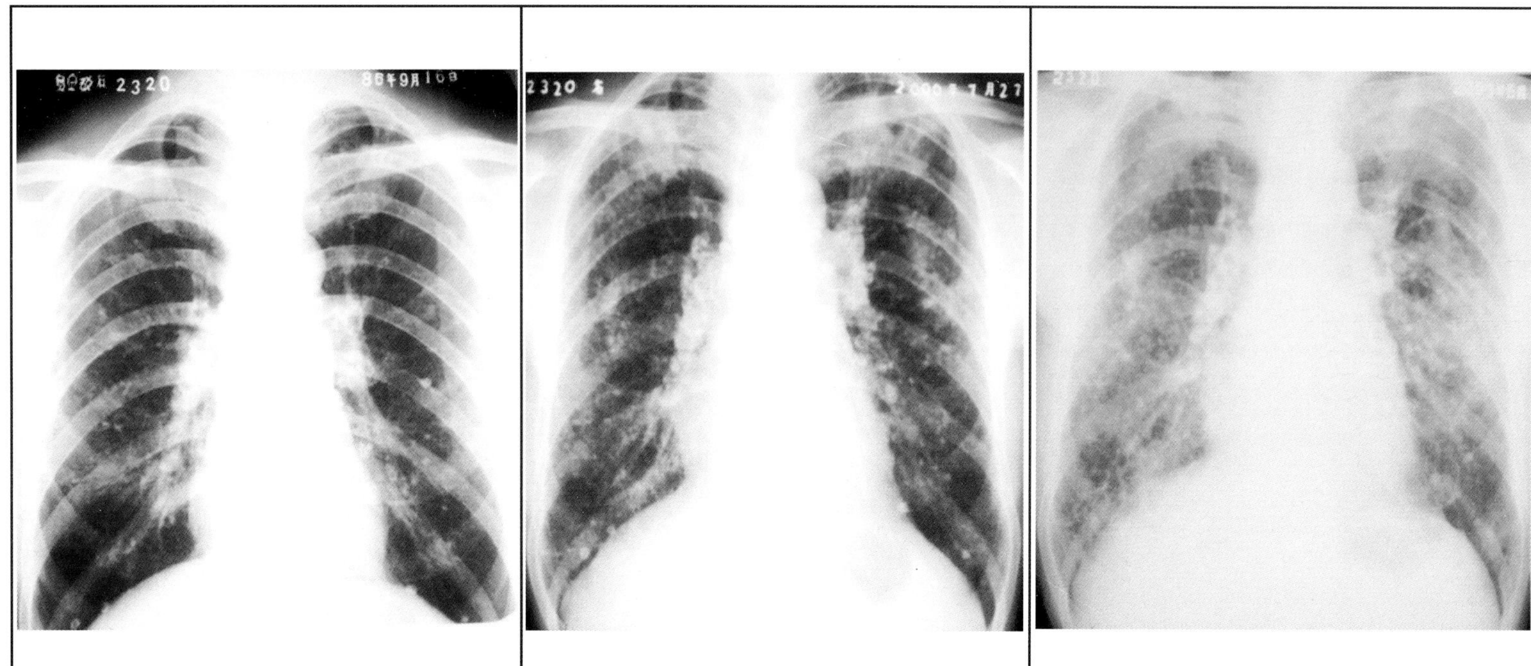

<table>
<tr>
<td>拍片时间：1986年9月16日
<table><tr><td>3/+</td><td>3/+</td></tr><tr><td>2/3</td><td>2/3</td></tr><tr><td>2/2</td><td>2/2</td></tr></table>以p/q影；右上大阴影0.8×1.0cm肺门及肺野多个钙化灶，部分呈环状
诊断：Ⅱ+</td>
<td>拍片时间：2000年7月27日
右上、左上中八字融合；其中R 2.0×4.0cm、L 1.5×4.5cm；肺尖处3.0×4.0cm大阴影；肺门蛋壳样钙化。
诊断：Ⅲ+</td>
<td>拍片时间：2003年5月15日
右上、左上中八字融合；总面积超过右上肺区。
诊断：Ⅲ+</td>
</tr>
</table>

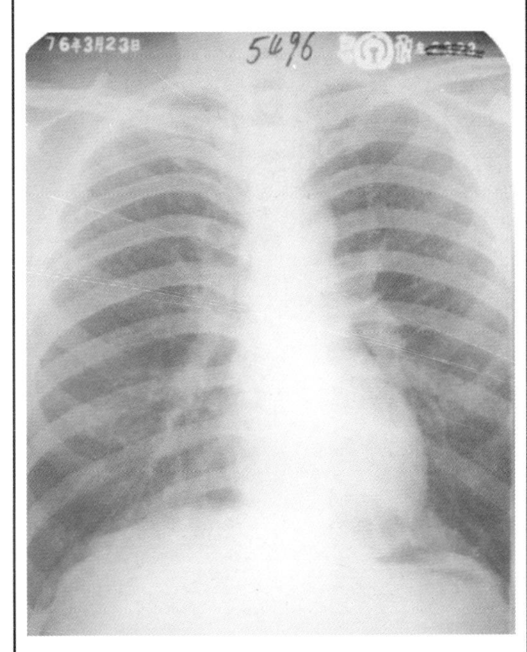

X线片号：5496

生于1927年　1952-1962年（开山工）

拍片时间：1976年3月23日

0/0	0/0
0/1	0/0
0/0	0/0

诊断：0

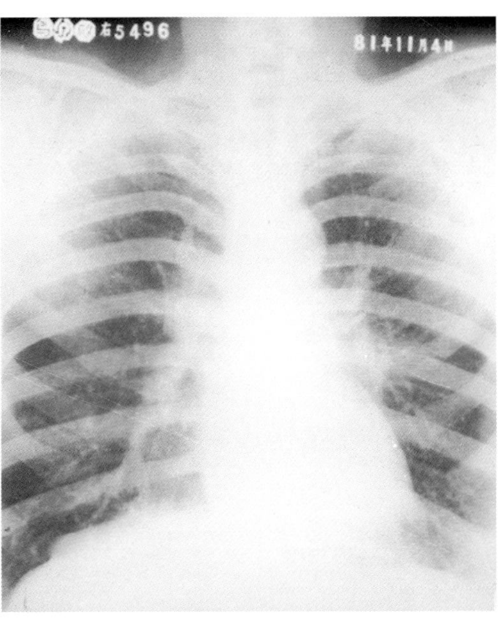

拍片时间：1981年11月4日

2/2	1/2
2/2	2/2
2/2	2/2

p/q影　总体密集度Ⅱ级

诊断：Ⅱ

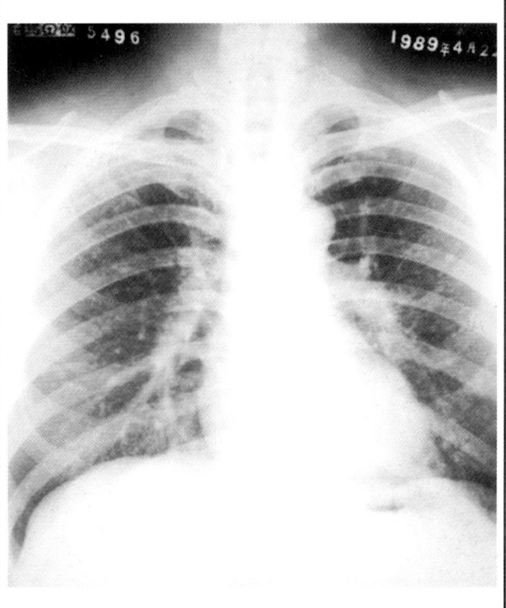

拍片时间：1989年4月22日

3/+	2/2
3/3	3/2
3/2	2/3

p/q影；右上小阴影密集　总体密集度Ⅲ

诊断：　$Ⅱ^{+}$

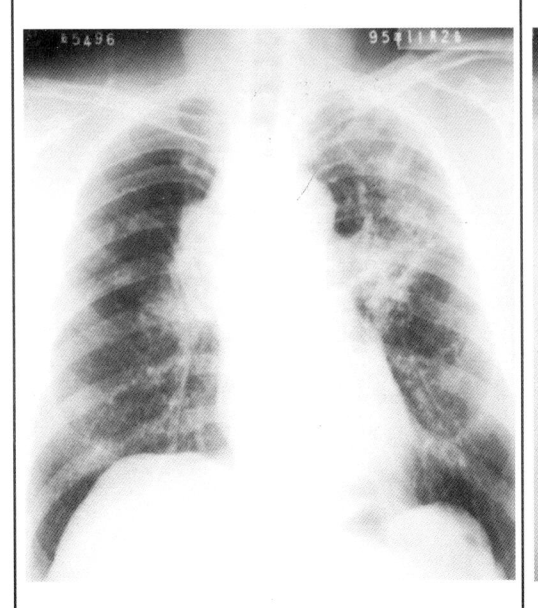	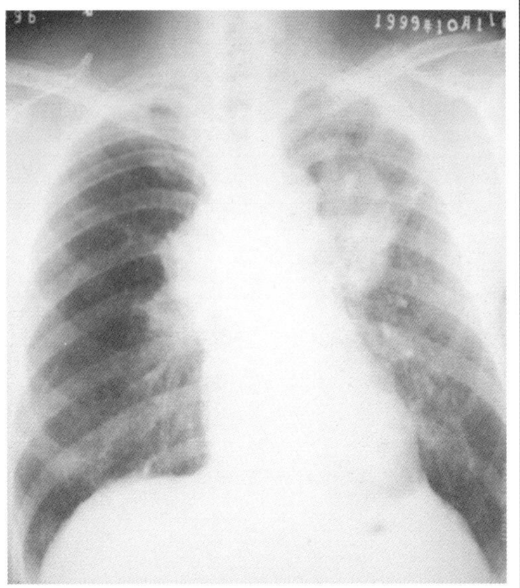	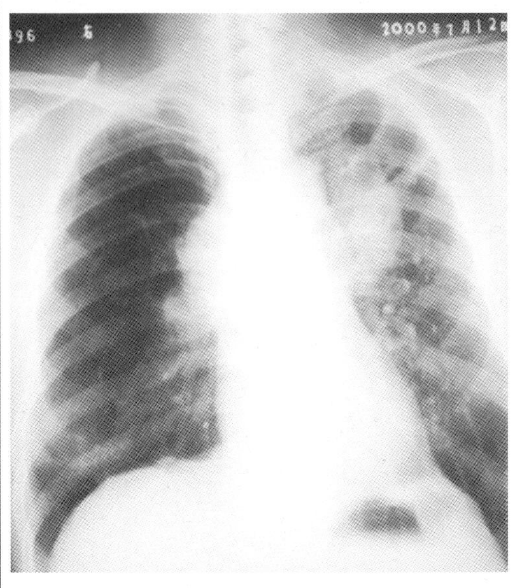
拍片时间：1995年11月2日 右肺门上方近肺门处2.5×4.0cm大阴影，左上1.5×3.0cm大阴影，上中交界处有一斑片影；有索条与肺门联系。 诊断：III+T	拍片时间：1999年10月11日 右上近肺门处及左上大阴影，其它肺区III级密集度小阴影 诊断：III	拍片时间：2000年7月12日 两上大阴影向肺门收缩，并块周气肿 诊断：III

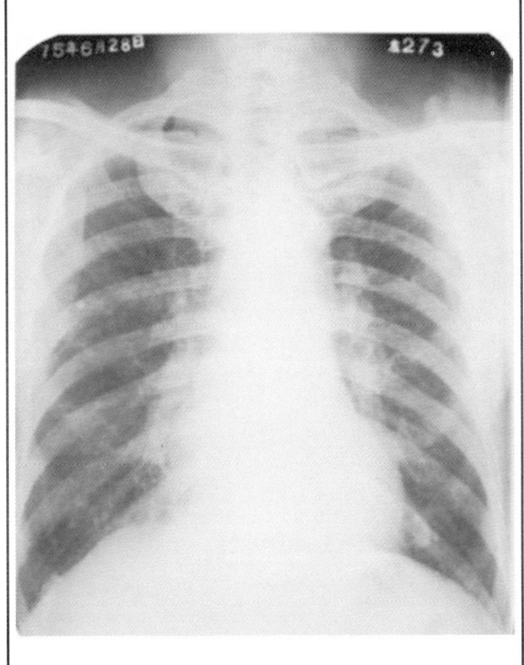

X线片号：0273

生于1934年　1951-1960年（隧道工）

拍片时间：1975年6月28日

0/1	0/1
1/0	1/1
1/0	1/0

p影　总体密集度Ⅰ级

诊断：Ⅰ

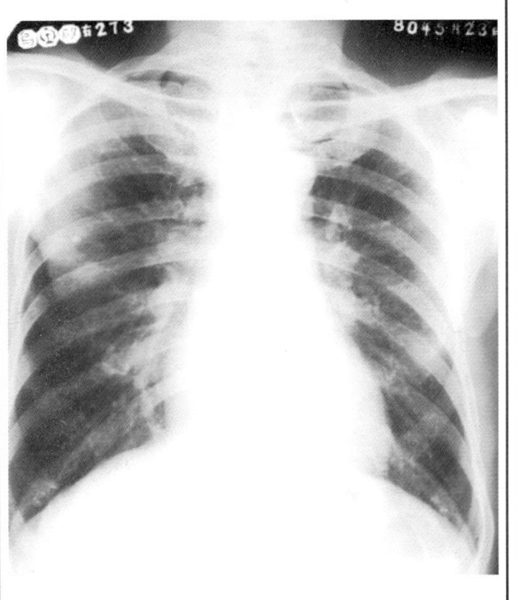

拍片时间：1980年5月23日

2/1	2/1
1/1	2/2
1/1	1/0

p/q影　总体密集度Ⅱ级

诊断：Ⅱ

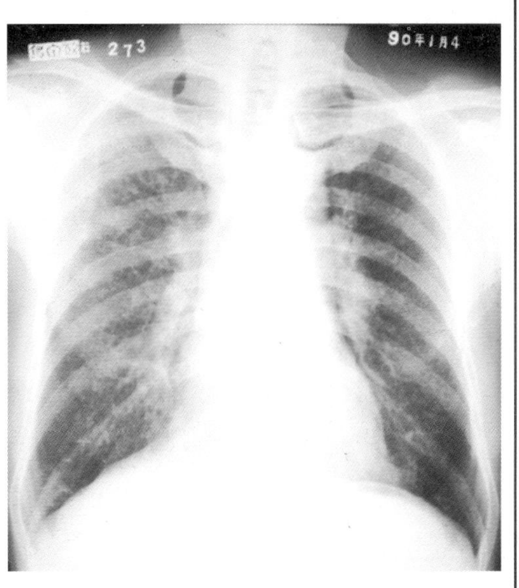

拍片时间：1990年1月4日

3/+	2/2
2/2	2/2
2/2	2/1

p/q影；右上小阴影聚集

诊断：$Ⅱ^{+}$

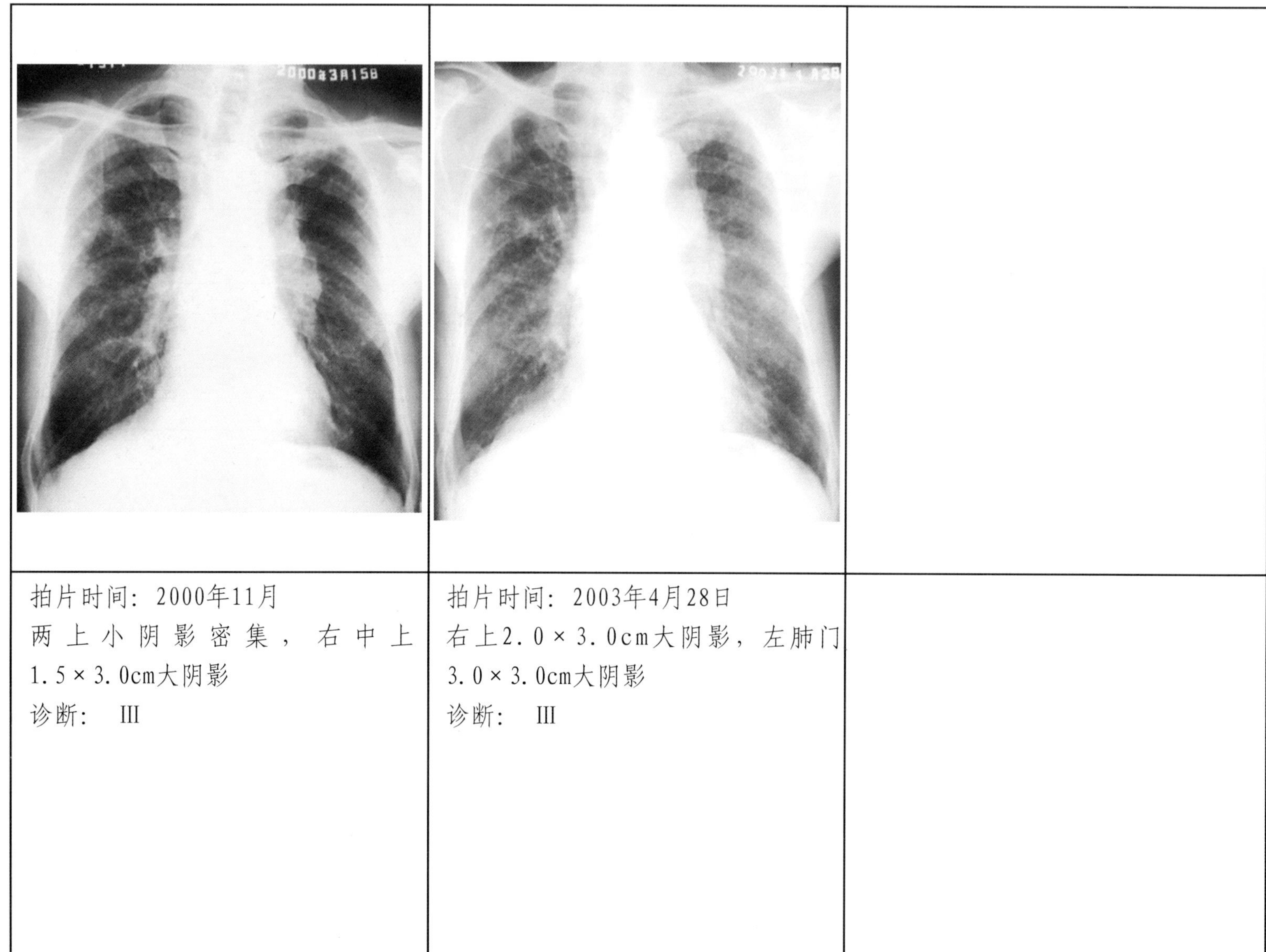

拍片时间：2000年11月 两上小阴影密集，右中上1.5×3.0cm大阴影 诊断：　III	拍片时间：2003年4月28日 右上2.0×3.0cm大阴影，左肺门3.0×3.0cm大阴影 诊断：　III	

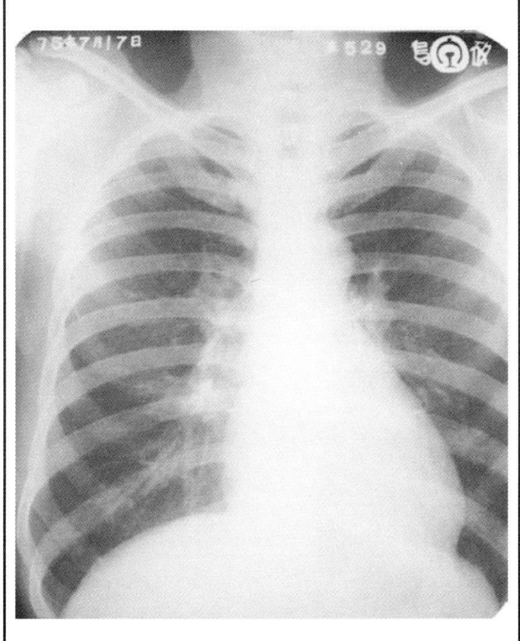	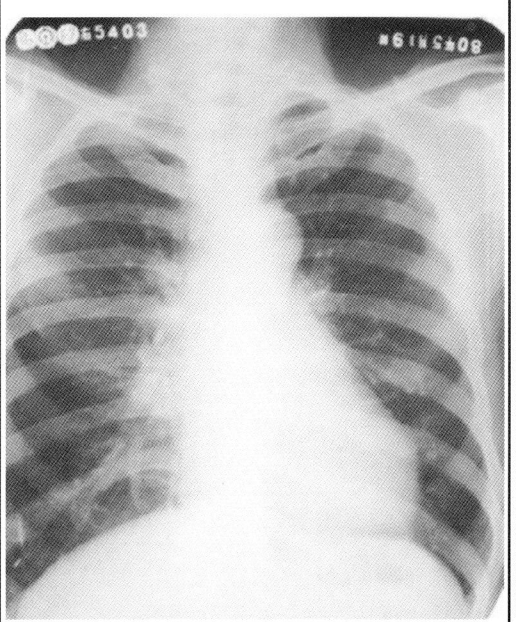	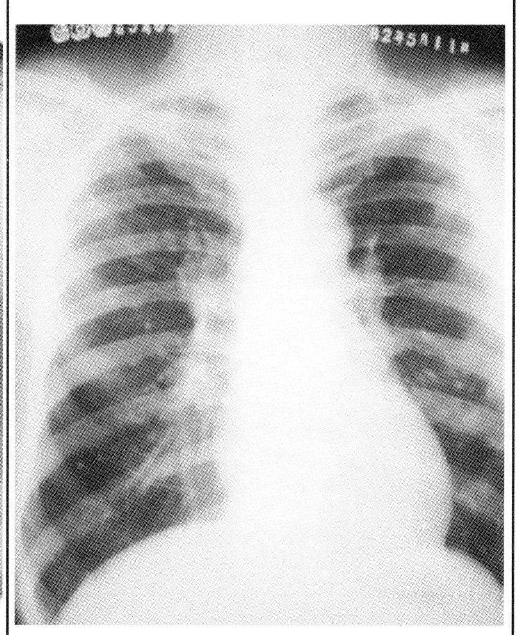
X线片号：5403 生于1931年　1950-1960年（隧道工） 拍片时间：1975年7月17日	拍片时间：1980年5月19日	拍片时间：1982年5月

1975年7月17日：

0/0	0/0
0/0	0/1
0/0	0/1

p影

诊断：0^+

1980年5月19日：

1/0	1/1
1/1	1/1
1/0	1/0

p影

诊断：I^+

1982年5月：

3/+	3/+
2/2	3/2
1/2	2/1

p/q影；两上小阴影聚集

诊断：II^+

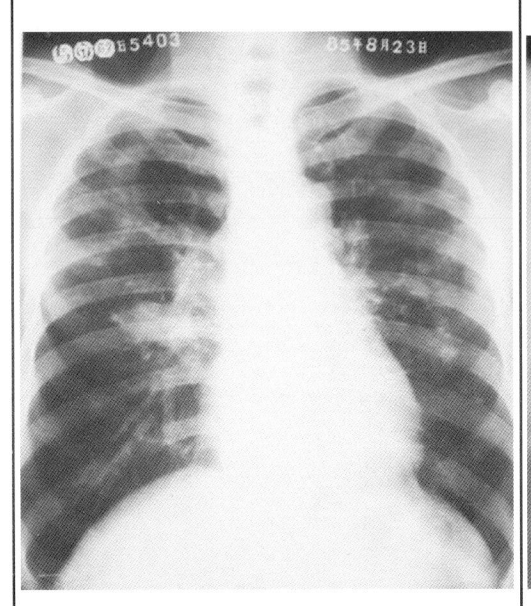	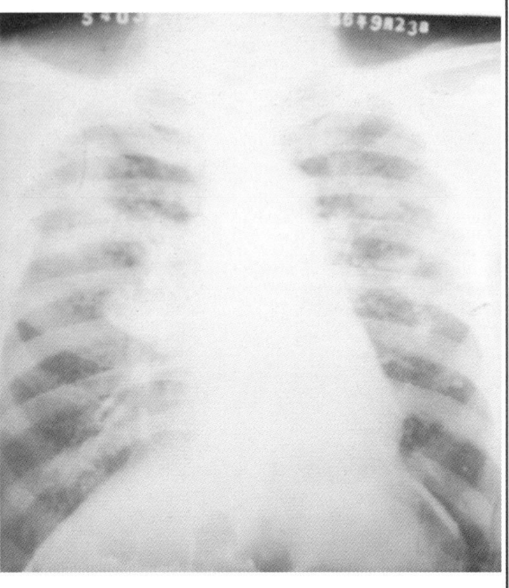	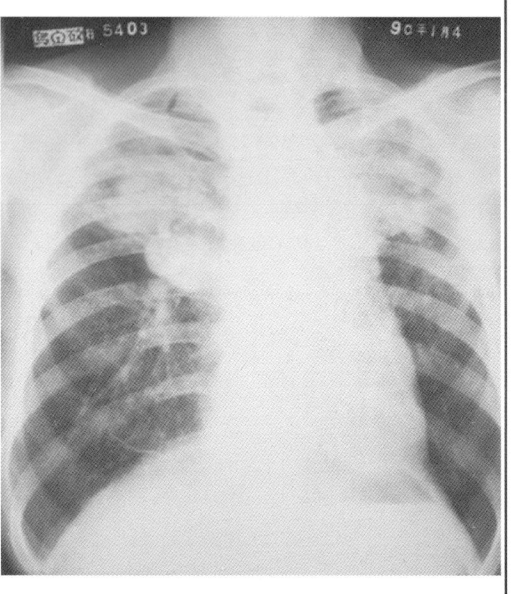
拍片时间：1985年8月 右上中7.0×2.0cm、左上中12.0×2.0cm大阴影 诊断：III	拍片时间：1986年9月 右上中、左上中呈“八字”融合 诊断：III	拍片时间：1998年1月4日 大阴影相互融合；其面积大于右上肺区 诊断：III^{+}

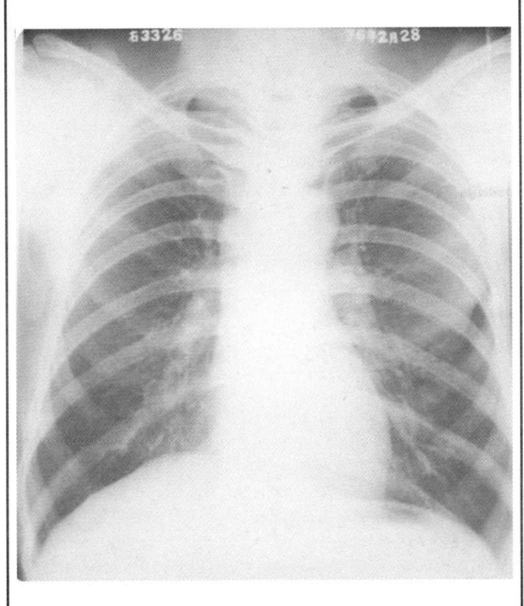

X线片号：3320

1953-1960年（隧道工）

拍片时间：1976年2月28日

0/1	0/1
1/1	1/0
1/0	0/1

p影　总体密集度 I 级

诊断：I

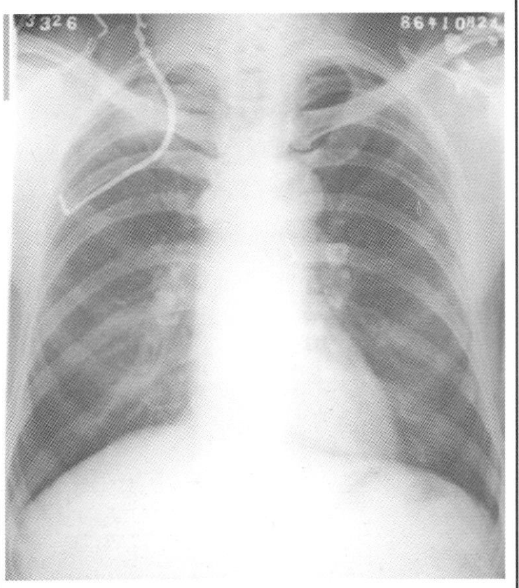

拍片时间：1986年10月24日

3/+	3/+
2/2	2/2
2/1	1/2

p/q影；右第一前肋间、左第二前肋及肋间小阴影聚集，肺门蛋壳样钙化

诊断：II^{+}

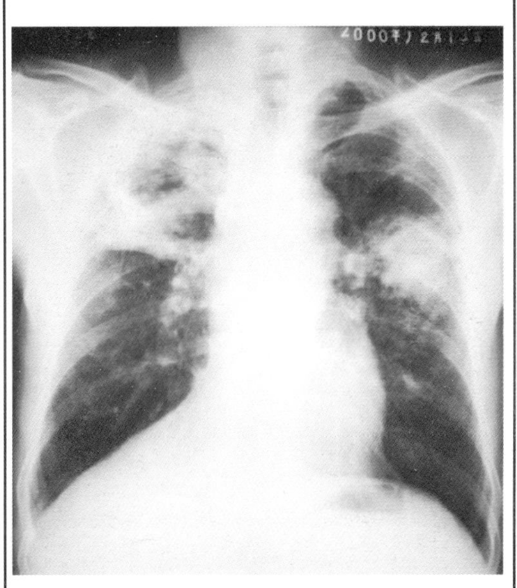

拍片时间：2000年12月13日

肺门蛋壳样钙化，两上大阴影，总面积大于右上肺区。

诊断：III^{+}

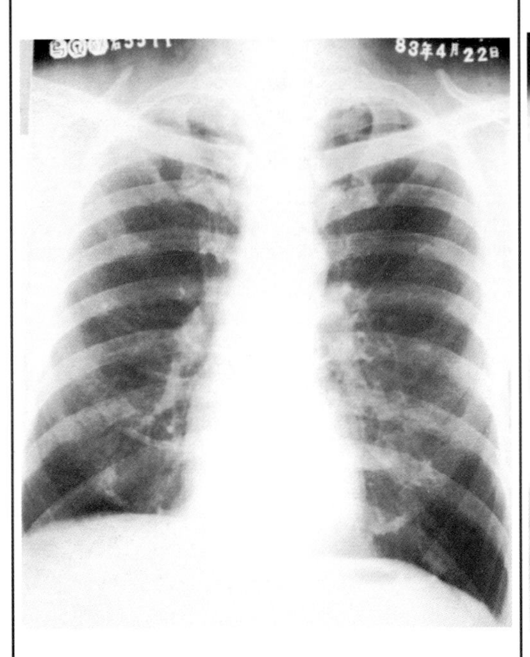

X线片号：5571

生于1930年　1961-1969年（掘进工）

拍片时间：1983年4月22日

1/0	0/0
1/1	1/1
1/0	0/1

p影　总体密集度Ⅰ级

诊断：Ⅰ

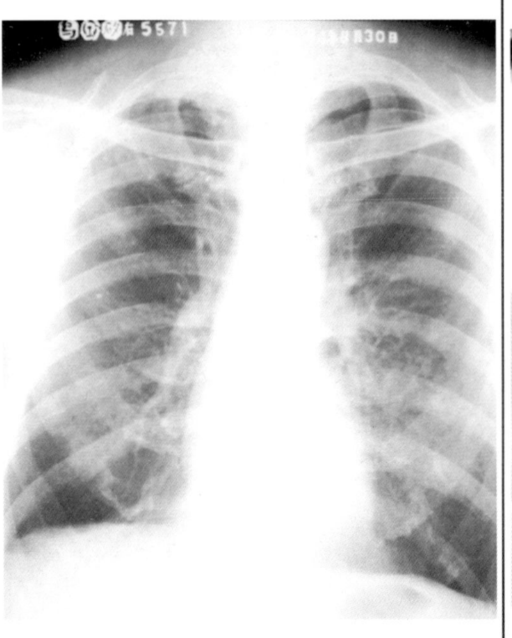

拍片时间：1984年8月30日

3/+	1/0
2/2	3/3
2/1	2/3

p/q影；右上小阴影聚集　总体密集度Ⅲ

诊断：II^{+}

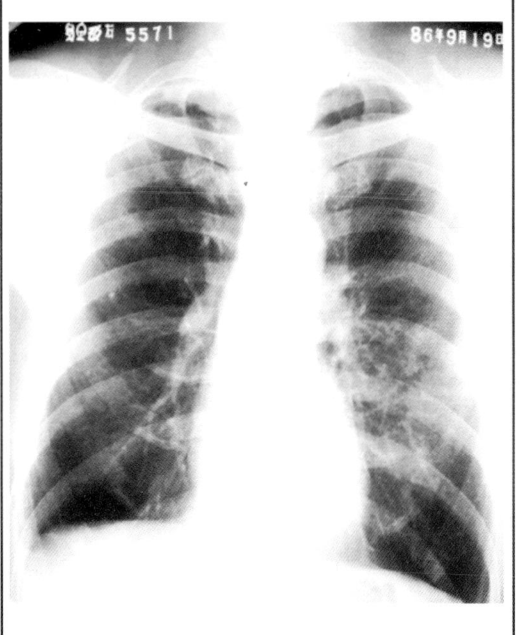

拍片时间：1986年9月19日

3/+	2/1
2/2	3/3
2/2	2/3

p/q影　总体密集度Ⅲ

诊断：II^{+}

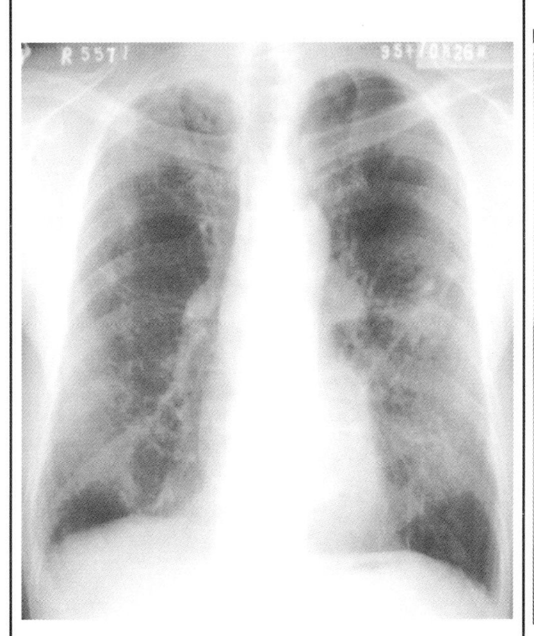	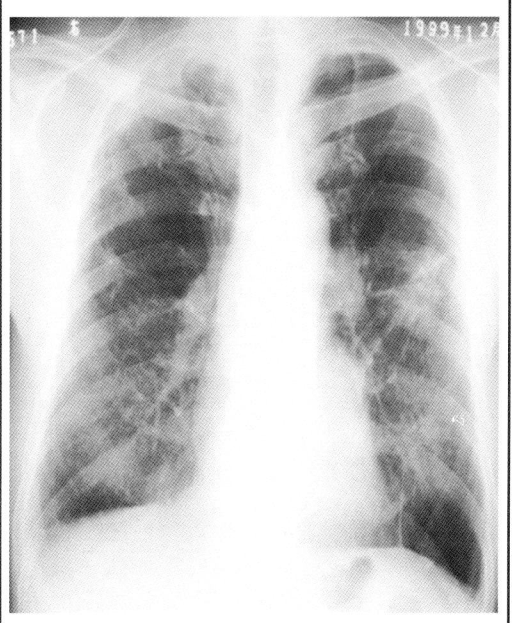	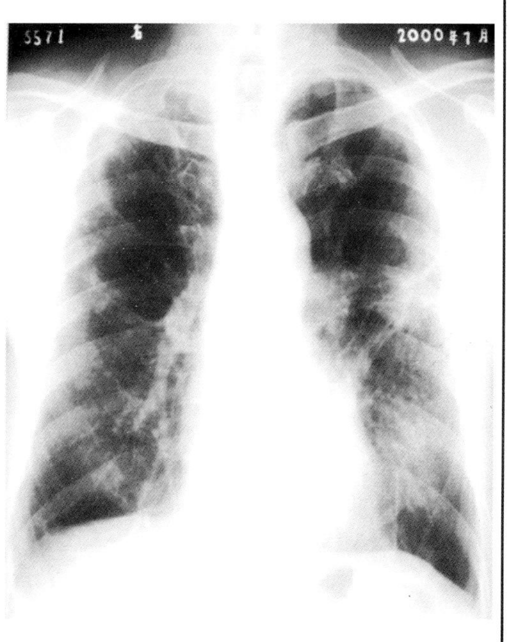
拍片时间：1995年10月 右上小阴影聚集；左中2.0×3.0cm 诊断：III	拍片时间：1999年12月 右上1.0×3.0cm大阴影；左中3.0×3.0cm大阴影。 诊断：III	拍片时间：2000年7月 右上1.0×4.0cm大阴影；左中下大阴影。 诊断：III

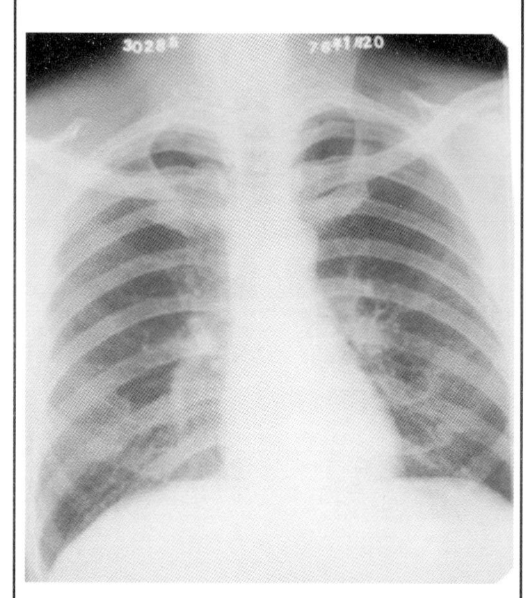

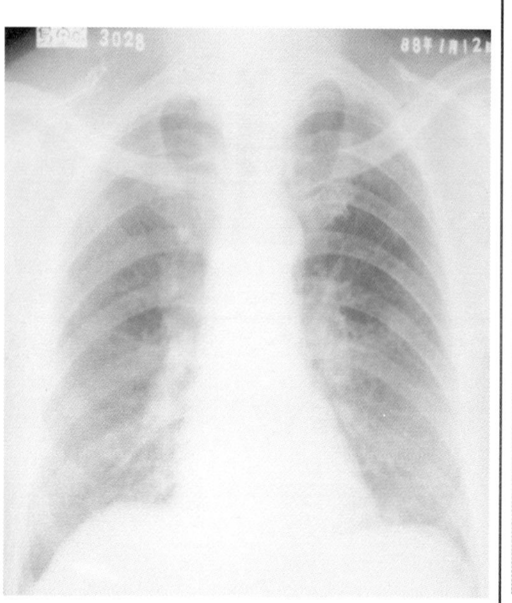

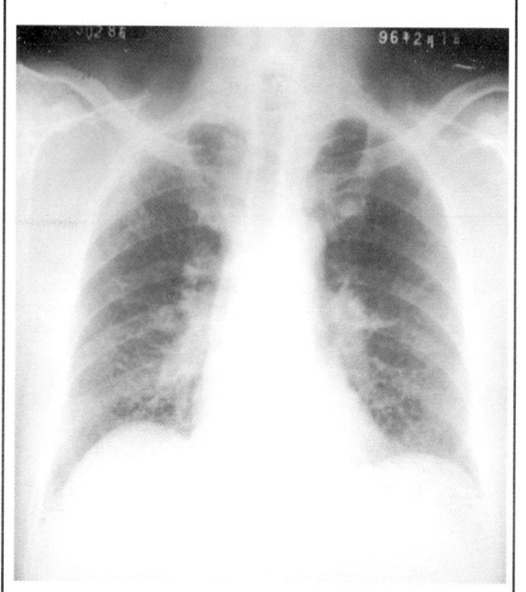

X线片号：3028

生于1931年　1951-1953年（隧道工）

拍片时间：1976年1月20日

0/1	0/0
1/0	1/1
1/1	1/0

p影　总体密集度 I 级

诊断：I

拍片时间：1988年7月12日

1/1	1/1
2/2	2/3
3/3	3/3

p/q影　总体密集度III

诊断：II⁺

拍片时间：1996年12月1日

右上大阴影0.7×3.0cm不够III

诊断：II⁺

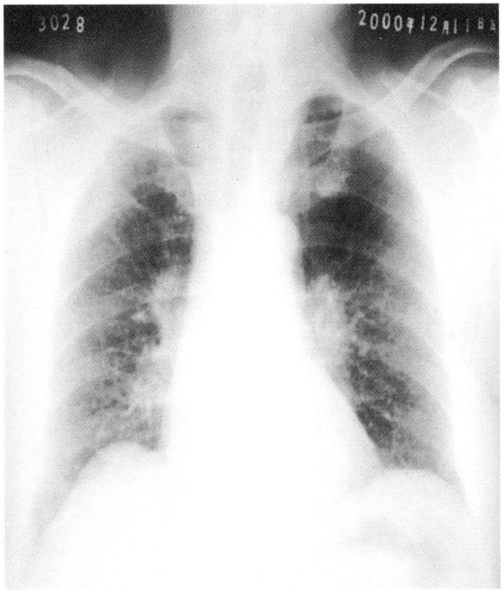		
拍片时间：2000年12月1日 右上1.2×4.0cm大阴影，余为Ⅲ级密集度q影 诊断：Ⅲ		

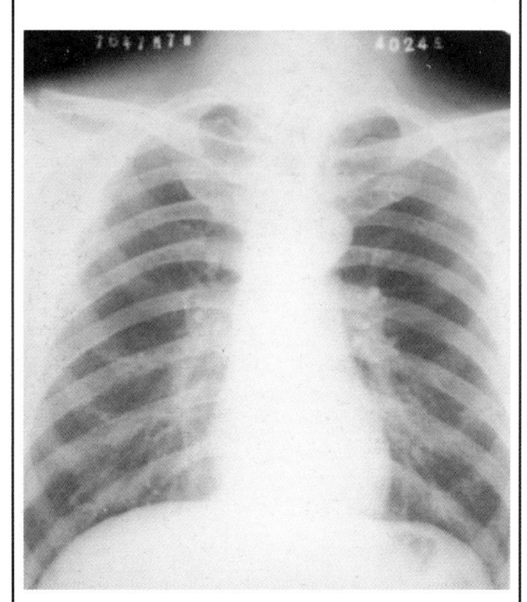

X线片号：4024

生于1931年　1953-1958年（开山工）

拍片时间：1976年7月7日

0/0	0/0
0/0	0/0
1/1	1/0

p影　总体密集度 I 级

诊断：I

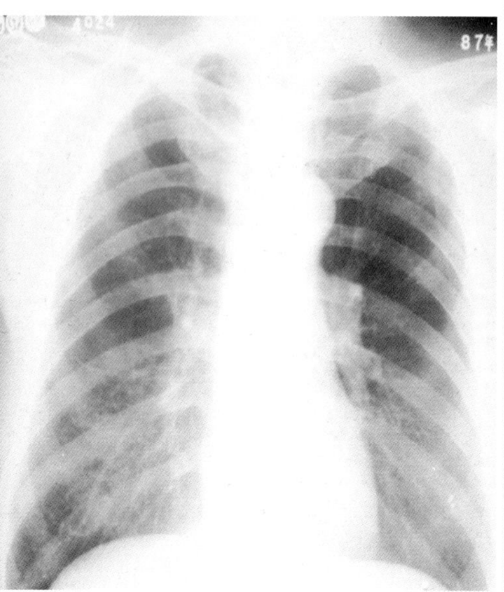

拍片时间：1987年12月12日

0/1	1/0
2/1	2/1
1/1	1/1

p影　总体密集度 II 级

诊断：II

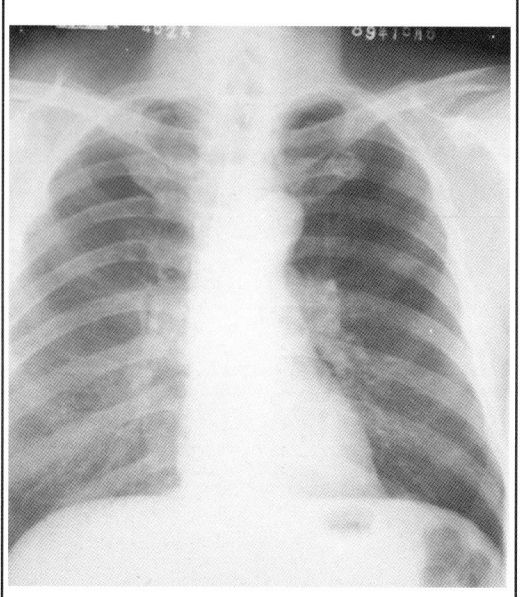

拍片时间：1989年10月6日

0/1	1/1
2/1	2/1
1/1	1/1

p影　总体密集度 II 级

诊断：II

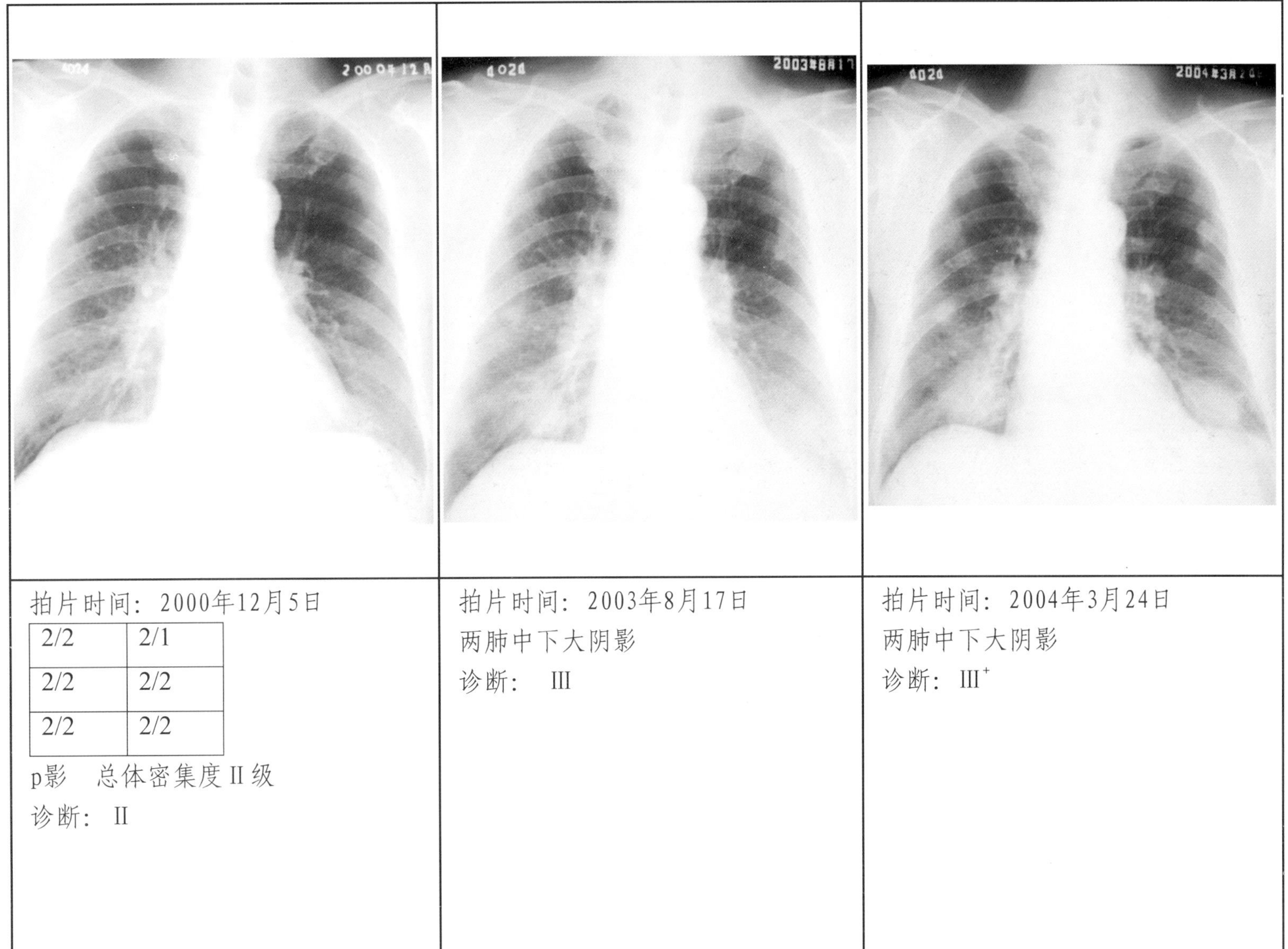

拍片时间：2000年12月5日

2/2	2/1
2/2	2/2
2/2	2/2

p影　总体密集度Ⅱ级

诊断：Ⅱ

拍片时间：2003年8月17日

两肺中下大阴影

诊断：Ⅲ

拍片时间：2004年3月24日

两肺中下大阴影

诊断：$Ⅲ^{+}$

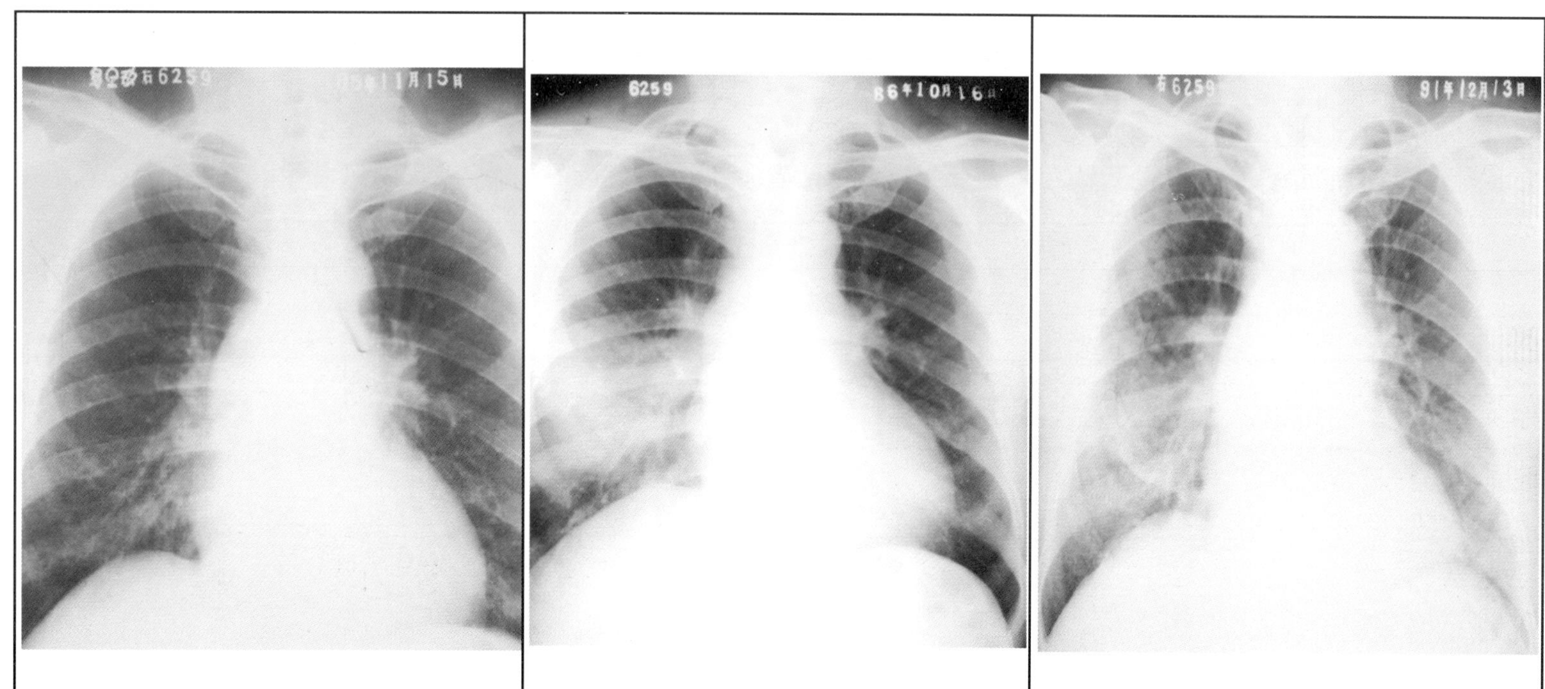

X线片号：6259

生于1931年　1953-1957年（隧道工）

拍片时间：1985年11月15日

0/0	0/0
1/1	1/0
1/0	0/1

p影　总体密集度Ⅰ级

诊断：Ⅰ

拍片时间：1986年10月

0/0	0/1
2/2	2/1
2/1	1/1

p/q影　总体密集度Ⅱ级　右中叶不张

诊断：I^{+}

拍片时间：1991年12月

3/+	2/3
3/3	2/2
3/2	2/3

p/q影；右上小阴影聚集　总体密集度Ⅲ级

诊断：II^{+}

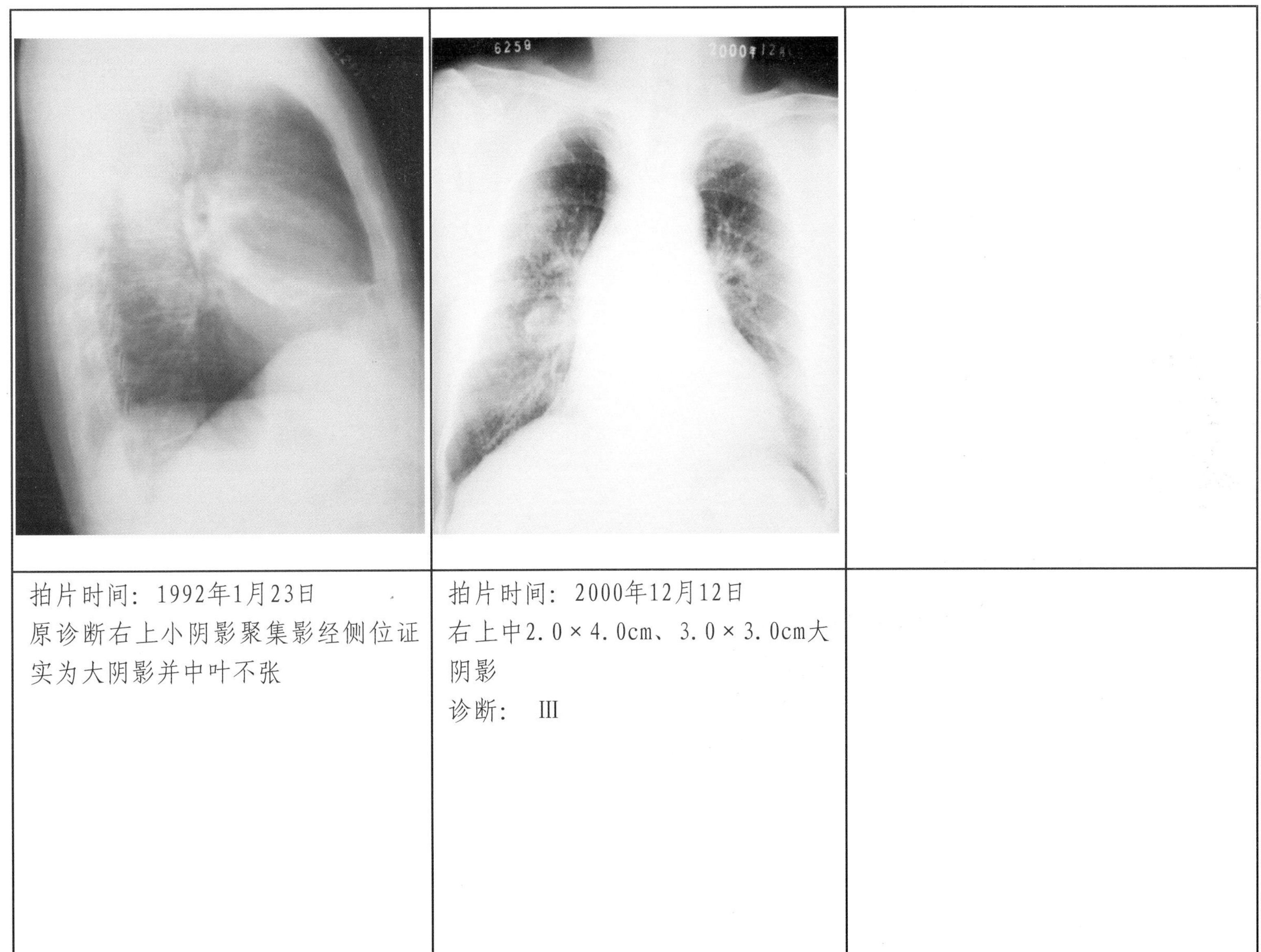

拍片时间：1992年1月23日 原诊断右上小阴影聚集影经侧位证实为大阴影并中叶不张	拍片时间：2000年12月12日 右上中2.0×4.0cm、3.0×3.0cm大阴影 诊断：III	

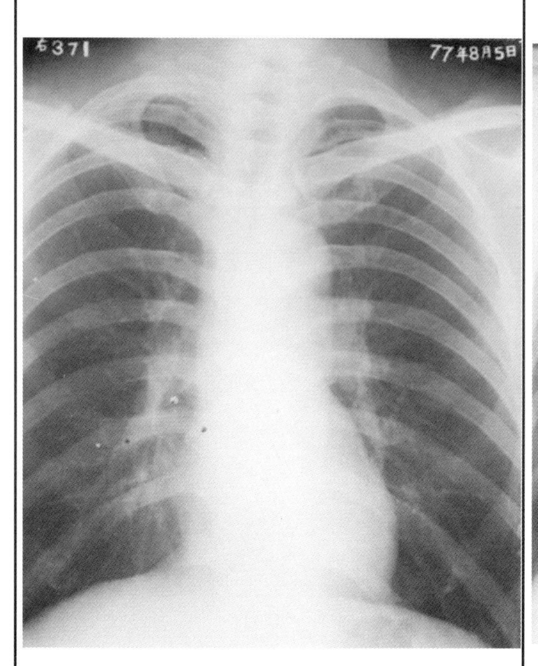

X线片号：371

生于1928年　1953-1960年接尘（凿岩工）

拍片时间：1977年8月

0/0	0/0
0/0	0/0
0/0	0/0

p影

诊断：0

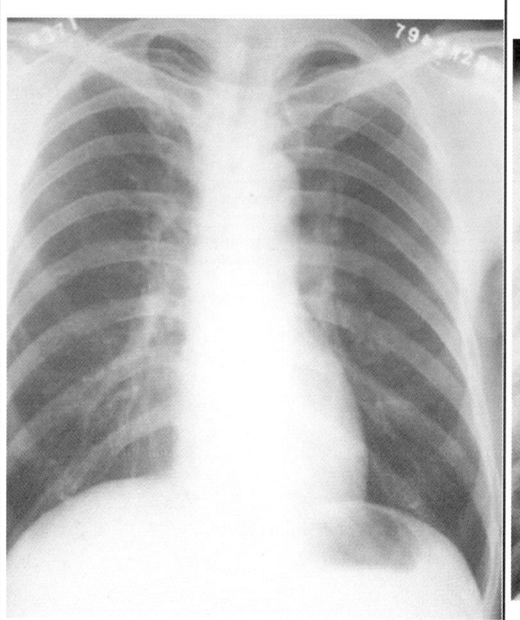

拍片时间：1979年2月

0/0	0/0
0/0	1/0
0/1	0/0

p影　总体密集度Ⅰ级

诊断：0^+

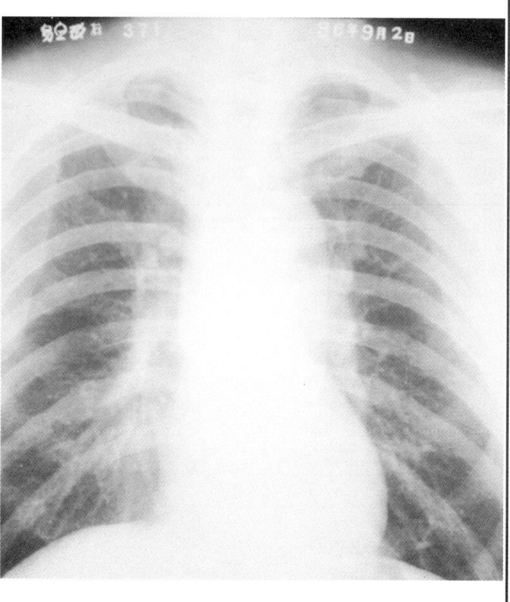

拍片时间：1986年9月

1/1	1/1
2/1	1/1
1/1	1/1

p影　总体密集度Ⅱ级

诊断：I^+

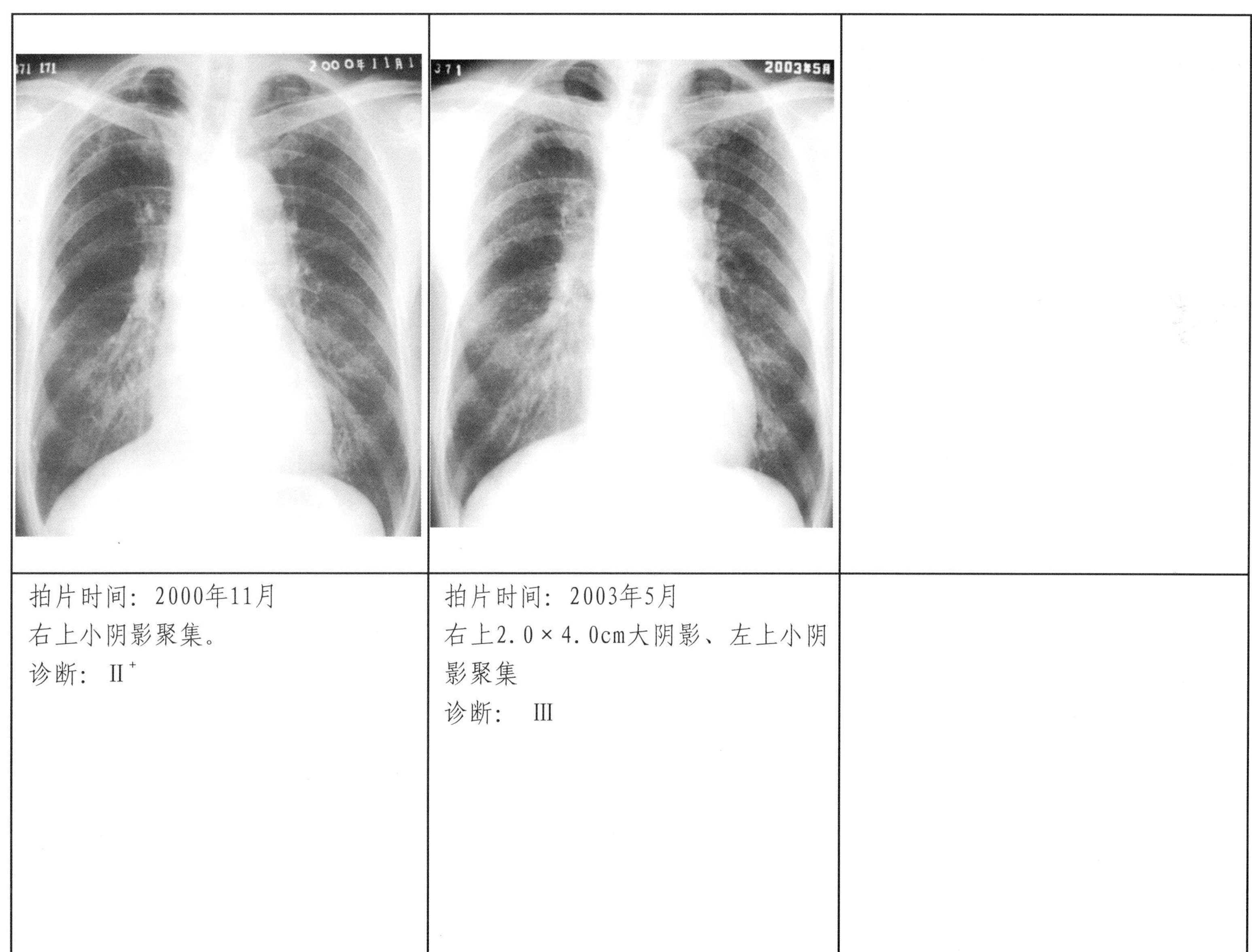

拍片时间：2000年11月 右上小阴影聚集。 诊断：Ⅱ$^{+}$	拍片时间：2003年5月 右上2.0×4.0cm大阴影、左上小阴影聚集 诊断：Ⅲ	

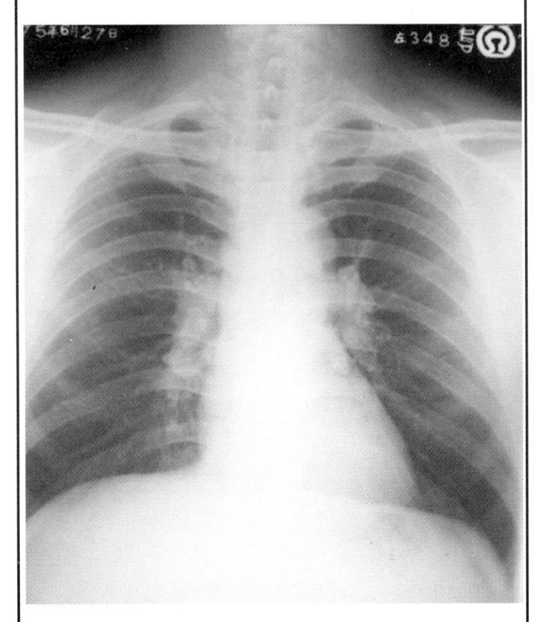

X线片号：348

生于1928年　1952-1956年（开山工）

拍片时间：1975年6月27日

1/0	0/1
1/1	0/1
1/0	0/1

p/q影；肺门蛋壳钙化　总体密集度Ⅰ级

诊断：Ⅰ

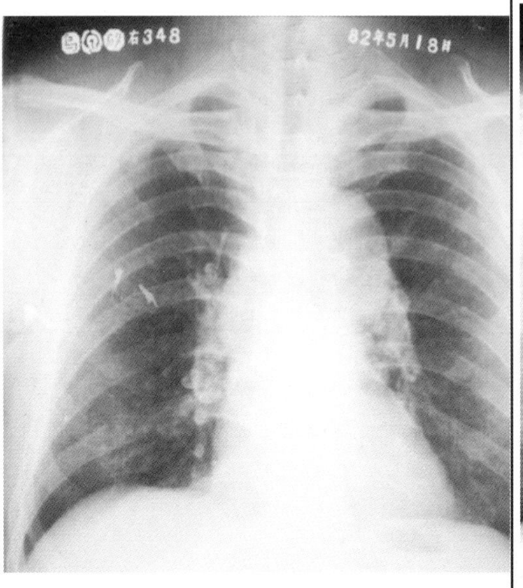

拍片时间：1982年5月18日

3/+	1/1
2/1	2/2
1/2	2/2

p/q影；右上小阴影聚集，肺门蛋壳钙化　总体密集度Ⅲ

诊断：$Ⅱ^{+}$

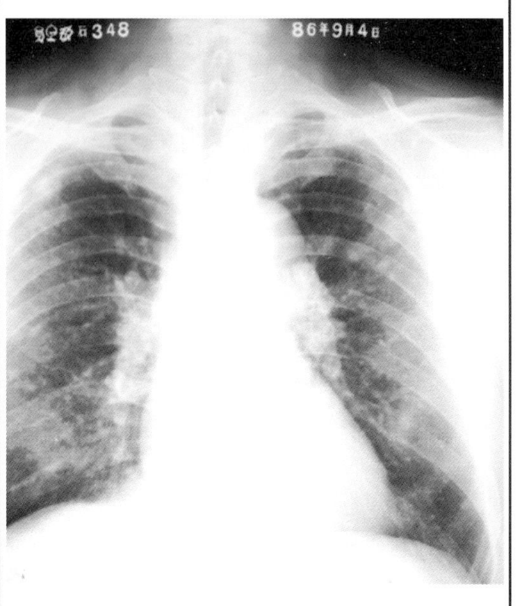

拍片时间：1986年9月4日

3/2	3/3
3/3	3/3

q/r影；右上1×2.5cm大阴影，左上小阴影聚集，肺门蛋壳钙化　总体密集度Ⅲ

诊断：Ⅲ

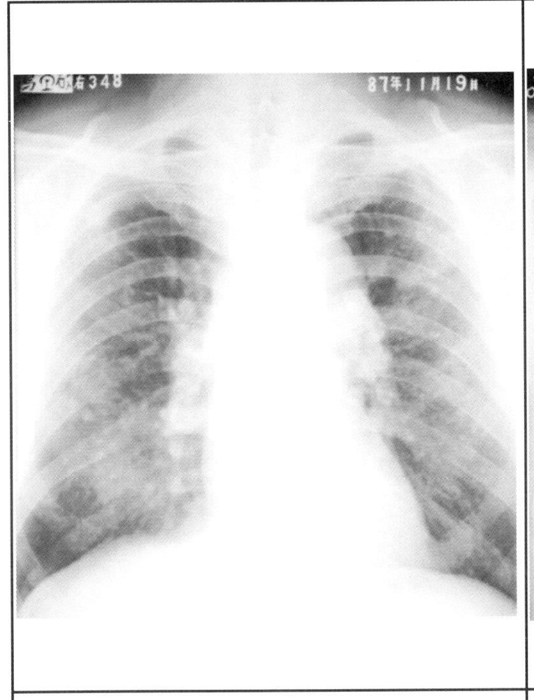	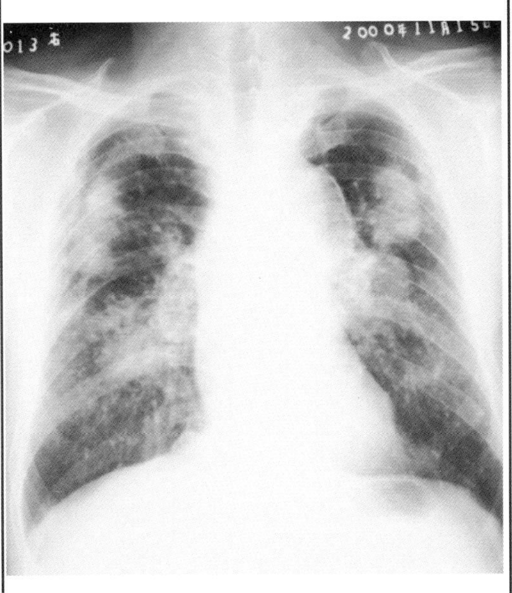	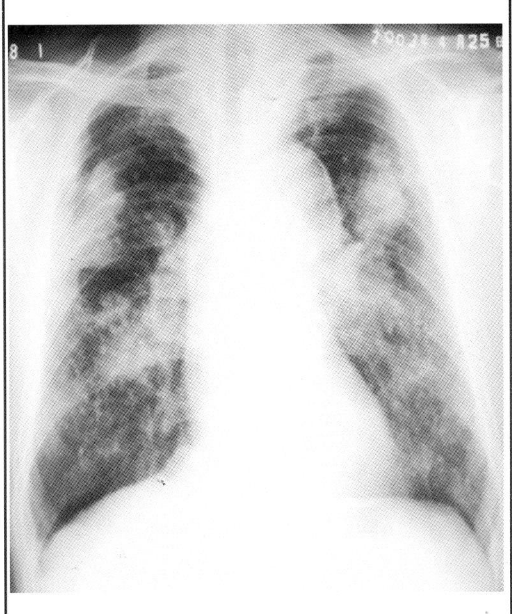
拍片时间：1987年11月19日 q/r影；两上外带呈八字大阴影，各肺区三级密集度 诊断：Ⅲ	拍片时间：2000年11月15日 两上中大阴影块周气肿，蛋壳样钙化在心膈角肺区出现，主动脉弓钙化 诊断：$Ⅲ^{+}$	拍片时间：2003年4月23日 除大阴影增大外，肺大泡蛋壳钙化在心膈角肺区，主动脉钙化 诊断：$Ⅲ^{+}$

<table>
<tr>
<td>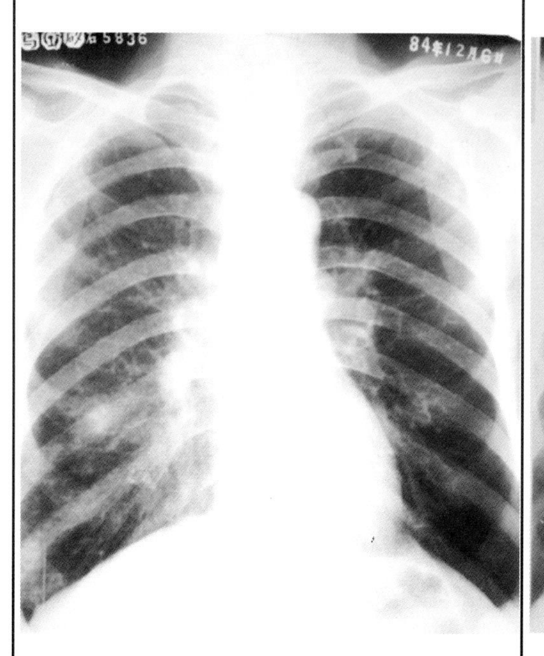</td>
<td>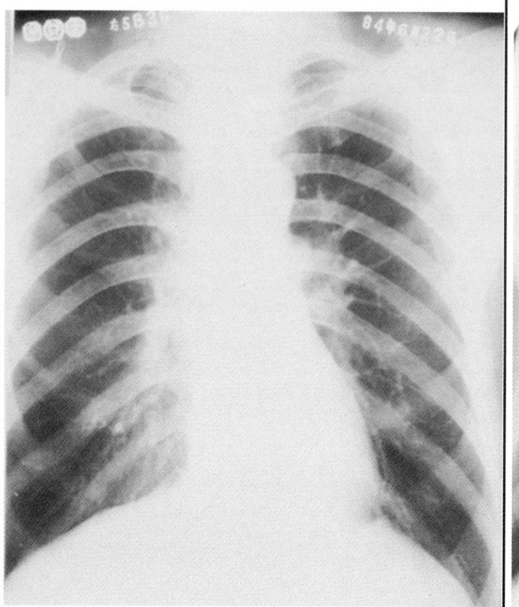</td>
<td>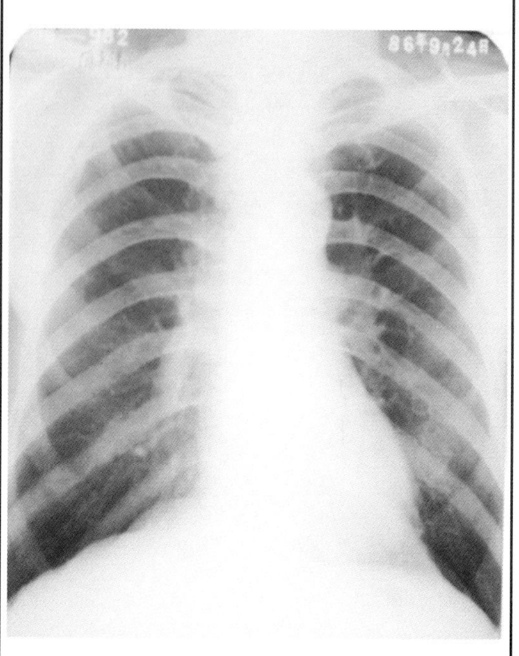</td>
</tr>
<tr>
<td>X线片号：5836
生于1921年 1953-1960年（隧道工）
拍片时间：1984年6月22日
1/0 | 1/0
1/1 | 1/1
0/1 | 1/0
p影 总体密集度Ⅰ级
诊断：Ⅰ</td>
<td>拍片时间：1984年12月6日
1/1 | 1/0
1/1 | 1/1
1/1 | 1/1
p/q影 总体密集度Ⅰ级
诊断：$Ⅰ^{+}$</td>
<td>拍片时间：1986年9月24日
1/1 | 1/0
1/2 | 1/2
1/1 | 1/1
p/q影 总体密集度Ⅰ级
诊断：$Ⅰ^{+}$</td>
</tr>
</table>

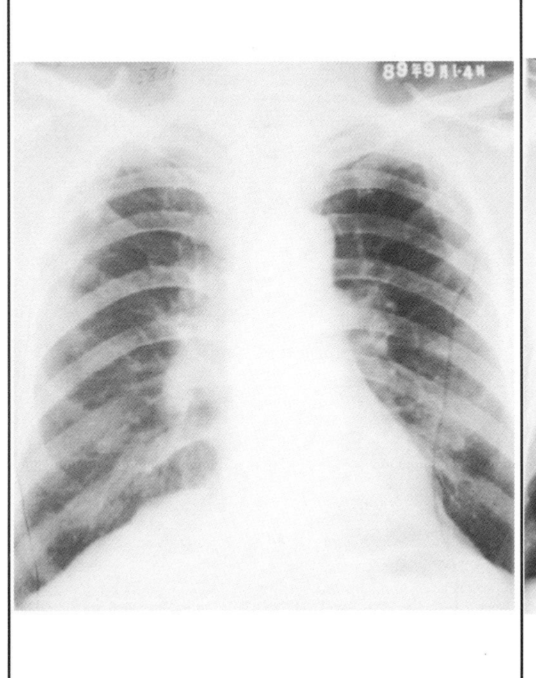	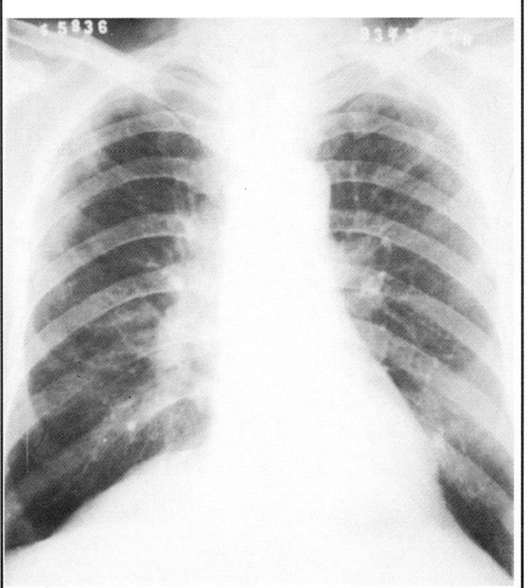	
拍片时间：1989年9月14日 右上小阴影聚集，右上、左上大阴影不够III 诊断：II⁺	拍片时间：1993年7月17日 右上外带两个大阴影为1.0×4.0cm 1.5×4.0cm 左上大阴影2.0×6.0cm 诊断： III	

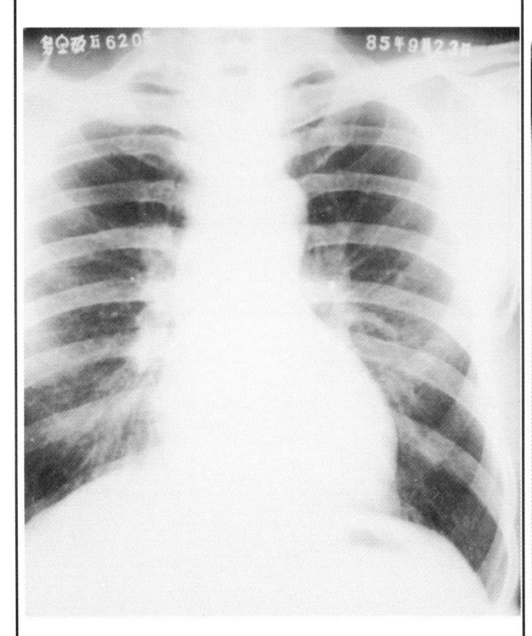

X线片号：6205

生于1936年　1956-1960年（隧道工）

拍片时间：1985年9月

0/1	1/0
1/1	1/1
1/0	1/1

p影　总体密集度Ⅰ级

诊断：Ⅰ

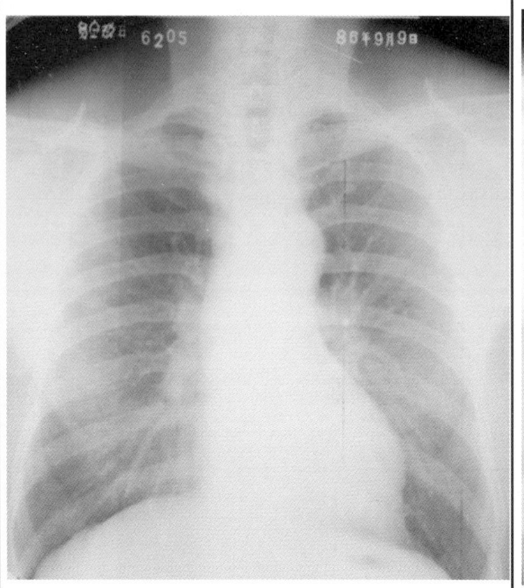

拍片时间：1986年9月9日

1/0	1/1
1/1	1/1
1/1	1/1

p影　总体密集度Ⅰ级

诊断：$Ⅰ^{+}$

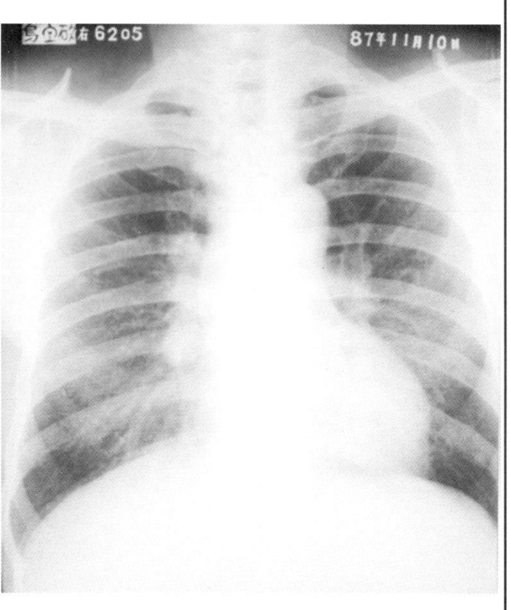

拍片时间：1987年11月10日

1/1	1/1
2/2	2/2
2/2	2/2

p影　总体密集度Ⅱ级

诊断：Ⅱ

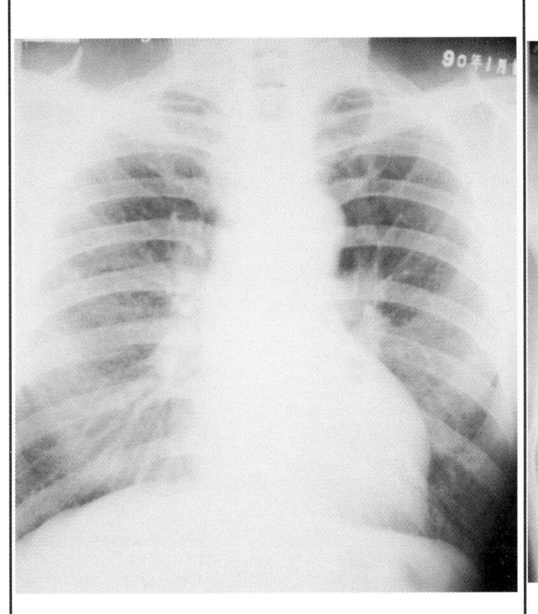

拍片时间：1990年1月11日

2/2	2/2
3/3	3/3
3/3	3/3

以p/q影 总体密集度III

诊断： II^{+}

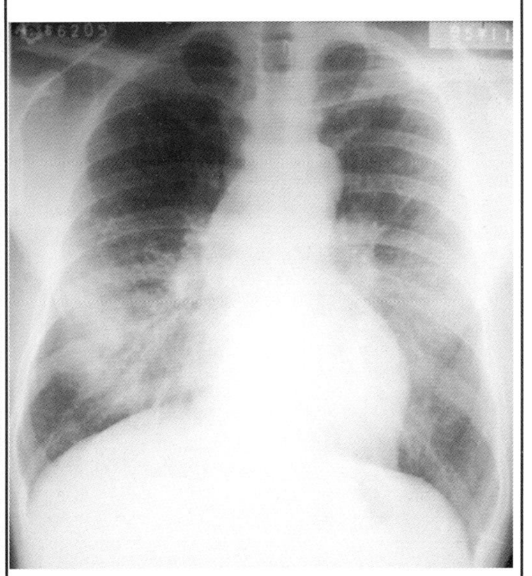

拍片时间：1995年11月4日

右中下6.0×3.0cm大阴影

诊断： III

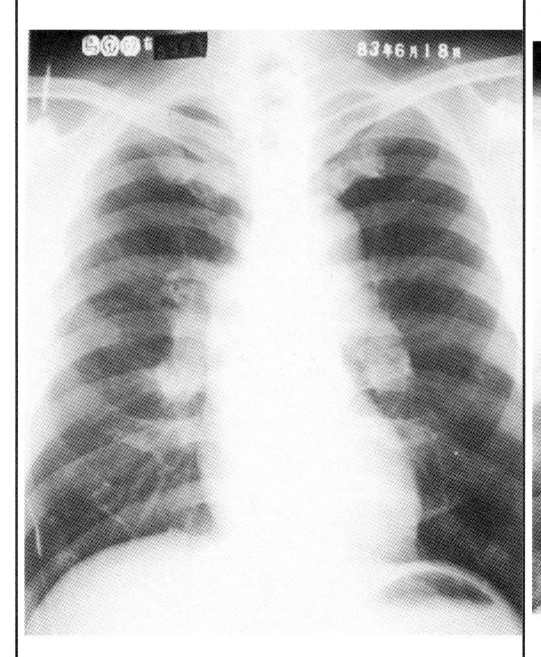

X线片号：5610

生于1935年 1952-1971年接尘（凿岩工）

拍片时间：1983年6月18日

0/0	0/0
1/1	0/0
1/0	0/0

p影　总体密集度Ⅰ级

诊断：Ⅰ

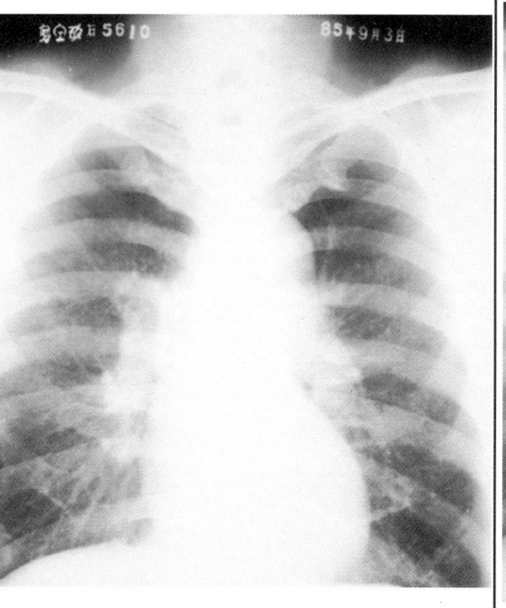

拍片时间：1985年9月3日

0/1	0/1
1/1	1/1
1/1	1/0

p影　总体密集度Ⅰ级

诊断：Ⅰ

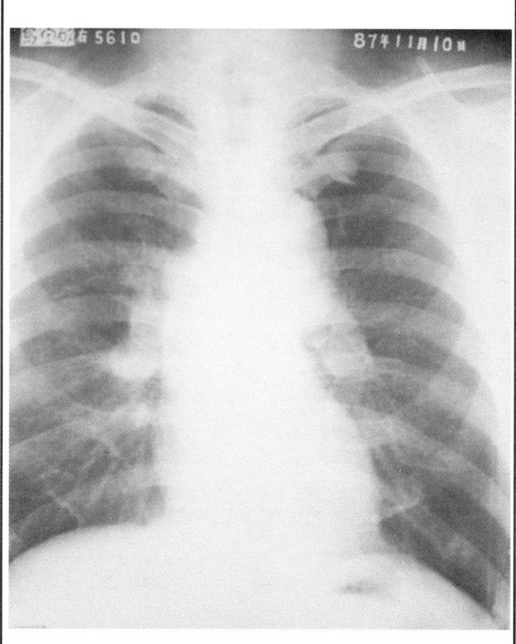

拍片时间：1987年11月10日

1/2	2/2
2/2	2/2
2/2	2/2

p/q影　总体密集度Ⅱ级

诊断：Ⅱ

<table>
<tr>
<td>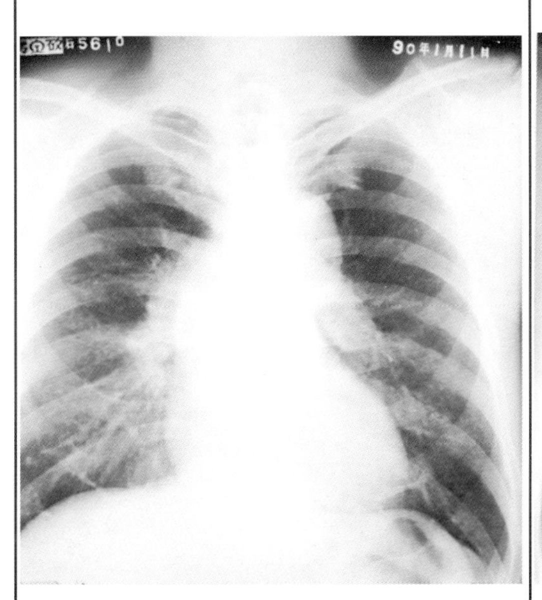</td>
<td>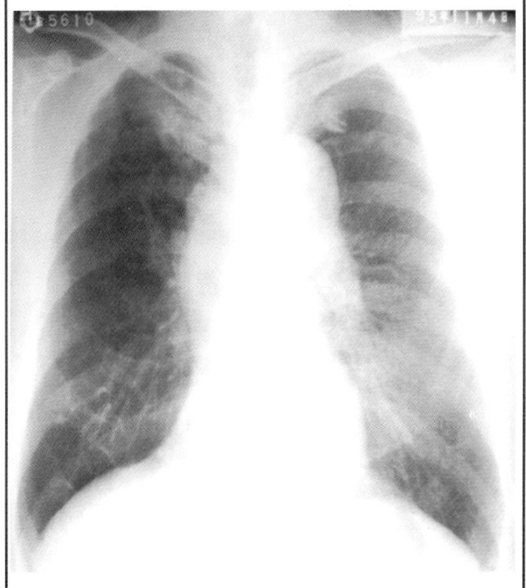</td>
<td>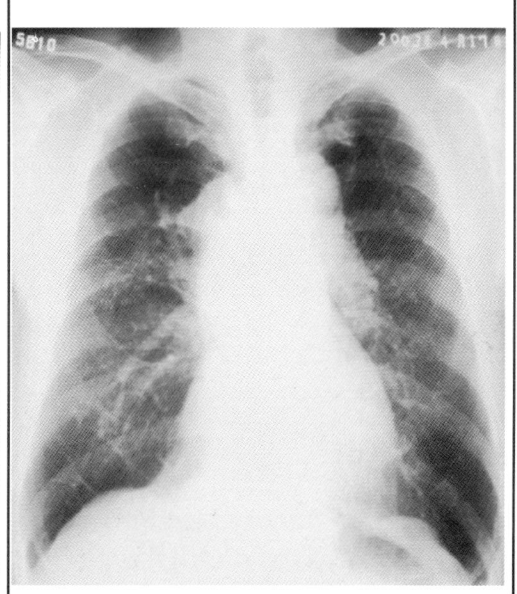</td>
</tr>
<tr>
<td>拍片时间：1990年1月11日
<table><tr><td>2/2</td><td>3/3</td></tr><tr><td>3/3</td><td>3/3</td></tr><tr><td>3/3</td><td>3/3</td></tr></table>p/q影　总体密集度Ⅲ
诊断：Ⅱ$^{+}$</td>
<td>拍片时间：1995年11月4日
右上5.0×2.0cm、右纵隔外上3.0×1.5cm大阴影，左上小阴影聚集
诊断：　Ⅲ</td>
<td>拍片时间：2003年4月17日
右上大阴影与右上纵隔外大阴影融合，右上肺大泡
诊断：Ⅲ</td>
</tr>
</table>

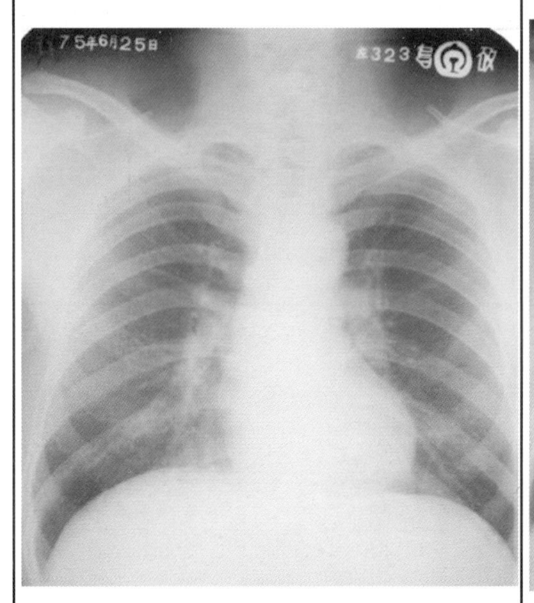

X线片号：323

生于1929年 1950-1960年（开山工）

拍片时间：1975年6月

0/0	0/0
1/1	1/0
1/0	0/1

p影 总体密集度Ⅰ级

诊断：Ⅰ

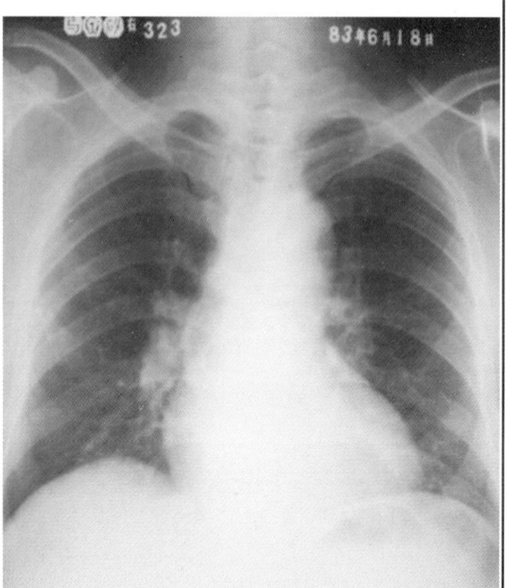

拍片时间：1983年6月

0/1	0/1
1/1	1/1
1/1	1/0

p/q影；

诊断：Ⅰ

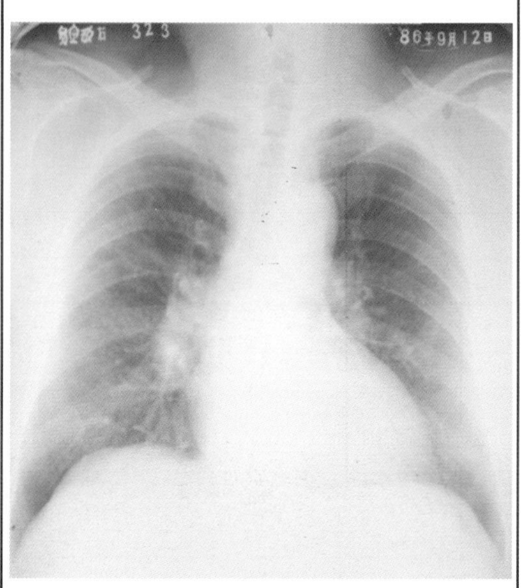

拍片时间：1986年9月

1/1	0/1
2/2	2/2
2/2	2/2

p/q影；总体密集度Ⅱ级

诊断：Ⅱ

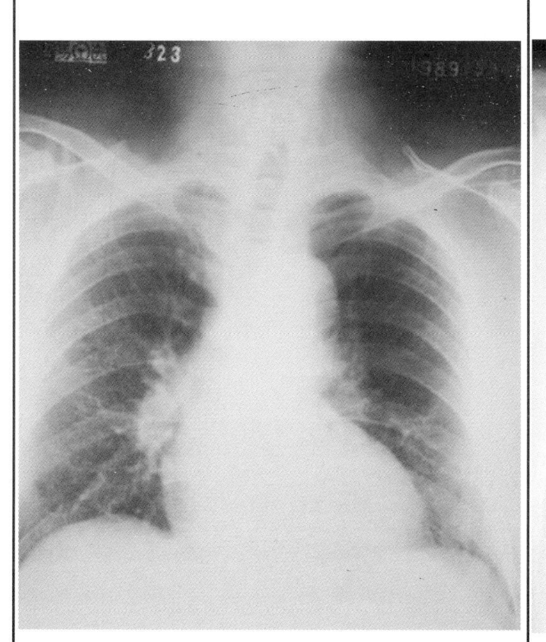

拍片时间：1989年5月

1/2	1/1
3/3	3/3
3/3	3/3

以p/q影；总体密集度III

诊断：II^{+}

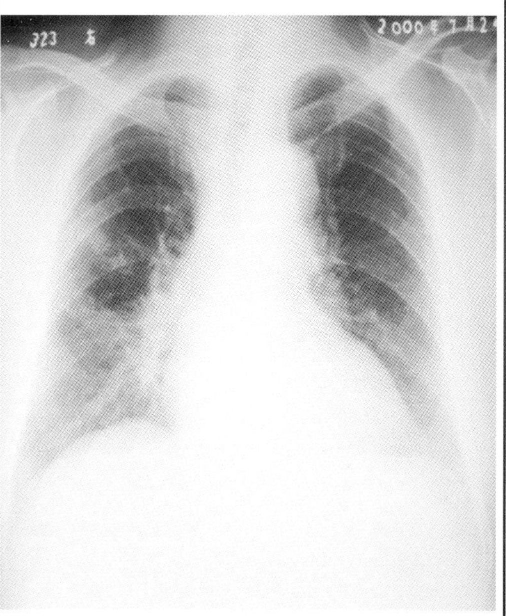

拍片时间：2000年7月

右上小阴影聚集。右中2.0×3.0cm大阴影

诊断：III

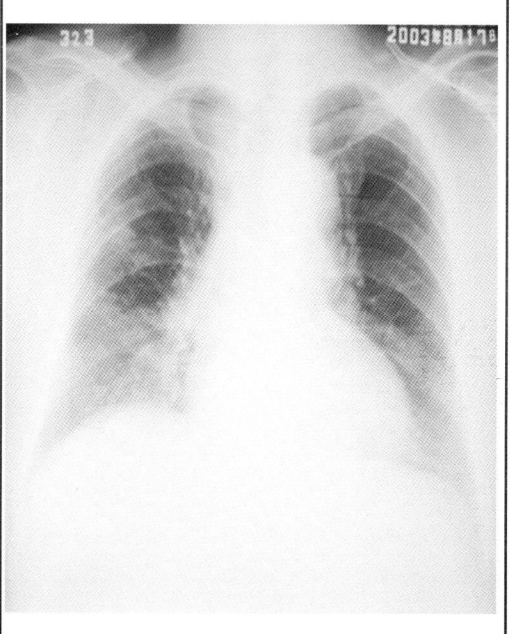

拍片时间：2003年8月

右中2.5×4.0cm大阴影

诊断：III

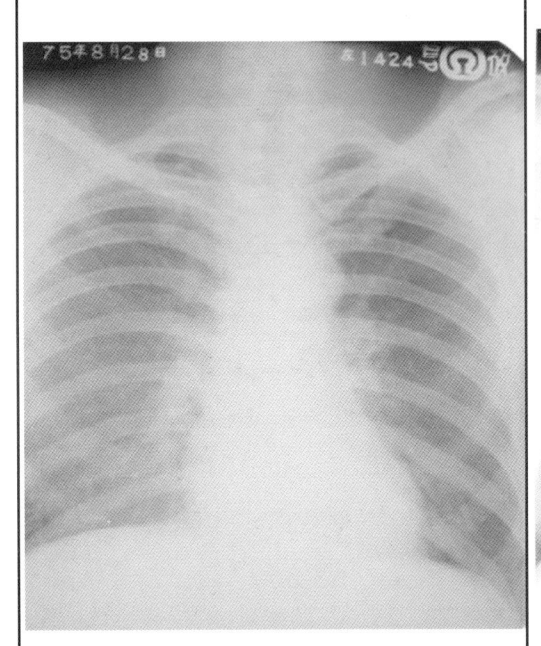

X线片号：1424

生于1932年　1955-1961年（开山工）

拍片时间：1975年8月

0/0	0/0
0/0	0/0
0/0	0/0

p影　总体密集度 I 级

诊断：0

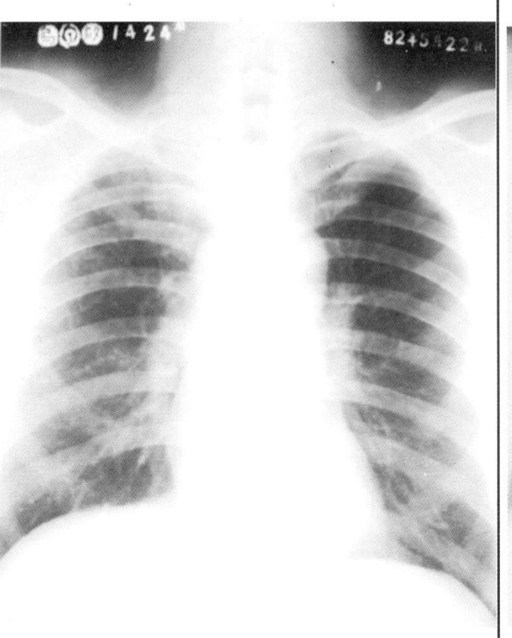

拍片时间：1982年5月

1/2	0/0
1/1	0/1
1/1	1/1

q/r影；总体密集度 I 级

诊断：I

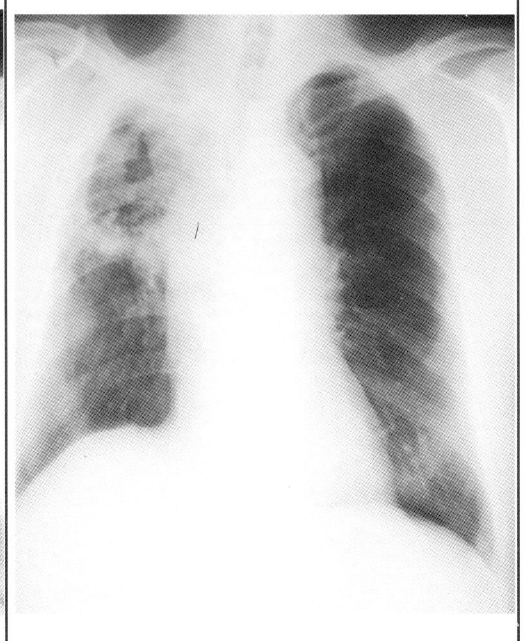

拍片时间：1985年7月

2/3	0/0
2/1	1/0
2/1	1/1

q/r影；总体密集度 II 级

诊断：II

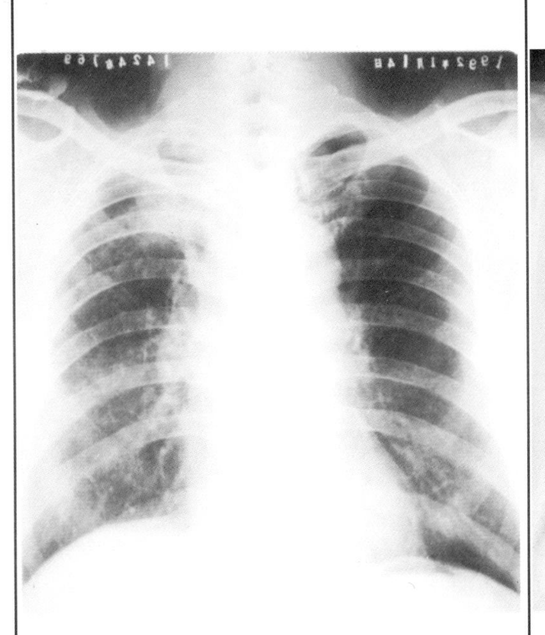

拍片时间：1992年1月

3/+	0/1
2/1	1/2
2/2	1/2

q/r影；总体密集度III

诊断：II^{+}

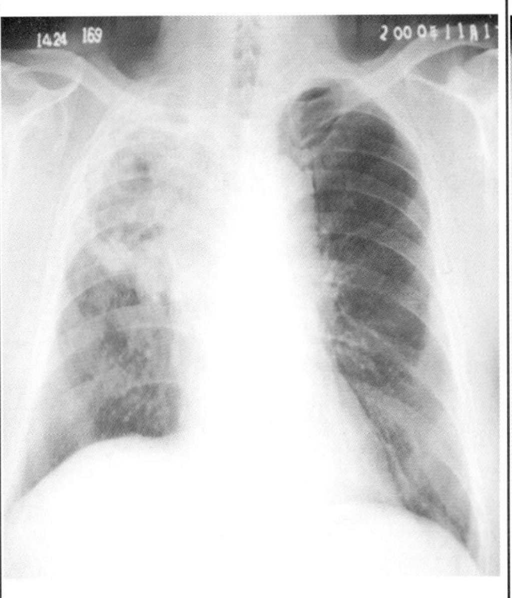

拍片时间：2000年11月

右上大阴影融合；总面积超过右上肺区；并有透光区；右外胸膜增厚。

诊断：III+T

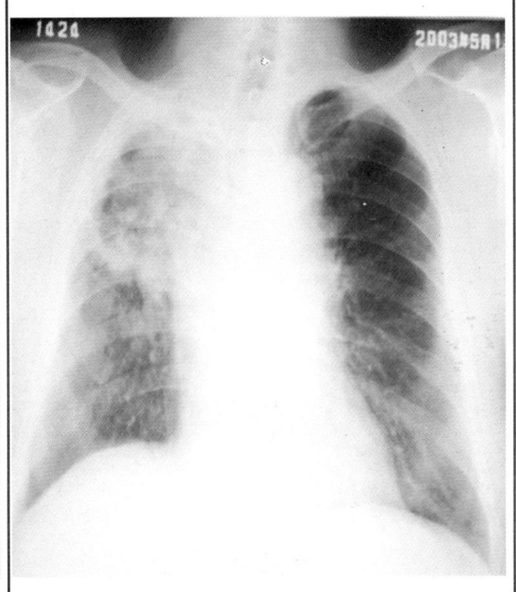

拍片时间：2003年5月15日

右上大阴影面积扩大；总面积超过右上肺区；外侧胸膜增厚。

诊断：III^{+}+T

<table>
<tr>
<td>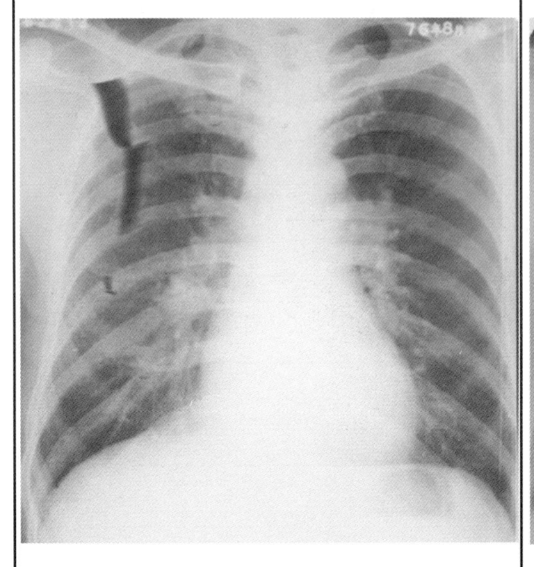</td>
<td>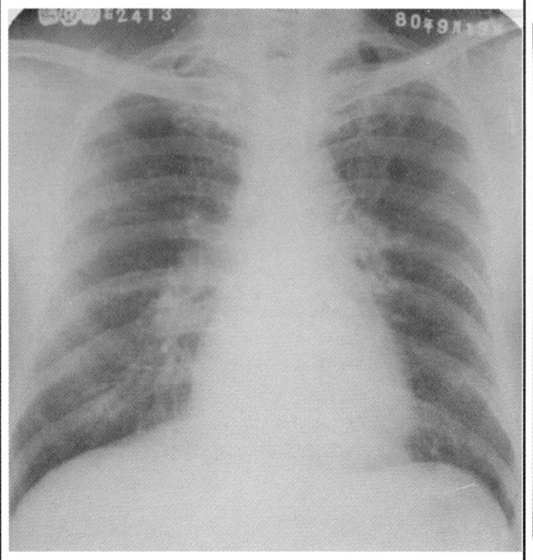</td>
<td>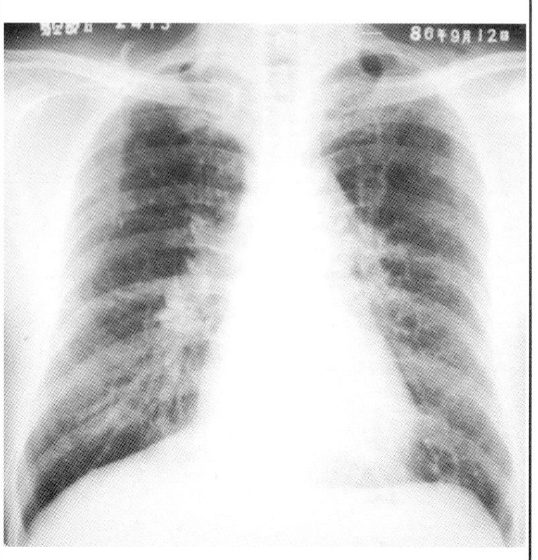</td>
</tr>
<tr>
<td>X线片号：2413
生于1933年　1951-1953年（开山工）
拍片时间：1976年8月
<table><tr><td>0/0</td><td>1/0</td></tr><tr><td>1/0</td><td>0/0</td></tr><tr><td>0/0</td><td>0/1</td></tr></table>p影　总体密集度Ⅰ级
诊断：Ⅰ</td>
<td>拍片时间：1980年9月
<table><tr><td>0/1</td><td>1/0</td></tr><tr><td>1/1</td><td>1/1</td></tr><tr><td>1/1</td><td>1/0</td></tr></table>p影　总体密集度Ⅰ级　左上条索影
诊断：$Ⅰ^{+}$+T</td>
<td>拍片时间：1986年9月
<table><tr><td>1/1</td><td>1/1</td></tr><tr><td>2/2</td><td>2/1</td></tr><tr><td>2/2</td><td>1/1</td></tr></table>p/q影；总体密集度Ⅱ级　左上条索影。
诊断：Ⅱ+T</td>
</tr>
</table>

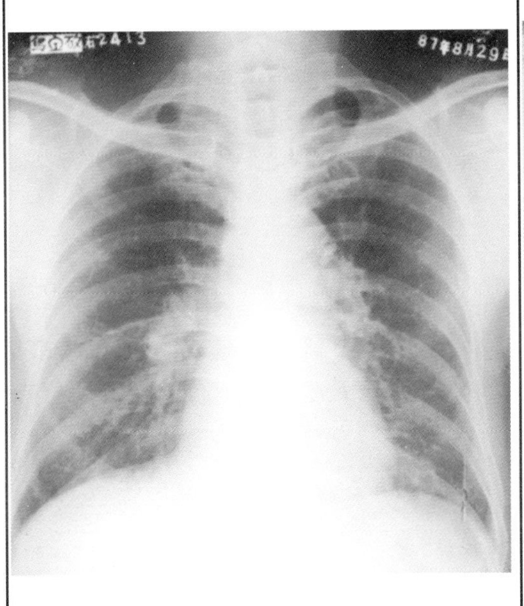

拍片时间：1987年8月

1/1	1/1
2/2	2/1
2/2	1/1

p/q影　总体密集度Ⅱ级　左上条索影变淡。

诊断：Ⅱ+T

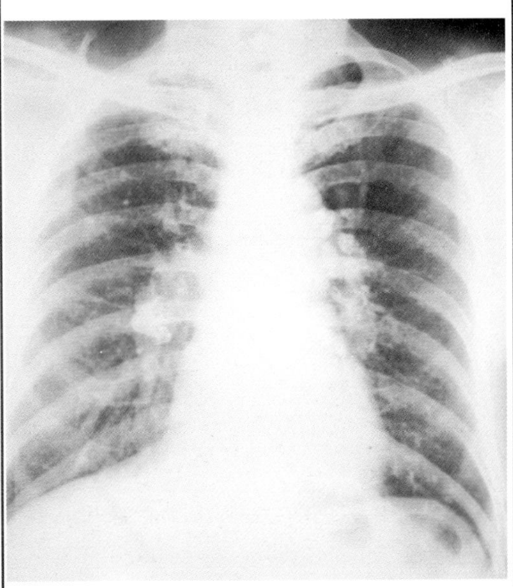

拍片时间：1992年1月

1/2	1/2
2/2	2/2
2/2	2/1

p/q影；总体密集度Ⅱ级　左上条索影

诊断：Ⅱ+T

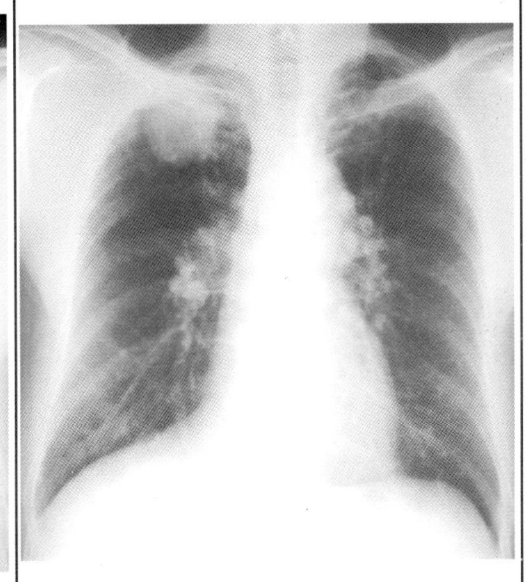

拍片时间：1999年12月

右上3.0×4.0cm大阴影并块周气肿；肺门蛋壳样钙化。

诊断：Ⅲ

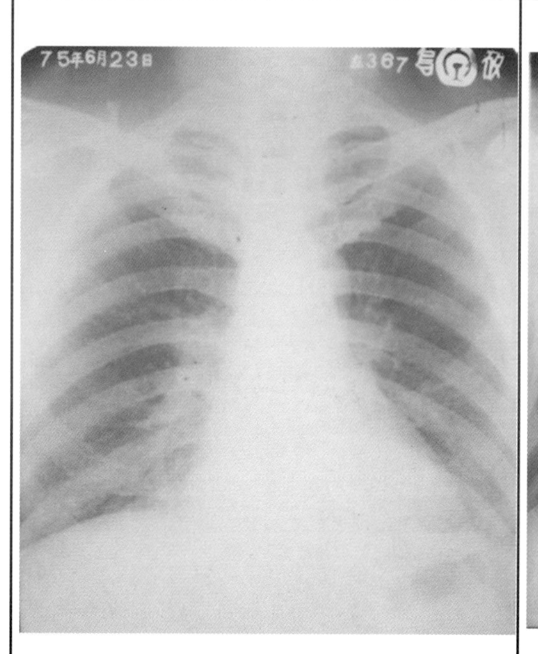

X线片号：367

生于1926年；1951-1959年（支撑工）

拍片时间：1975年6月

0/0	0/0
0/0	0/1
0/0	0/1

p影

诊断：0^+

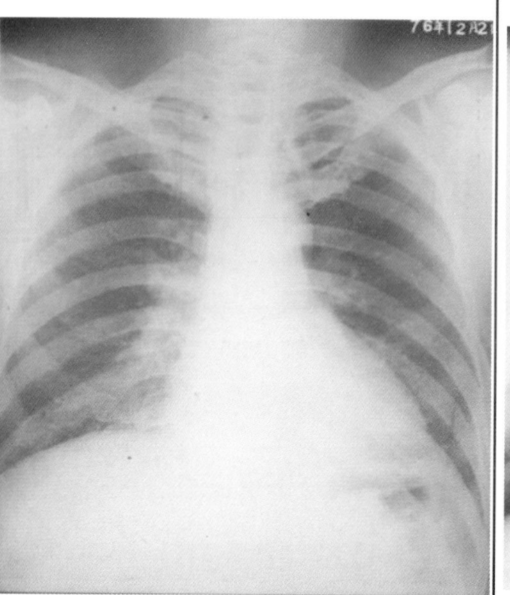

拍片时间：1976年12月

0/0	0/0
1/1	1/1
0/1	0/1

p影；总体密集度Ⅰ级

诊断：Ⅰ

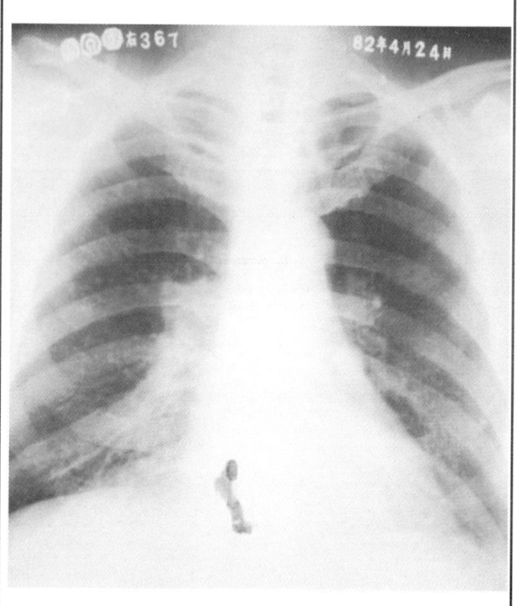

拍片时间：1982年4月

1/0	0.0
1/1	1/1
1/1	1/1

p影；总体密集度Ⅰ级

诊断：I^+

<table>
<tr>
<td>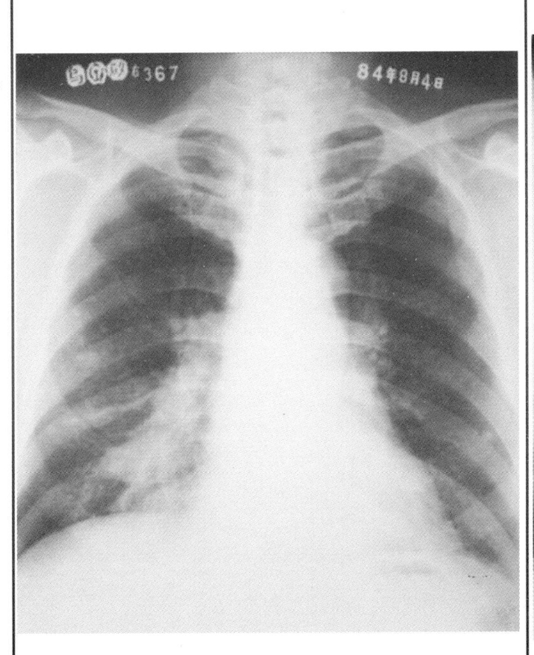
</td>
<td>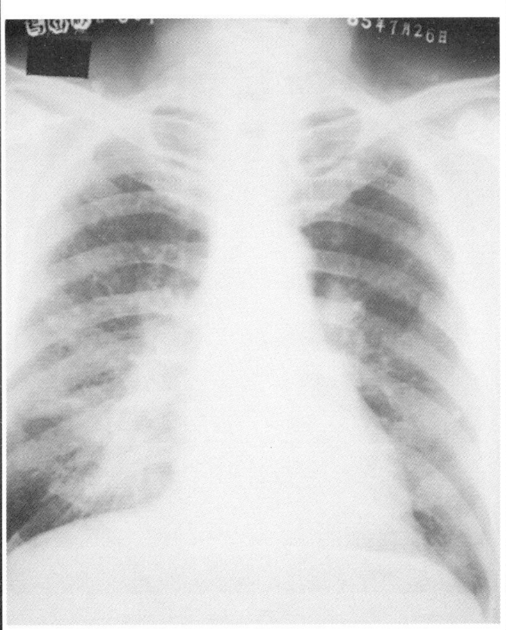
</td>
<td>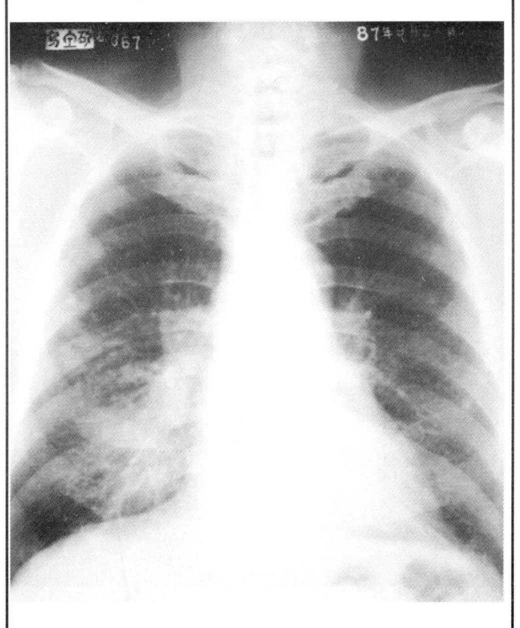</td>
</tr>
<tr>
<td>拍片时间：1984年8月
<table>
<tr><td>0/0</td><td>0/1</td></tr>
<tr><td>3/2</td><td>1/2</td></tr>
<tr><td>2/3</td><td>1/2</td></tr>
</table>
以p/q影　总体密集度III
诊断：II^{+}</td>
<td>拍片时间：1985年7月
右中小阴影聚集。
诊断：II^{+}</td>
<td>拍片时间：1987年9月
右中1.0×2.0cm大阴影
诊断：III</td>
</tr>
</table>

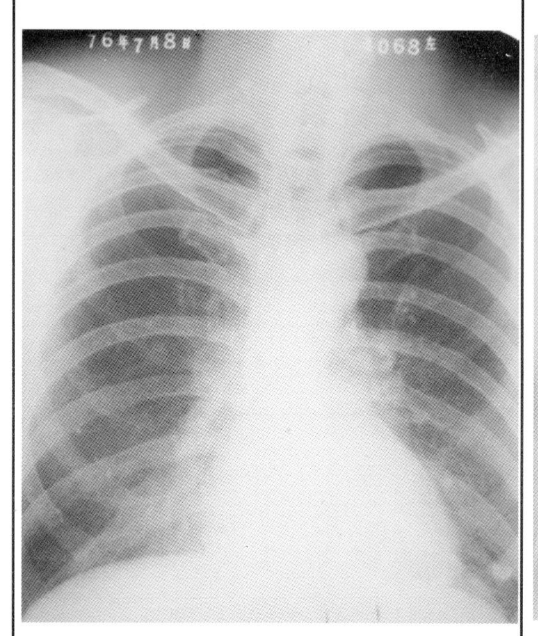

X线片号：4068

生于1935年　1957-1961年（开山工）

拍片时间：1976年7月

0/0	0/0
0/0	0/0
0/1	0/1

s影

诊断：0^{+}

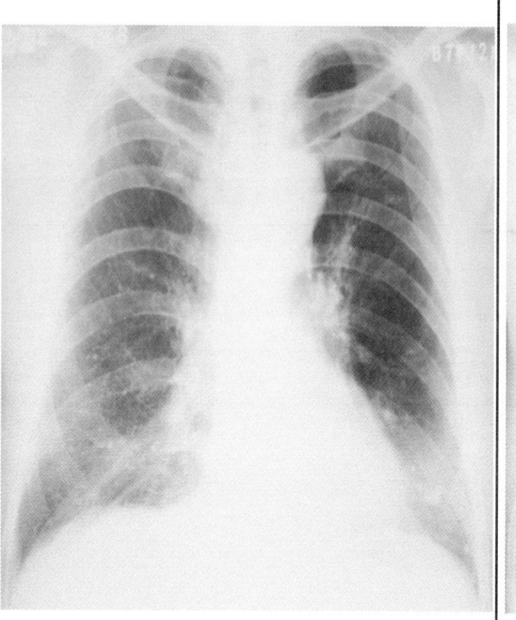

拍片时间：1987年12月

0/0	0/1
1/0	0/1
1/0	1/0

p/s影；总体密集度Ⅰ级

诊断：Ⅰ

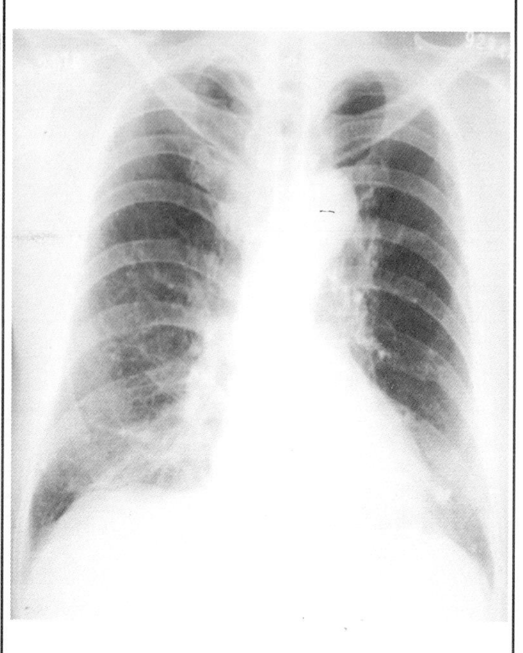

拍片时间：1992年4月

1/1	0/1
1/2	1/1
2/2	2/2

p/s影；总体密集度Ⅱ级

诊断：Ⅱ

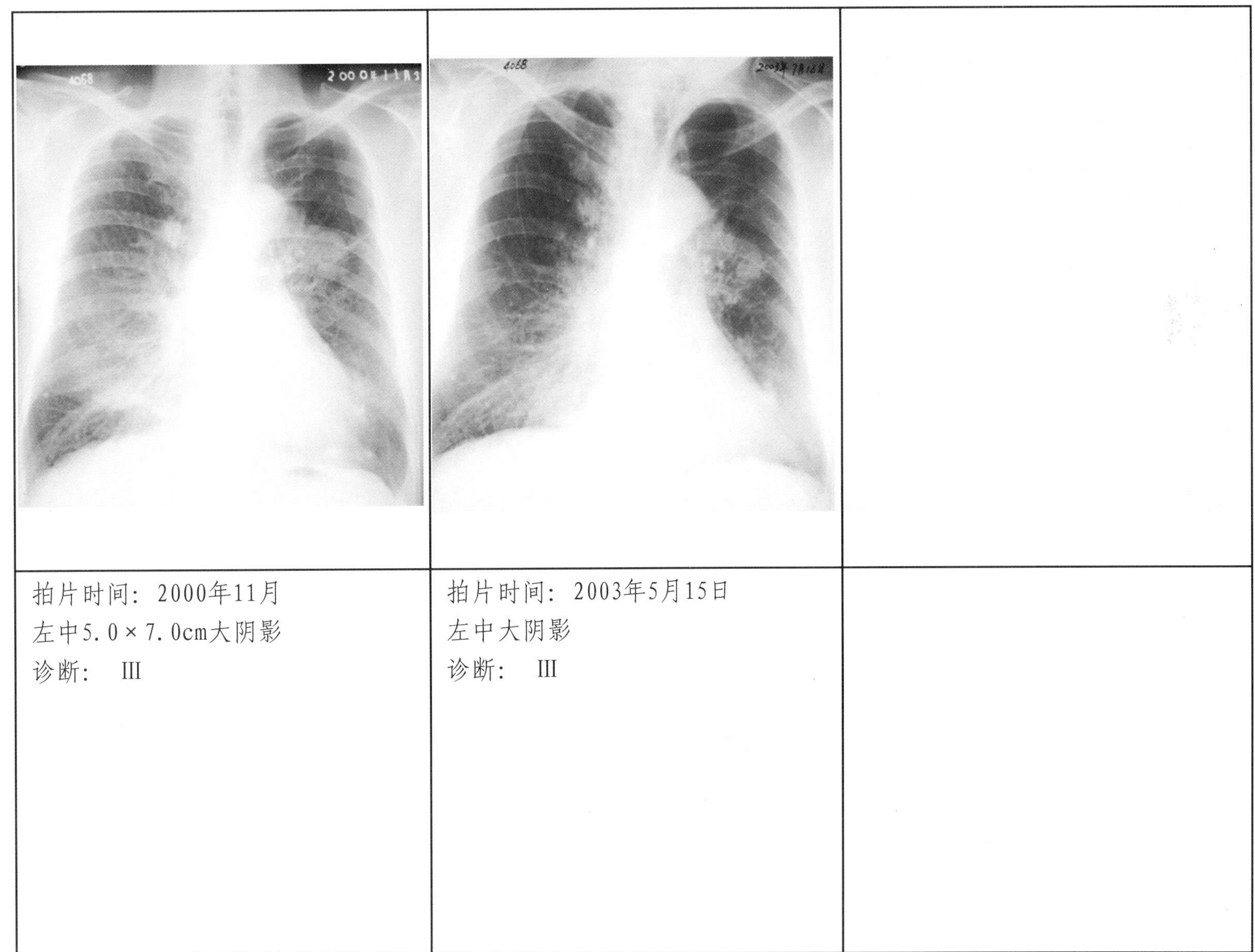

拍片时间：2000年11月
左中5.0×7.0cm大阴影
诊断：　III

拍片时间：2003年5月15日
左中大阴影
诊断：　III

<table>
<tr>
<td>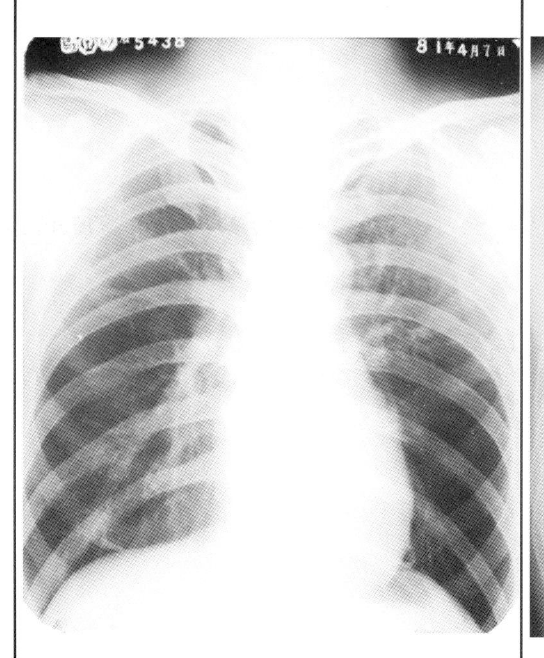
</td>
<td>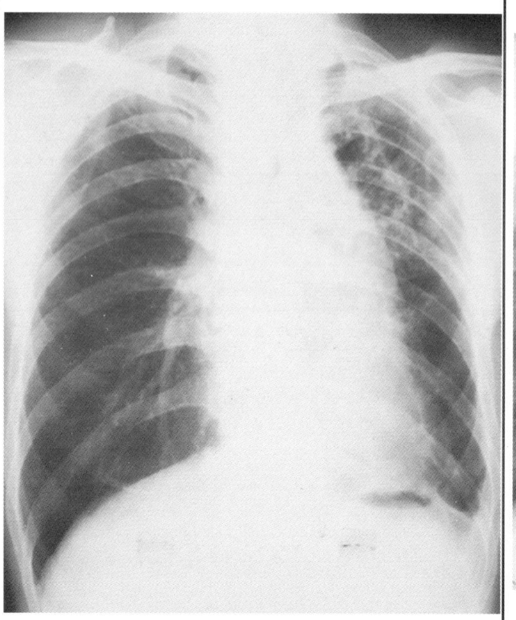</td>
<td>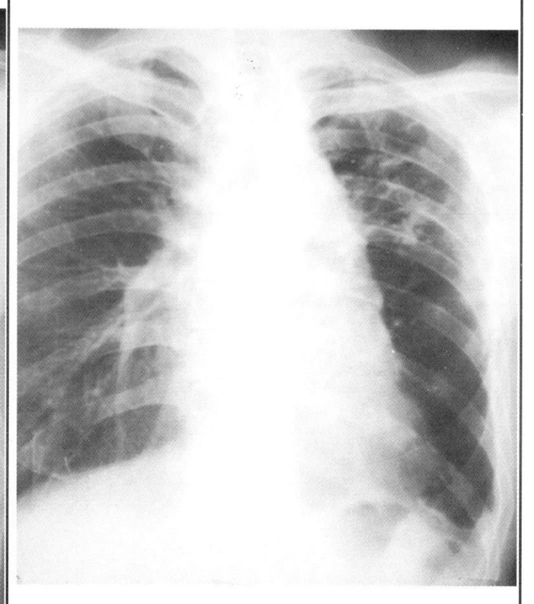</td>
</tr>
<tr>
<td>X线片号：5438
生于1933年　1953-1954年（开山工）
拍片时间：1981年4月
左上片絮影
诊断：肺结核</td>
<td>拍片时间：1986年10月
<table><tr><td>0/0</td><td>0/0</td></tr><tr><td>1/1</td><td>0/0</td></tr><tr><td>1/0</td><td>0/0</td></tr></table>p/s影；总体密集度Ⅰ级　左上多个斑片索条影
诊断：Ⅰ+T</td>
<td>拍片时间：1994年4月
<table><tr><td>1/1</td><td>0/0</td></tr><tr><td>1/1</td><td>0/0</td></tr><tr><td>1/0</td><td>0/0</td></tr></table>p/s影；右上索条影，左上斑片索条影；有透光区。
诊断：Ⅰ+T</td>
</tr>
</table>

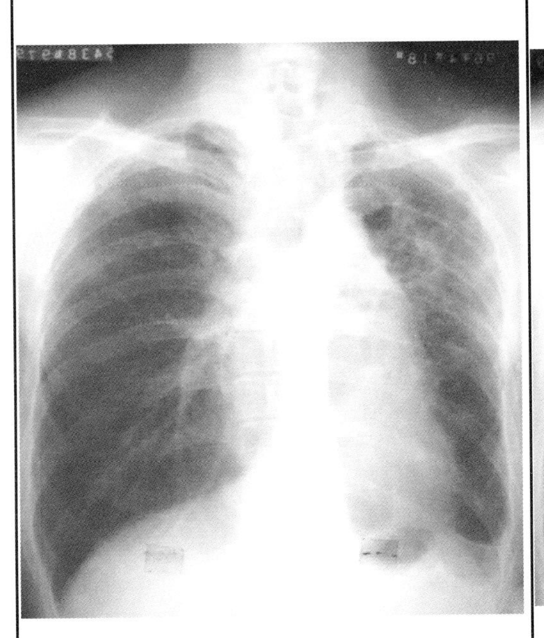	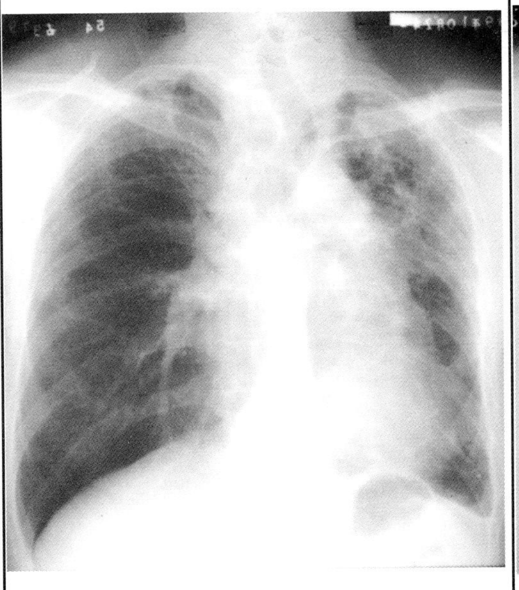	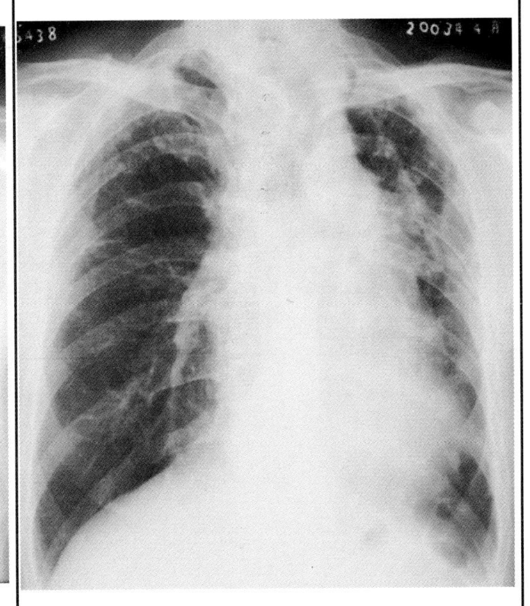
拍片时间：1996年4月 左纵隔外5.0×3.0cm阴影，境界清；阴影外有的透光区；右上小阴影聚集，左下胸膜粘连。 诊断：　Ⅲ+T	拍片时间：1999年10月 左上5.0×3.0cm大阴影；气管严重变形。 诊断：　Ⅲ+T	拍片时间：2003年4月 气管变形移位，左上大阴影与索条影融合；气管严重变形移位。 诊断：　Ⅲ+T

编 后 语

早在20多年前，在宣传贯彻GB5906-86尘肺X线诊断标准时，我们曾选出12份已诊断为III期尘肺的动态系列胸片，每份由6-7张0-III期的胸片组成,将其作为示教片向学员和初涉尘肺诊断的医师讲解尘肺发生、发展过程，并用标准片进行对照。这样纵向、横向对比，收到了良好的效果。

在其后的20年间，无论是尘肺会诊还是教学，我们都坚持采用系列动态胸片进行观察和诊断，既减少了读片差异的矛盾，也使初学者易于接受和掌握。

这本图册所列胸片横跨了1963年标准，1986年标准，1997年的附录B、D修改稿和GBZ70-2007标准，又迎来GBZ70-2009标准，胸片质量难以统一。加之编写人员的水平有限，疏漏、错误在所难免，企望同行、学者批评指正。

编　　者

2009.8.31